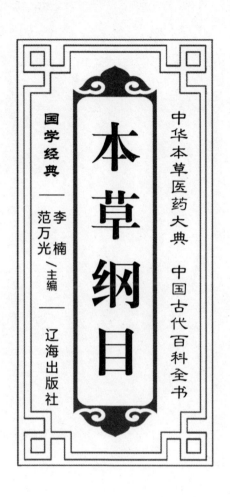

国学经典

李楠
范万光／主编

本草纲目

中华本草医药大典 中国古代百科全书

辽海出版社

【第五卷】

《本草纲目》编委会

目　录

第二十六卷　菜部一

第二十七卷　菜部二

第二十八卷　菜部三至五

第二十九卷　果部一

第三十卷　果部二

第三十一卷　果部三

第三十二卷　果部四

第三十三卷　果部五、六

第三十四卷　木部一

第二十六卷　菜部一目录

李时珍曰：凡草木之可茹者谓之菜。韭、薤、葵、葱、藿，五菜也。《素问》云：五谷为养，五菜为充。所以辅佐谷气，疏通壅滞也。古者三农生九谷，场圃毓草木，以备饥馑，菜固不止于五而已。我国初周宪王图草木之可济生者四百余种，为《救荒本草》，厥有旨哉。夫阴之所生，本在五味；阴之五宫，伤在五味。谨和五味，脏腑以通，气血以流，骨正筋柔，腠理以密，可以长久。是以《内则》有训，食医有方，菜之于人，补非小也。但五气之良毒各不同，五味之所入有偏胜，民生日用而不知。乃搜可茹之草，凡一百五种为菜部。分为五类：曰薰辛，曰柔滑，曰蓏，曰水，曰芝栭。旧本菜部三品，共六十五种。今并入五种，移十三种入草部，六种入果部。自草部移入及并二十三种，自谷部移入一种，果部移入一种，外类有名未用移入三种。

本草纲目

《食鉴本草一种》明·宁原

《救荒本草一种》明·周王

《本草纲目一十七种》明·李时珍

【附注】魏李当之《药录》　　吴普《本草》

宋雷敩炮炙　　齐徐之才药对

唐甄权药性　　萧炳四声

唐李珣海药　　杨损之删繁

宋寇宗奭衍义　　金张元素珍珠囊

元李杲法象　　王好古汤液

元朱震亨补遗　　明汪机会编

明陈嘉谟蒙筌

菜之一（荤辛类三十二种）

第二十六卷　菜部一

干姜**本经** 天竺干姜附

茼蒿**嘉祐**

邪蒿**嘉祐**

胡荽**嘉祐**

胡萝卜**纲目**

水靳**本经** （即芹菜）

堇**唐本** （即旱芹）

紧堇**图经**

马蕲**唐本**

莳香**唐本** （即茴香）

莳萝**开宝** 蜀胡烂 数低 池德勒 马思苔 吉附

罗勒**嘉祐**（即兰香）

白花菜**食物**

蒪菜**纲目**

草豉**拾遗**

上附方旧一百五十，新二百九十二。

第二十六卷 菜部一

菜之一（荤菜类三十二种）

韭（别录中品）

【释名】草钟乳拾遗 起阳草侯氏药谱〔颂曰〕按许慎《说文》：韭字象叶出地上形。一种而久生，故谓之韭。一岁三、四割，其根不伤，至冬壅培之，先春复生，信乎久生者也。〔藏器曰〕俗谓韭叶是草锺乳，言其温补也。〔时珍曰〕韭之茎名韭白，根名韭黄，花名韭菁。《礼记》谓韭为丰本，言其美在根也。薤之美在白，韭之美在黄，黄乃未出土者。

【集解】〔时珍曰〕韭丛生丰本，长叶青翠。可以根分，可以子种。其性内生，不得外长。叶高三寸便剪，剪忌日中。一岁不过五剪，收子者只可一剪。八月开花成丛，收取腌藏供馔，谓之长生韭，言剪而复生，久而不乏也。九月收子，其子黑色而扁，须风处阴干，勿令浥郁。北人至冬移根于土窖中，培以马屎，暖则即长，高可尺许，不见风日，其叶黄嫩，谓之韭黄，豪贵皆珍之。韭之为菜，可生可熟，可菹可久，乃菜中最有益者也。罗愿《尔雅翼》云：物久必变，故老韭为苋。〔颂曰〕郑玄言政道得则阴物变为阳，故葱变为韭，可验葱冷而韭温也。

韭

【气味】辛、微酸，温，涩，无毒。〔时珍曰〕生：辛，涩。熟：甘，酸。〔大明曰〕热。〔宗奭曰〕春食则香，夏食则臭，多食则能昏神暗目，酒后尤忌。〔诜曰〕热病后十日食之，即发困。五月多食，乏气力。冬月多食，动宿饮，吐水。不可与蜜及牛肉同食。

【主治】归心，安五脏，除胃中热，利病人，可久食。别录。〔时珍曰〕案千金方作可久食，不利病人。叶：煮鲫鱼酢食，断卒下痢。根：入生发膏用。弘景根、叶：煮食，温中下气，补虚益阳，调和脏腑，令人能食，止泄血脓，腹中冷痛。生捣汁服，主胸痹骨痛不可触者，又解药毒，疗狂狗咬人数发者，亦涂诸蛇虺、蝎虿、恶虫毒。藏器。煮食，充肺气。除心腹痼冷痃癖。捣汁服，治肥白人中风失音。日华。煮食，归肾壮阳，止泄精，暖腰膝。宁原。炸熟，以盐、醋空心吃十顿，治胸膈噎气。捣汁服，治胸痹刺痛如锥。即吐出胸中恶血甚验。又灌初生小儿，吐去恶水恶血，永无诸病。诜。主吐血唾血，衄血尿血，妇人经脉逆行，打扑伤损及膈噎病。捣汁澄清，和童尿饮之，能消散胃脘瘀血，甚效。震亨。饮生汁，主上气喘息欲绝，解肉脯毒。煮汁饮、止消渴盗汗。熏产妇血运，洗肠痔脱肛。时珍。

【发明】〔弘景曰〕此菜殊辛臭，虽煮食之，便出犹熏灼，不如葱、薤熟即无气，最是养生所忌。〔颂曰〕菜中此物最温而益人，宜常食之。昔人正月节食五辛以辟疠气，谓韭、薤、葱、蒜、姜也。〔宗奭曰〕韭黄未出粪土，最不益人，食之滞气，盖含抑郁未甲之气故也。孔子曰'不时不食'正谓此类。花食之亦动风。〔思邈曰〕韭味酸，肝病宜食之，大益人心。〔时珍曰〕韭，叶热根温，功用相同。生则辛而散血，熟则甘而补中。人足厥阴经，乃肝之菜也。《素问》言心病宜食韭，《食鉴本草》言归肾，文虽异而理则相贯。盖心乃肝之子，肾乃肝之母，母能令子实，虚则补其母也。道家目为五荤之一，谓其能昏人神而动虚阳也。有一贫叟病噎膈，食入即吐，胸中刺痛。或令取韭汁，入盐、梅、卤汁少许，细呷，得入渐加，忽吐稠涎数升而愈。此亦仲景治胸痹用薤白，皆取其辛温能散胃脘痰饮恶血之义也。〔震亨曰〕心痛有食热物及怒郁，致死血留于胃口作痛者，宜用韭汁、桔梗加入药中，开提气血。有肾气上攻以致心痛者，宜用韭汁和五苓散为丸，空心茴香汤下。盖韭性急，能散胃口血滞也。又反胃宜用韭汁二杯，入姜汁、牛乳各一杯，细细温服。盖韭汁消血，姜汁下气消痰和胃，牛乳能解热润燥补虚也。一人腊月饮刮剁酒三杯，自后食必屈曲下膈，硬涩微痛，右脉甚涩，关脉沉。此污血在胃脘之口，气因郁而成痰，隘塞食道也。遂以韭汁半盏，细细冷呷，尽半斤而愈。

韭子

【修治】〔大明曰〕入药拣净，蒸熟暴干，簸去黑皮，炒黄用。

【气味】辛、甘、温，无毒。〔时珍曰〕阳也。伏石钟乳、乳香。

【主治】梦中泄精，溺血。别录。暖腰膝，治鬼交，甚效。日华。补肝及命门，治小便频数、遗尿，女人白淫、白带。时珍。

【发明】〔颂曰〕韭子得龙骨、桑螵蛸，主漏精补中。葛洪、孙思邈诸方多用之。〔弘景曰〕韭子入棘刺诸丸，主漏精。〔时珍曰〕棘刺丸方见《外台秘要》，治诸劳泄，小便数，药多不录。按：梅师方：治遗精。用韭子五合，白龙骨一两，为末，空心酒服方寸匕。《千金方》：治梦遗，小便数。用韭子二两，桑螵蛸一两，微炒研末，每旦酒服二钱。《三因方》：治下元虚冷，小便不禁，或成白浊，有家韭子丸。盖韭乃肝之菜，入足厥阴经。肾主闭藏，肝主疏泄。《素问》曰：足厥阴病则遗尿。思想无穷，入房太甚，发为筋痿，及为白淫。男随溲而下。女子绵绵而下。韭子之治遗精漏泄、小便频数、女人带下者，能入厥阴，补下焦肝及命门之不足。命门者藏精之府，故同治云。

山韭（千金）

【释名】藿音育。载音纤。并未详。

【集解】〔颂曰〕藿，山韭也。山中往往有之，而人多不识。形性亦与家韭相类，但根白，叶如灯心苗耳。韩诗云，六月食郁及藿，谓此也。〔时珍曰〕按《尔雅》云：藿，山韭也；许慎《说文》云：𦬸，山韭也。金幼孜《北征录》云：北边云台戍地，多野韭、沙葱，人皆采而食之。即此也。苏氏以诗之郁即此。未知是否？又吕忱《字林》云：𦬸（童严）水韭也。野生水涯，叶如韭而细长，可食。观此，则知野韭又有山、水二种，气味或不相远也。

【气味】咸，寒，涩，无毒。

【主治】宜肾，主大小便数，去烦热，治毛发。千金。

【发明】〔时珍曰〕𦬸，肾之菜也，肾病宜食之。诸家本草不载，而孙思邈《千金方》收之。他书"𦬸"字多讹作"藿"字，藿乃豆叶也。陈直奉亲养老书有藿菜羹，即此也。其方治老人脾胃气弱，饮食不强。用藿菜四两，鲫鱼肉五两，煮羹，下五味并少面食。每三五日一作之。云极补益。

【附录】孝文韭拾遗〔藏器曰〕辛，温，无毒。主腹内冷胀满，泄痢肠澼，温中补虚，令人能行。生塞北山谷，状如韭，人多食之，云是后魏孝文帝所种。又有诸葛韭，孔明所种，此韭更长，彼人食之。〔时珍曰〕此亦山韭也，但因人命名耳。

葱（别录中品）

【释名】茏纲目菜伯同和事草同鹿胎〔时珍曰〕葱从忽。外直中空，有忽通之象也。茏者，草中有孔也，故字从孔，茏脉象之。葱初生曰葱针，叶曰葱青，衣曰葱袍，茎曰葱白，叶中涕曰葱苒。诸物皆宜，故云菜伯、和事。

【集解】〔恭曰〕葱有数种，山葱曰茖葱，疗病似胡葱。其人间食葱有二种：一种冻葱，经冬不死，分茎栽莳而无子；一种汉葱，冬即叶枯。食用入药，冻葱最善，气味亦佳也。〔保升曰〕葱凡四种：冬葱即冻葱也，夏衰冬盛，茎叶俱软美，山南、江左有之；

葱

楼葱

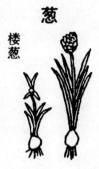

汉葱茎实硬而味薄，冬即叶枯；胡葱茎叶粗硬，根若金灯；茖葱生于山谷，不入药用。〔颂曰〕入药用山葱、胡葱，食品用冬葱、汉葱。又有一种楼葱，亦冬葱类，江南人呼为龙角葱，荆楚间多种之，其皮赤，每茎上出歧如八角，故云。〔瑞曰〕龙角即龙爪葱，又名羊角葱。茎上生根，移下莳之。〔时珍曰〕冬葱即慈葱，或名太官葱。谓其茎柔细而香，可以经冬，太官上供宜之，故有数名。汉葱一名木葱，其茎粗硬，故有木名，冬葱无子。汉葱春末开花成丛，青白色。其子味辛色黑，有皱纹，作三瓣状。收取阴干，勿令浥郁，可种可栽。

葱茎白

【气味】辛，平。叶：温。根须：平。并无毒。〔弘景曰〕葱有寒热，白冷青热，伤寒汤中不得用青也。〔宗奭曰〕葱主发散，多食昏人神。〔诜曰〕葱宜冬月食。不可过多，损须发，发人虚气上冲，五脏闭绝，为其开骨节出汗之故也。〔思邈曰〕正月食生葱，令人面上起游风。生葱同蜜食，作下利。烧葱同蜜食，壅气杀人。〔张仲景曰〕生葱合枣食，令人病；合犬、雉肉食，多令人病血。〔时珍曰〕服地黄、常山人，忌食葱。

【主治】作汤，治伤寒寒热，中风面目浮肿，能出汗。本经。**伤寒骨肉碎痛，喉痹不通，安胎，归目益目睛，除肝中邪气，安中利五脏，杀百药毒。根：治伤寒头痛。**别录。**主天行时疾，头痛热狂，霍乱转筋，及奔豚气、脚气、心腹痛，目眩，止心迷闷。**大明。**通关节，止衄血，利大小便。**孟诜。**治阳明下痢、下血。**李杲。**达表和里，止血。**宁原。**除风湿，身痛麻痹，虫积心痛，止大人阳脱，阴毒腹痛，小儿盘肠内钓，妇人妊娠溺血，通乳汁，散乳痛，利耳鸣，涂猘犬伤，制蚯蚓毒。**时珍。**杀一切鱼、肉毒。**士良。

【发明】〔元素曰〕葱茎白，味辛而甘平，气厚味薄，升也，阳也。入手太阴、足阳明经，专主发散，以通上下阳气。故活人书治伤寒头痛如破，用连须葱白汤主之。张仲景治少阴病，下利清谷，里寒外热，厥逆脉微者，白通汤主之，内用葱白。若面色赤者，四逆汤加葱白。腹中痛者，去葱白。成无已解之云：肾恶燥，急食辛以润之。葱白辛温以通阳气也。〔时珍曰〕葱乃释家五荤之一。生辛散，熟甘温，外实中空，肺之菜也，肺病宜食之。肺主气，外应皮毛，其合阳明。故所治之症多属太阴、阳明，皆取其发散通气之功，通气故能解毒及理血病。气者血之帅也，气通则血活矣。金疮磕损，折伤血出，疼痛不止者，王百一方，用葱白、砂糖等分研封之。云痛立止，更无痕瘢也。葱叶亦可用。又葱管吹盐入玉茎内，治小便不通及转脬危急者，极有捷效。余常用治数人得验。

叶

【主治】煨研，傅金疮水入鞁肿。**盐研，傅蛇、虫伤及中射工、溪毒。**日华。**主水病足肿。**苏颂。**利五脏，益目精，发黄疸。**思邈。

【发明】〔颂曰〕煨葱治打扑损，见刘禹锡《传信方》，云得于崔给事。取葱新折者，煻火煨热剥皮，其间有涕，便将罨损处。仍多煨，续续易热者。崔云：顷在泽潞，与李抱真作判官。李相方以球杖按球子。其军将以杖相格，因伤李相拇指并爪甲劈裂。遽索金创药裹之，强索酒饮，而面色愈青，忍痛不止。有军吏言此方，遂用之。三易面色却赤，斯须云已不痛。凡十数度，用热葱并涕缠裹其指，遂毕席笑语。〔时珍曰〕按张氏《经验方》云：金创折伤血出，用葱白连叶煨热，或锅烙炒热，捣烂傅之，冷即再易。石城尉戴尧臣，试马损大指，血出淋漓。余用此方，再易而痛止。翌日洗面，不见痕迹。宋推官、鲍县尹皆得此方，每有杀伤气未绝者，亟令用此，活人甚众。又凡人头目重闷疼痛，时珍每用葱叶插入鼻内二三寸并耳内，气通即便清爽也。

汁

【气味】辛，温，滑，无毒。

【主治】溺血、饮之。解藜芦及桂毒。别录。散瘀血，止衄止痛，治头痛耳聋，消痔漏，解众药毒。时珍。能消玉为水，化五石，仙方所用。弘景。

【发明】〔时珍曰〕葱汁即葱涕，功同葱白。古方多用葱涎丸药，亦取其通散上焦风气也。胜金方：取汁入酒少许滴鼻中，治衄血不止，云即觉血从脑散下也。又唐瑶经验方，以葱汁和蜜少许服之，亦佳。云邻媪用此甚效，老仆试之亦验。二物同食害人，何以能治此疾？恐入脾胃不同，非甚急不可轻试也。〔慎微曰〕《三洞要录》云：葱者菜之伯也，能消金、锡、压、石。神仙消金玉哭法：于冬至日，以壶卢盛葱汁及根埋庭中。次年夏至发出，尽化为水。以法渍金、玉、银青石各三分，自消矣。暴干如治，食之可休粮，亦曰金浆也。

须

【主治】通气。孟诜。疗饱食房劳，血渗入大肠澼，便血肠澼成痔，日干，研末，每服二钱，温酒下。时珍。

花

【主治】心脾痛如锥刀刺，腹胀。用一升，同吴茱萸一升，水一大升八合，煎七合，去滓，分三服，立效。颂。出崔元亮方。实

【气味】辛，大温，无毒。

【主治】明目，补中气不足。本经。温中益精。日华。宣肺，归头。思邈。

茖葱（音格千金）

【释名】山葱。

【集解】〔保升曰〕茖葱生山谷，不入药用。〔颂曰〕《尔雅》云：茖，山葱也。郭注云：茖葱生山中，细茎大叶。食之香美于常葱，宜入药用。〔时珍曰〕茖葱，野葱也，山原平地皆有之。生沙地者名沙葱，生水泽者名水葱，野人皆食之。开白花，结子如小葱

头。世俗不察胡葱即蒜葱，误指此为胡葱。详见胡葱下。保升言不入药用，苏颂言入药宜用山葱、胡葱。今考思邈千金食性，自有葱功用，而诸本失收，今采补之。

【气味】辛，微温，无毒〔时珍曰〕佛家以蓉葱为五荤之一。见蒜下。

【主治】除瘴气恶毒。久食，强志益胆气。思邈。主诸恶䘌、孤尿刺毒，山溪中沙虱、射工等毒。煮汁浸，或捣傅，大效。亦兼小蒜、茱萸辈，不独用也。苏恭。

子

【气味】同葱。

【主治】泄精。思邈。

胡葱（宋开宝）

【释名】蒜葱纲目回回葱〔时珍曰〕按孙真人《食忌》作葫葱，因其根似葫蒜故也。俗称蒜葱，正合此义。元人饮膳正要作回回葱，似言其来自胡地，故曰胡葱耳。

【集解】〔诜曰〕胡葱生蜀郡山谷。壮似大蒜而小，形圆皮赤，梢长而锐。五月、六月采。〔保升曰〕葱凡四种：冬葱夏枯；汉葱冬枯；胡葱茎叶粗短，根若金灯；茖葱生于山谷。〔颂曰〕胡葱类食葱，而根茎皆细白。或云：根茎微短如金灯。或云：似大蒜而小，皮赤而锐。〔时珍曰〕胡葱即蒜葱也，孟诜、韩保升所说是矣，非野葱也。野葱名茖葱，似葱而小。胡葱乃人种莳，八月下种，五月收取，叶似葱而根似蒜，其味如薤，不甚臭。江西有水晶葱，蒜根葱叶，盖其类也。李廷飞《延寿书》，言胡葱即蕌子，盖因相似而误尔。今俗皆以野葱为胡葱，因不识蒜葱，故指茖葱为之，谬矣。

【修治】〔敩曰〕凡采得依纹擘碎，用绿梅子相对拌蒸一伏时，去梅子，砂盆中研如膏，瓦器晒干用。

【气味】辛，温，无毒。〔时珍曰〕生则辛平，熟则甘温。〔诜曰〕亦是薰物。久食，伤神损性，令人多忘，损目明，绝血脉，发痼疾。患胡臭、蜃齿人，食之转甚。〔思邈曰〕四月勿食葫葱，令人气喘多惊。

【主治】温中下气，消谷能食，杀虫，利五脏不足气。孟诜。疗肿毒。保升。

【发明】〔时珍曰〕方术煮溪涧白石为粮，及煮牛、马、驴骨令软，皆用胡葱，则亦软坚之物也。陶弘景言葱能化五石，消桂为水，则是诸葱皆能软石。故今人采茖葱煮石，谓之胡葱也。

子

【主治】中诸肉毒，吐血不止，萎黄悴者，以一升，水煮，

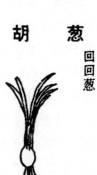

胡　　葱

回回葱

冷服半升，日一夜一，血定乃止。孟诜。

薤（音械　别录中品）

【释名】蕌子音叫。或作莜者非。莜子音钧。火葱纲目、菜芝别录、鸿荟音会。〔时珍曰〕薤本文作韰，韭类也。故字从韭，从叡（音概），谐声也。今人因其根白，呼为蕌子，江南人讹为莜子。其叶类葱而根如蒜，收种宜火熏，故俗人称为火葱。罗愿云：物莫美于芝，故薤为菜芝。苏颂复附莜子于蒜条，误矣。

【集解】〔别录曰〕薤生鲁山平泽。〔恭曰〕薤是韭类。叶似韭而阔，多白而无实。有赤、白二种：白者补而美，赤者苦而无味。〔颂曰〕薤处处有之。春秋分莳，至冬叶枯。尔雅云：荛，山薤也。生山中，茎叶与家薤相类，而根差长，叶差大，仅若鹿葱，体性亦与家薤同。今人少用。〔宗奭曰〕薤叶如金灯叶，差狭而更光。故古人言薤露者，以其光滑难伫之义。〔时珍曰〕薤八月栽根，正月分莳，宜肥壤。数枝一本，则茂而根大。叶状似韭。韭叶中实而扁，有剑脊。薤叶中空，似细葱叶而有棱，气亦如葱。二月开细花，紫白色。根如小蒜，一本数颗，相依而生。五月叶青则掘之，否则肉不满也。其根煮食、笔酒、糟藏、醋浸皆宜。故内则云：切葱、薤实诸醯以柔之。白乐天诗云'酥暖薤白酒'，谓以酥炒薤白投酒中也。一种水晶葱，葱叶蒜根，与薤相似，不臭，亦其类也。按王祯农书云：野薤俗名天薤。生麦原中，叶似薤而小，味益辛，亦可供食，但不多有。即尔雅山薤是也。

薤白

【气味】辛、苦，温，滑，无毒。〔好古曰〕入手阳明经。〔颂曰〕薤宜去青留白，白冷而青热也。〔诜曰〕发热病，不宜多食。三四月勿食生者。〔大明曰〕生食引涕唾。不可与牛肉同食，令人作癥瘕。

【主治】金疮疮败。轻身，不饥耐老。本经。归骨，除寒热，去水气，温中散结气。作羹食，利病人。诸疮中风寒水气肿痛，捣涂之。别录。煮食，耐寒，调中补不足，止久痢冷泻，肥健人。日华。治泄痢下重，能泄下焦阳明气滞。李杲。〔好古曰〕下重者，气滞也。四逆散加此以泄气滞。治少阴病厥逆泄痢，及胸痹刺痛，下气散血，安胎。时珍。心病宜食之。利产妇。思邈。治女人带下赤自，作羹食之。骨哽在咽不去者，食之即下。孟诜。补虚解毒。苏颂。白者补益，赤者疗金疮及风，生肌肉。苏恭。与蜜同捣，涂汤火伤，效甚速。宗奭。温补，助阳道。时珍。

薤

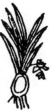

【发明】〔弘景曰〕薤性温补，仙方及服食家皆须之，偏入诸膏用。不可生啖，荤辛为忌。〔诜曰〕薤，白色者最好，虽有辛，不荤五脏。学道人长服之，可通神安魂魄，益气续筋力。〔颂曰〕白薤之白，性冷而补。又曰：

莜子，煮与蓐妇饮，易产。亦主脚气。〔时珍曰〕薤味辛气温。诸家言其温补，而苏颂《图经》独谓其冷补。按杜甫《薤诗》云：束比青刍色，圆齐玉箸头。衰年关膈冷，味暖并无忧。亦言其温补，与经文相合。则冷补之说，盖不然也。又按王祯云：薤生则气辛，熟则甘美。种之不蠹，食之有益。故学道人资之，老人宜之。然道家以薤为五荤之一，而诸氏言其不荤何耶？薛用弱齐谐志云：安陆郭垣兄，得天行病后，遂能大餐，每日食至一斛。五年，家贫行乞。一日大饥，至一园，食薤一畦，大蒜一畦。便闷极卧地，吐一物如龙，渐渐缩小。有人撮饭于上，即消成水，而病寻瘳也。按此亦薤散结、蒜消瘕之验也。〔宗奭曰〕薤叶光滑，露亦难伫。千金治肺气喘急方中用之，亦取其滑泄之义。

【附录】蒡荞拾遗〔藏器曰〕味辛，温，无毒。主霍乱腹冷胀满，冷气攻击，腹满不调，产后血攻胸膈刺痛，煮服之。生平泽，其苗如葱、韭。〔时珍曰〕此亦山薤之类，方名不同耳。

蒜（别录下品）

【释名】小蒜别录茆蒜音卯。荤菜〔时珍曰〕蒜字从示示（音蒜），谐声也。又象蒜根之形。中国初惟有此，后因汉人得葫蒜于西域，遂呼此为小蒜以别之。故伏候《古今注》云：蒜，茆蒜也，俗谓之小蒜。胡国有蒜，十子一株，名曰胡蒜，俗谓之大蒜是矣。蒜乃五荤之一，故许氏《说文》谓之荤菜。五荤即五辛，谓其辛臭昏神伐性也。练形家以小蒜、大蒜、韭、芸薹、胡荽为五荤；道家以韭、薤、蒜、芸苔、胡荽为五荤；佛家以大蒜、小蒜、兴渠、慈葱、茖葱为五荤，兴渠，即阿魏也。虽各不同，然皆辛熏之物，生食增恚，熟食发淫，有损性灵，故绝之也。

【集解】〔别录曰〕蒜，小蒜也。五月五日采之。〔弘景曰〕小蒜生叶时，可煮和食。至五月叶枯，取根名乱子，正尔啖之，亦甚熏臭，〔保升曰〕小蒜野生，处处有之。小者一名乱（音乱），一名蒚（音力）。苗、叶、根、子皆似葫，而细数倍也。《尔雅》云：蒚，山蒜也。《说文》云：蒜，荤菜也。菜之美者，云梦之荤。生山中者，名蒚。〔颂曰〕本草谓大蒜为葫，小蒜为蒜，而说文所谓荤菜者，乃大蒜也，蒚即小蒜：书传载物之别名不同如此，用药不可不审。〔宗奭曰〕小蒜即蒚也。苗如葱针，根白，大者如乌芋子。兼根煮食，谓之宅蒜。〔时珍曰〕家蒜有二种：根茎俱小而瓣少，辣甚者，蒜也，小蒜也；根茎俱大而瓣多，辛而带甘者，葫也，大蒜也。按孙炎《尔雅正义》云：帝登蓄山，遭茕芋毒，将死，得蒜啮食乃解，遂收植之，能杀腥膻虫鱼之毒。又孙愐《唐韵》云：张骞使西域，始得大蒜种归。据此则小蒜之种，自蒚移栽，从古已有。故《尔雅》以蒚为山蒜，所以别家蒜也：大蒜之种，自胡地移来，至汉始有。故《别录》

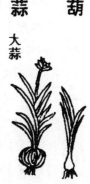

蒜葫

大蒜

以葫为大蒜，所以见中国之蒜小也。又王祯《农书》云：一种泽蒜，最易滋蔓，随劚随合。熟时采子，漫散种之。吴人调鼎多用此根作菹，更胜葱、韭也。按此正《别录》所谓小蒜是也。其始自野泽移来，故有泽名，而蔻氏误作宅字矣。诸家皆以野生山蒜、泽蒜解家莳之小蒜，皆失于详考。小蒜虽出于蒚，既经人力栽培，则性气不能不移。故不得不辨。

蒜小蒜根也。

【气味】辛，温，有小毒。〔弘景曰〕味辛性热。损人，不可长食。〔思邈曰〕无毒。三月勿久食，伤人志性。黄帝书云：同生鱼食，令人夺气，阴核疼，〔瑞曰〕脚气风病人，及时病后，忌食之。

【主治】归脾肾，主霍乱，腹中不安，消谷，理胃温中，除邪痹毒气。别录。主溪毒。弘景。下气，治蛊毒，傅蛇、虫、沙虱疮。日华。〔恭曰〕此蒜与胡葱相得。主恶蛓毒、山溪中沙虱、水毒，大效。山人、僇獠时用之。涂疗肿甚良。孟诜。

叶

【主治】心烦痛，解诸毒，小儿丹疹。思邈。

【发明】〔颂曰〕古方多用小蒜治中冷霍乱，煮汁饮之。南齐褚澄治李道念鸡瘕，便瘥。〔宗奭曰〕华佗用蒜齑，即此蒜也。〔时珍曰〕按李延寿《南史》云：李道念病已五年。丞相褚澄诊之。曰：非冷非热，当是食白瀹鸡子过多也。取蒜一升煮食，吐出一物涎裹，视之乃鸡雏，翅足俱全。澄曰：未尽也，更吐之，凡十二枚而愈。或以蒜字作苏字者，误矣。范晔《后汉书》云：华佗见一人病噎，食不得下，令取蕲店家蒜齑大酢二升饮之，立吐一蛇。病者悬蛇于车，造佗家，见壁北悬蛇数十，乃知其奇。又夏子益《奇疾方》云：人头面上有光，他人手近之如火炽者，此中蛊也。用蒜汁半两，和酒服之，当吐出如蛇状。观三书所载，则蒜乃吐蛊要药，而后人鲜有知者。

山蒜（拾遗）

【释名】蒚音历。泽蒜。

【集解】〔颂曰〕江南一种山蒜，似大蒜而臭。〔藏器曰〕泽蒜根如小蒜，叶如韭。又生石间者名石蒜，与蒜无异。〔时珍曰〕山蒜、泽蒜、石蒜，同一物也，但分生于山、泽、石间不同耳。人间栽莳小蒜，始自三种移成，故犹有泽蒜之称。《尔雅》云：蒚，山蒜也。今京口有蒜山，产蒜是也。处处有之，不独江南。又吕忱《字林》云：䔉，水中蒜也。则蒜不但产于山，而又产于水也。别有山慈姑、水仙花、老鸦蒜、石蒜之类，根叶皆似蒜而不可食，其花亦异。并见草部下。

【气味】辛，温，无毒。

【主治】山蒜：治积块，及妇人血瘕，用苦醋磨服多效。苏颂。泽蒜、石蒜：并温补下气，滑水源。藏器。

葫（别录下品）

【释名】大蒜弘景荤菜〔弘景曰〕今人谓葫为大蒜，蒜为小蒜，以其气类相似也。〔时珍曰〕按孙愐《唐韵》云：张骞使西域，始得大蒜、胡荽。则小蒜乃中土旧有，而大蒜出胡地，胡有胡名。二蒜皆属五荤，故通可称荤。详见蒜下。

【集解】〔别录曰〕葫，大蒜也。五月五日采，独子者入药尤佳。〔保升曰〕葫出梁州者，大径二寸，最美少辛；泾阳者，皮赤甚辣。〔颂曰〕今处处园圃种之。每颗六七瓣，初种一瓣，当年便成独子葫，至明年则复其本矣。其花中有实，亦作葫瓣状而极小，亦可种之。〔时珍曰〕大、小二蒜皆八月种。春食苗，夏初食薹，五月食根，秋月收种。北人不可一日无者也。

【气味】辛，温，有毒。久食损人目。〔弘景曰〕性最熏臭，不可食。俗人作齑以啖鲙肉，损性伐命，莫此之甚。惟可生食，不中煮也。〔恭曰〕此物煮羹臛为馔中之俊，而陶云不中煮，当是未经试耳。〔藏器曰〕初食不利目，多食却明。久食令人血清，使毛发白。〔时珍曰〕久食伤肝损眼。故嵇康《养生论》云：荤辛害目，此为甚耳。今北人嗜蒜宿炕，故盲瞽最多。陈氏乃云多食明目，与《别录》相左，何耶？〔震亨曰〕大蒜属火，性热喜散，快膈，善化肉，暑月人多食之。伤气之祸，积久自见，养生者忌之。化肉之功，不足论也。〔颂曰〕多食伤肺、伤脾、伤肝胆，生痰助火昏神。〔思邈曰〕四月、八月食葫，伤神，令人喘悸，口味多爽。多食生葫行房，伤肝气，令人面无色。生葫合青鱼鲊食，令人腹内生疮，肠中肿，又成疝瘕，发黄疾。合蜜食，杀人。凡服一切补药，不可食之。

【主治】归五脏，散痈肿䘌疮，除风邪，杀毒气。别录。下气，消谷，化肉。苏恭。去水恶瘴气，除风湿，破冷气，烂痃癖，伏邪恶，宣通温补，疗疮癣，杀鬼去痛。藏器。健脾胃，治肾气，止霍乱转筋腹痛，除邪祟，解温疫，去蛊毒，疗劳疟冷风，傅风损冷痛，恶疮、蛇虫、溪毒、沙虱，并捣贴之。熟醋浸，经年者良。日华。温水捣烂服，治中暑不醒。捣贴足心，止鼻衄不止。和豆豉丸服，治暴下血，通水道。宗奭。捣汁饮，治吐血心痛。煮汁饮，治角弓反张。同鲫鱼丸，治膈气。同蛤粉丸，治水肿。同黄丹丸，治痢疟、孕痢。同乳香丸，治腹痛。捣膏敷脐，能达下焦消水，利大小便。贴足心，能引热下行，治泄泻暴痢及干湿霍乱，止衄血。纳肛中，能通幽门，治关格不通。时珍。

【发明】〔宗奭曰〕葫气极荤，置臭肉中反能掩臭。凡中暑毒人，烂嚼三两瓣，温水送之，下咽即知，但禁饮冷水。又鼻衄不止者，捣贴足心，衄止即拭去。〔时珍曰〕葫蒜入太阴、阳明，其气薰烈，能通五脏，达诸窍，去寒湿，辟邪恶，消痈肿，化症积肉食，此其功也。故王祯称之云：味久不变，可以资生，可以致远，化臭腐为神奇，调鼎俎，代醯酱。携之旅涂，则炎风瘴雨不能加，食馌腊毒不能害。夏月食之解暑气。北方食肉面尤不可无。乃食经之上品，日用之多助者也。盖不知其辛能散气，热能助火，伤肺损目，昏神伐性之害，茬苒受之而不悟也。尝有一妇，衄血一昼夜不止，诸治不效。时珍令以蒜傅足心，即时血止，真奇方也。又叶石林《避暑录》云：一仆暑月驰马，忽仆地欲绝。同食王相教用大蒜及道上热土各一握研烂，以新汲水一盏和取汁，抉齿灌之，少顷即苏。相传徐州市门，忽有版书此方，咸以为神仙救人云。〔藏器曰〕昔有患痃癖者，梦人教每日食大蒜三颗。初服遂至瞑眩吐逆，下部如火。后有人教取数片，合皮截却两头吞之，名曰内灸，果获大效也。〔颂曰〕《经》言葫散痈肿。按李绛《兵部手集方》云：毒疮肿毒。号叫卧眠不得，人不能别者。取独头蒜两颗捣烂，麻油和，厚傅疮上，干即易之。屡用救人，无不神效。卢坦侍郎肩上疮作，连心痛闷，用此便瘥。又李仆射患脑痈久不瘥，卢与此方亦瘥。又葛洪时《肘后方》云：凡背肿，取独颗蒜横截一分，安肿头上，至艾如梧子大，灸蒜百壮，不觉渐消，多灸为善。勿令大热，若觉痛即擎起蒜。蒜焦更换新者。勿令损皮肉。洪尝苦小腹下患一大肿，灸之亦瘥。数用灸人，无不应效。又江宁府紫极宫刻石记其事云：但是发背及痈疽恶疮肿核初起有异，皆可灸之，不计壮数。惟要痛者灸至不痛，不痛者灸至痛极而止。疣赘之类灸之，亦便成痂自脱，其效如神。乃知方书无空言者。但人不能以意详审，则不得尽应耳。〔时珍曰〕按李迅《论蒜钱灸法》云：冶疽之法，着灸胜于用药。缘热毒中鬲，上下不通。必得毒气发泄，然后解散。凡初发一日之内，便用大独头蒜切如小钱厚，贴顶上灸之。三壮一易，大概以百壮为率。一使疮不开大，二使内肉不坏，三疮口易合，一举而三得之。但头及项以上，切不可用此，恐引气上，更生大祸也。又史源记蒜灸之功云：母氏背胛作痒，有赤晕半寸，白粒如黍。灸二七壮，其赤随消。信宿，有赤流下长二寸。举家归咎于灸。外医用膏护之，日增一晕，二十二日，横斜约六七寸，痛楚不胜。或言一尼病此，得灸而愈。予奔问之。尼云：剧时昏不知人，但闻范奉议坐守灸八百余壮方苏，约艾一筛。予亟归，以炷如银杏大，灸十数，殊不觉；乃灸四旁赤处，皆痛。每一壮烬则赤随缩入，三十余壮，赤晕收退。盖灸迟则初发处肉已坏，故不痛，直待灸到好肉方痛也。至夜则火燄满背，疮高阜而热，夜得安寝矣。至晓如覆一瓯，高三四寸，上有百数小窍，色正黑，调理而安。盖高阜者，毒外出也。小窍多，毒不聚也。色正黑，皮肉坏也。非艾火出其毒于坏肉之里，则内逼五脏而危矣。庸医傅贴凉冷消散之说，何可信哉？

五辛菜

【集解】〔时珍曰〕五辛菜，乃元旦立春，以葱、蒜、韭、蓼、蒿、芥辛嫩之菜，杂和食之，取迎新之义，谓之五辛盘，杜甫诗所谓'春日春盘细生菜'是矣。

【气味】辛，温，无毒。〔时珍曰〕热病后食，多损目。

【主治】岁朝食之，助发五脏气。常食，温中去恶气，消食下气。藏器。

芸薹（唐本草）

【释名】寒菜胡居士方、胡菜同上、薹菜坤雅、薹芥沛志、油菜纲目。〔时珍曰〕此菜易起薹，须采其薹食，则分枝必多，故名芸薹；而淮人谓之薹芥，即今油菜，为其子可榨油也。羌陇氐胡，其地苦寒，冬月多种此菜，能历霜雪，种自胡来，故服虔《通俗文》谓之胡菜，而胡洽居士百病方谓之寒菜，皆取此义也。或云塞外有地名云台戍，始种此菜，故名，亦通。

【集解】〔恭曰〕《别录》云：芸薹乃人间所啖菜也。〔宗奭曰〕芸薹不甚香，经冬根不死，辟蠹，于诸菜中亦不甚佳。〔时珍曰〕芸薹方药多用，诸家注亦不明，今人不识为何菜？珍访考之，乃今油菜也。九月、十月下种，生叶形色微似白菜。冬、春采薹心为茹，三月则老不可食。开小黄花、四瓣，如芥花。结荚收子，亦如芥子，灰赤色。炒过榨油黄色，燃灯甚明，食之不及麻油。近人因有油利，种者亦广云。

茎叶

【气味】辛，温，无毒。〔大明曰〕凉。〔别录曰〕春月食之，能发膝痼疾。〔诜曰〕先患腰脚者，不可多食，食之加剧。又损阳气，发疮及口齿病。胡臭人不可食。又能生腹中诸虫。道家特忌，以为五荤之一。

【主治】风游丹肿，乳痈。唐本草。破症瘕结血。开宝。治产后血风及瘀血。日华。煮食，治腰脚痹。捣叶，傅女人吹奶。藏器。治瘰疬、豌豆疮，散血消肿。伏蓬砂。时珍。

【发明】〔藏器曰〕芸薹破血，故产妇宜食之。〔马志曰〕今俗方言病人得吃芸薹，是宜血病也。〔思邈曰〕贞观七年三月，予在内江县饮多，至夜觉四体骨肉疼痛。至晓头痛，额角有丹如弹丸，肿痛。至午通肿，目不能开。经日几毙。予思《本草》芸薹治风游丹肿，遂取叶捣傅，随手即消，其验如神也。亦可捣汁服之。

子

【气味】辛，温，无毒。

【主治】梦中泄精，与鬼交。思邈。取油傅头，令发长黑。藏器。行滞血，破冷气，消肿散结，治产难、产后心腹诸疾，赤丹热肿，金疮血痔。时珍。

【发明】〔时珍曰〕芸薹菜子、叶同功。其味辛气温，能温能散。其用长于行血滞，破结气。故古方消肿散结，治产后一切心腹气血痛，

芸 薹

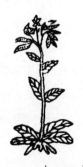

诸游风丹毒热肿疮痔诸药成用之。经水行后，加入四物汤服之，云能断产。又治小儿惊风，贴其顶囟，则引气上出也。《妇人方》治产难歌云：黄金花结粟米实，细研酒下十五粒。灵丹功效妙如神，难产之时能救急。

菘（别录上品）

【释名】 白菜。〔时珍曰〕按陆佃《埤雅》云：菘性凌冬晚凋，四时常见，有松之操，故曰菘。今俗谓之白菜，其色青白也。

【集解】 〔弘景曰〕菘有数种，犹是一类，正论其美与不美，菜中最为常食。〔宗奭曰〕菘叶如芜青，绿色差淡，其味微苦，叶嫩稍阔。〔颂曰〕扬州一种菘叶，圆而大，或若箑，啖之无渣，绝胜他土者，疑即牛肚菘也。〔时珍曰〕菘（即今人呼为白菜者）有二种：一种茎圆厚微青，一种茎扁薄而白。其叶皆淡青白色。燕、赵、辽阳、扬州所种者，最肥大而厚，一本有重十余斤者。南方之菘畦内过冬，北方者多入窖内。燕京圃人又以马粪入窖壅培，不见风日，长出苗叶皆嫩黄色，脆美无滓，谓之黄芽菜，豪贵以为嘉品，盖亦仿韭黄之法也。菘子如芸薹子而色灰黑，八月以后种之。二月开黄花，如芥花，四瓣。三月结角，亦如芥。其菜作菹食尤良，不宜蒸晒。

【正误】 〔恭曰〕菘有三种：牛肚菘叶最大厚，味甘；紫菘叶薄细，味少苦；白菘似蔓菁也。菘菜不生北土。有人将子北种，初一年即半为芜青，二年菘种都绝；将芜青子南种，亦二年都变。土地所宜如此。〔颂曰〕菘，南北皆有之。与蔓菁相类，梗长叶不光者为芜青，梗短叶阔厚而肥腴者为菘。旧说北土无菘，今京洛种菘都类南种，但肥厚差不及尔。〔机曰〕蔓菁、菘菜恐是一种。但在南土，叶高而大者为菘，秋冬有之；在北土，叶短而小者为蔓菁，春夏有之。〔时珍曰〕白菘即白菜也。牛肚菘即最肥大者。紫菘即芦菔也，开紫花，故曰紫菘。苏恭谓白菘似蔓菁者，误矣。根叶俱不同，而白菘根坚小，不可食。又言南北变种者，盖指蔓菁、紫菘而言。紫菘根似蔓菁而叶不同，种类亦别。又言北土无菘者，自唐以前或然，近则白菘、紫菘南北通有。惟南土不种蔓菁，种之亦易生也。苏颂漫为两可之言，汪机妄起臆断之辨，俱属谬误，今悉正之。

茎叶

【气味】 甘，温，无毒。〔大明曰〕凉，微毒。多食发皮肤风瘙痒。〔诜曰〕发风冷内虚人不可食，有热人食亦不发病，性冷可知。《本草》言性温，未解其意。〔弘景曰〕性和利人，多食似小冷。张仲景言药中有甘草食菘，即令病不除也。〔颂曰〕有小毒不可食多，多则以生姜解之。〔瑞曰〕夏至前食，发气动疾。有足疾者忌之。〔时珍曰〕气虚胃冷人多食，恶心吐沫，气壮人则相宜。

白菘

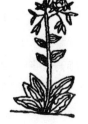

【主治】通利肠胃，除胸中烦，解酒渴。别录。消食下气，治瘅气，止热气嗽。冬汁尤佳。萧炳。和中，利大小便。宁原。

子

【气味】甘、平，无毒。

【主治】作油，涂头长发，涂刀剑不宿。音秀。弘景。

芥（别录上品）

【释名】〔时珍曰〕按王安石《字说》云：芥者，界也。发汗散气，界我者也。王祯《农书》云：其气味辛烈，菜中之介然者，食之有刚介之象，故字从介。

【集解】〔弘景曰〕芥似菘而有毛，味辣，可生食及作菹。其子可以藏冬瓜。又有莨（音郎），作菹甚辣。〔恭曰〕芥有三种：叶大子粗者，叶可食，子入药用；叶小子细者，叶不堪食，子但作齑；又有白芥子，粗大白色，如白粱米，甚辛美，从西戎来。〔颂曰〕芥处处有之。有青芥，似菘，有毛，味极辣。紫芥，茎叶纯紫可爱，作齑最美。有白芥，见本条。其余南芥、旋芥、花芥、石芥之类，皆菜茹之美者，不能悉录。大抵南土多芥。相传岭南无芜菁，有人携种至彼种之，皆变作芥，地气使然耳。〔时珍曰〕芥有数种：青芥，又名刺芥，似白菘，有柔毛。有大芥，亦名皱叶芥，大叶皱纹，色尤深绿，味更辛辣。二芥宜入药用。有马芥，叶如青芥。有花芥，叶多缺刻，如萝卜英。有紫芥，茎叶皆紫如苏。有石芥，低小。皆以八九月下种。冬月食者，俗呼腊菜；春月食者，俗呼春菜；四月食者，谓之夏芥。芥心嫩薹，谓之芥蓝，瀹食脆美；其花三月开，黄色四出。结荚一二寸。子大如苏子，而色紫味辛，研末泡过为芥酱，以侑肉食，辛香可爱。刘询《岭南异物志》云：南土芥高五六尺，子大如鸡子。此又芥之异者也。

茎叶

【气味】辛，温，无毒。〔诜曰〕煮食动气与风，生食发丹石，不可多食。大叶者良，细叶有毛者害人。〔守原曰〕有疮疡、痔疾、便血者忌之。〔思邈曰〕同兔肉食，成恶邪病。同鲫鱼食，发水肿。

【主治】归鼻，除肾经邪气，利九窍，明耳目，安中。久食温中。别录。止咳嗽上气，除冷气。日华。主咳逆下气，去头面风。孟诜。通肺豁痰，利膈开胃。时珍。

【发明】〔时珍曰〕芥性辛热而散，故能通肺开胃，利气豁痰。久食则积温成热，辛散太盛，耗人真元，肝木受病，昏人眼目，发人疮痔；而别录谓其能明耳目者，盖知暂时之快，而不知积久之害也。素问云：辛走气，气病无多食辛。多食辛则筋急而爪枯胝而唇褰。此类是矣。陆佃云：

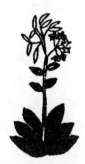

芥

望梅生津，食芥堕泪，五液之自外至也。慕而涎垂，愧而汗出，五液之自内生也。

子

【气味】辛，热，无毒。〔时珍曰〕多食昏目动火，泄气伤精。

【主治】归鼻，去一切邪恶疰气，喉痹。弘景。疰气发无常处，及射工毒，丸服之，或捣末醋和涂之，随手有验。苏恭。治风毒肿及麻痹，醋研傅之。扑损瘀血，腰痛肾冷，和生姜研涂贴之。又治心痛，酒调服之。日华。研末作酱食，香美，通利五脏。孟诜。研末水调，涂顶囟，止衄血。吴瑞。温中散寒，豁痰利窍，治胃寒吐食，肺寒咳嗽，风冷气痛，口噤唇紧，消散痈肿瘀血。时珍。

【发明】〔时珍曰〕芥子功与菜同。其味辛，其气散，故能利九窍，通经络，治口噤、耳聋、鼻衄之证，消瘀血、痈肿、痛痹之邪。其性热而温中，故又能利气豁痰，治嗽止吐，主心腹诸痛。白芥子辛烈更甚，治病尤良。见后本条。

白芥（宋开宝附）

【释名】胡芥蜀本草蜀芥〔时珍曰〕其种来自胡戎而盛于蜀，故名。

【集解】〔恭曰〕白芥子粗大白色，如白粱米，甚辛美，从戎中来。〔藏器曰〕白芥生太原、河东。叶如芥而白，为茹食之甚美。〔保升曰〕胡芥近道亦有之，叶大子白且粗，入药及啖最佳，而人间未多用之。〔时珍曰〕白芥处处可种，但人知莳之者少尔。以八、九月下种，冬生可食。至春深茎高二、三尺，其叶花而有丫，如花芥叶，青白色。茎易起而中空，性脆，最畏狂风大雪，须谨护之，乃免折损。三月开黄花，香郁。结角如芥角，其子大如粱米，黄白色。又有一种茎大而中实者尤高，其子亦大。此菜虽是芥类，迥然别种也，然入药胜于芥子。

茎叶

【气味】辛，温，无毒。〔时珍曰〕《肘后方》言热病人不可食胡芥，为其性暖也。

【主治】冷气。藏器。安五脏，功与芥同。日华。

子

【气味】辛，温，无毒。

【主治】发汗，主胸膈痰冷，上气，面目黄赤。又醋研，傅射工毒。别录。御恶气遁尸飞尸，及暴风毒肿流四肢疼痛。弘景。烧烟及服，辟邪魅。日华。〔藏器曰〕入镇宅方用。咳嗽，胸胁支满，上气多唾者，每用温酒吞下七粒。思邈。利气豁痰，除寒暖中，

白　芥

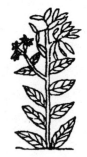

散肿止痛，治喘嗽反胃，痹木脚气，筋骨腰节诸痛。时珍。

【发明】〔震亨曰〕痰在胁下及皮里膜外，非白芥子莫能达。古方控涎丹用白芥子，正此义也。〔时珍曰〕白芥子辛能入肺，温能发散，故有利气豁痰、温中开胃、散痛消肿辟恶之功。按韩愗《医通》云：凡老人苦于痰气喘嗽，胸满懒食，不可妄投燥利之药，反耗真气。愗因人求治其亲，静中处三子养亲汤治之，随试随效。盖白芥子白色主痰，下气宽中。紫苏子紫色主气，定喘止嗽。萝卜子白种者主食，开痞降气。各微炒研破，看所主为君。每剂不过三四钱，用生绢袋盛入，煮汤饮之。勿煎太过，则味苦辣。若大便素实者，入蜜一匙。冬月加姜一片尤良。南陵未斋子有辞赞之。

芜菁（别录上品）

【释名】蔓菁唐本九英菘食疗诸葛菜〔藏器曰〕芜菁北人名蔓菁。今并汾、河朔间烧食其根，呼为芜根，犹是芜菁之号。芜菁，南北之通称也。塞北、河西种者，名九英蔓菁，亦曰九英菘。根叶长大而味不美，人以为军粮。〔禹锡曰〕《尔雅》云：须，薞芜。诗谷风云：采葑采菲。毛苌注云：葑，须也。孙炎云：葑，一名葑苁。《礼坊记》云：葑，蔓菁也。陈、宋之间谓之葑。陆玑云：葑，芜菁也。幽州人谓之芥。郭璞云：薞芜似羊蹄，叶细，味酢可食。扬雄《方言》云：蕈、荛，蔓菁也。陈、楚谓之蕈，齐、鲁谓之荛，关西谓之芜菁，赵、魏谓之大芥。然则葑也，须也，芜菁也，蔓菁也，薞芜也，荛也，芥也，七者一物也。〔时珍曰〕按孙愐云：蕈，蔓菁苗也。其说甚通。掌禹锡以薞芜释蔓菁，陈藏器谓薞芜是酸模，当以陈说为优。详见草部酸模下。刘禹锡《嘉话录》云：诸葛亮所止令兵士独种蔓菁者，取其才出甲，可生啖，一也；叶舒可煮食，二也；久居则随以滋长，三也；弃不令惜，四也；回则易寻而采，五也；冬有根可食，六也。比诸蔬其利甚博。至今蜀人呼为诸葛菜，江陵亦然。又朱辅山《溪蛮丛话》云：苗、僚、瑶、佬地方产马王菜，味涩多刺，即诸葛菜也。相传马殷所遗，故名。又蒙古人呼其根为沙吉木儿。

【集解】〔弘景曰〕《别录》芜菁、芦菔同条。芦菔是今温菘、其根可食，叶不中啖。芜菁根细于温菘而叶似菘，好食，西川惟种此。其子与温菘甚相似，而俗方无用，惟服食家炼饵之，而不言芦菔子，恐不用也。俗人蒸其根及作菹食，但小薰臭尔。〔恭曰〕芜菁北人名蔓菁，根、叶及子皆是菘类，与芦菔全别，体用亦殊。陶言芜菁似芦菔，芦菔叶不堪食，是江表不产二物，理丧其真也。菘子黑色，蔓菁子紫赤色，大小相似。芦菔子黄赤色，而大数倍，且不圆也。〔大明曰〕蔓菁比芦菔梗短而细，叶大，连地上生，厚阔短肥而痹，其色红。〔颂曰〕芜青南北皆有，北土尤多。四时常有，春食苗，夏食心（亦谓之薹子），秋

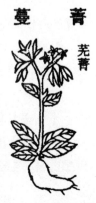

蔓 菁
芜菁

食茎，冬食根。河朔多种，以备饥岁。菜中之最有益者惟此尔。其子夏秋熟时采之。〔宗奭曰〕蔓菁夏月则枯。当此之时，蔬圃复种，谓之鸡毛菜。食心，正在春时。诸菜之中，有益无损，于世有功。采撷之余，收子为油，燃灯甚明，西人食之。河东、太原所出，其根极大，他处不及也。又出西番吐谷浑地。〔机曰〕叶是蔓菁，根是芦菔。〔时珍曰〕别录以芜青、芦菔同条，遂致诸说猜度。或以二物为一种，或谓二物全别，或谓在南为莱菔，在北为蔓菁，殊无定见。今按二物根、叶、花、子都别，非一类也。蔓菁是芥属，根长而白，其味辛苦而短，茎粗叶大而厚阔；夏初起薹，开黄花，四出如芥，结角亦如芥；其子均圆，似芥子而紫赤色。芦菔是菘属，根圆，亦有长者，有红白二色；其味辛甘而永；叶不甚大而糙，亦有花叶者；夏初起薹，开淡紫花，结角如虫状，腹大尾尖；子似胡卢巴；不均不圆，黄赤色。如此分之，自明白矣。其蔓菁六月种者，根大而叶蠹；八月种者，叶美而根小；惟七月初种者，根叶惧良。拟卖者纯种九英，九英根大而味短，削净为菹甚佳。今燕京人以瓶腌藏，谓之闭瓮菜。

根叶

【气味】苦，温，无毒。〔时珍曰〕辛、甘、苦。〔宗奭曰〕多食动气。

【主治】利五脏，轻身益气，可长食之。别录。**常食通中，令人肥健。**苏颂。**消食，下气治嗽，止消渴，去心腹冷痛，及热毒风肿，乳痈妒乳寒热。**孟诜。

【发明】〔诜曰〕九英菘出河西，叶大根亦粗长。和羊肉食甚美，常食都不见发病。冬日作菹煮羹食，消宿食，下气治嗽。诸家商略其性冷，而《本草》云温，恐误也。

子

【气味】苦、辛，平，无毒。

【主治】明目。别录。**疗黄疸，利小便。水煮汁服，主症瘕积聚。少少饮汁，治霍乱心腹胀。末服之，主目暗。为油入面膏，去黑䵟皱纹。**苏恭。**和油傅蜘蛛咬。**藏器。**压油涂头，能变蒜发。**孟诜。**入丸药服，令人肥健，尤宜妇人。**萧炳。

【发明】〔藏器曰〕《仙经》言，蔓菁子九蒸九曝，捣末长服，可断谷长生。蜘蛛咬者，恐毒入内，捣末酒服，亦以油和傅之。蔓菁园中无蜘蛛，是其相畏也。〔时珍曰〕蔓菁子可升可降，能汗能吐，能下能利小便，又能明目解毒，其功甚伟，而世罕知用之何哉？夏初采子，炒过榨油，同麻油炼熟一色无异，西人多食之。点灯甚明，但烟亦损目。北魏祖斑囚地窖中，因芜菁子油灯伤明，即此也。

花

【气味】辛，平，无毒。

【主治】虚劳眼暗。久服长生，可夜读书。三月三日采花，阴干为末，每服二钱，空心井华水下。慎微。

莱菔（音来北唐本草）

【释名】芦萉郭璞云：芦音罗。萉音北，与菔同。**萝卜**音罗北。**雹突**尔雅注、**紫花菘**同上、**温菘**同上、**土酥**。〔保升曰〕莱菔俗名萝卜。按尔雅云：突，芦萉。孙炎注云：紫花菘也。俗呼温菘。似芜菁，大根。俗名雹突，一名芦萉是矣。〔颂曰〕紫花菘、温菘，皆南人所呼。吴人呼楚菘。广南人呼秦菘。〔时珍曰〕按孙愐《广韵》言：鲁人名菈蓉（音拉答）。秦人名萝卜。王祯《农书》言：北人萝卜，一种四名：春曰破地锥，夏曰夏生，秋曰萝卜，冬曰土酥，谓其洁白如酥也。珍按：菘乃菜名，因其耐冬如松、柏也。莱菔乃根名，上古谓之芦萉，中古转为莱菔，后世讹为萝卜，南人呼为萝㼉㼉（与雹同），见晋灼《汉书》注中。陆佃乃言莱菔能制面毒，是来麰之所服，以菔音服，盖亦就文起义耳。王氏博济方，称干萝卜为仙人骨，亦方土谬名也。

【集解】〔弘景曰〕芦菔是今温菘，其根可食。俗人蒸其根及作菹食，但小薰臭尔。叶不中啖。又有突，根细而过辛，不宜服之。〔恭曰〕莱菔即芦菔也。嫩叶为生菜食，大叶可熟啖。陶氏言不中食，理丧其真也。江北、河北、秦、晋最多，登、莱亦好。〔颂曰〕莱菔南北通有，北土尤多。有大小二种：大者肉坚，宜蒸食；小者白而脆，宜生啖。河朔极有大者，而江南、安州、洪州、信阳者甚大，重至五六斤，或近一秤，亦一时种莳之力也。〔瑞曰〕夏月复种者，名夏萝卜。形小而长者，名蔓菁萝卜。〔时珍曰〕莱菔今天下通有之。昔人以芜菁、莱菔二物混注，已见蔓菁条下。圃人种莱菔，六月下种，秋采苗，冬掘根。春末抽高薹，开小花紫碧色。夏初结角。其子大如大麻子，圆长不等，黄赤色。五月亦可再种。其叶有大者如芜菁，细者如花芥，皆有细柔毛。其根有红、白二色，其状有长、圆二类。大抵生沙壤者脆而甘，生瘠地者坚而辣。根、叶皆生可熟，可菹可酱，可豉可醋，可糖可腊，可饭，乃蔬中之最有利益者，而古人不深详之，岂因其贱而忽之耶？抑未谙其利耶？

【气味】根辛：**甘。叶**：**辛、苦，温，无毒。**〔诜曰〕性冷。〔思邈曰〕平。不可与地黄同食，令人发白，为其涩营卫也。〔时珍曰〕多食莱菔动气，惟生姜能制其毒。又伏硇砂。

【主治】散服及炮煮服食，大下气，消谷和中，去痰癖，肥健人；生捣汁服，止消渴，试大有验。唐本。利关节，理颜色，练五脏恶气，制面毒，行风气，去邪热气。萧炳。利五脏，轻身，令人白净肌细。孟诜。消痰止咳，治肺痿吐血，温中补不足。同羊肉、银鱼煮食，治劳瘦咳嗽。日华。同猪肉食，益人。生捣服，治禁口痢。汪颖。捣汁服，治吐血衄血。吴瑞。宣胸膈，

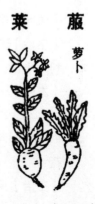

莱　菔

萝卜

利大小便。生食，止渴宽中；煮食，化痰消导。宁原。杀鱼腥气，治豆腐积。汪机。主吞酸，化积滞，解酒毒，散瘀血，甚效。末服，治五淋。丸服，治白浊。煎汤，洗脚气。饮汁，治下痢及失音，并烟熏欲死；生捣，涂打扑，汤火伤。时珍。

【发明】〔颂曰〕莱菔功同芜菁，然力猛更出其右。断下方亦用其根，烧熟入药。尤能制面毒。昔有婆罗门僧东来，见食麦面者，惊云：此大热，何以食之？又见食中有芦菔，乃云：赖有此以解其性。自此相传，食面必啖芦菔。〔炳曰〕捣烂制面，作馎饦食之最佳，饱食亦不发热。酥煎食之，下气。凡人饮食过度，生嚼咽之便消。〔慎微曰〕按杨亿《谈苑》云：江东居民言种芋三十亩，计省米三十斛；种萝卜三十亩，计益米三十斛。则知萝卜果能消食也。〔宗奭曰〕服地黄、何首乌人食莱菔，则令人髭发白。世皆以为此物味辛、下气速也。然生姜、芥子更辛，何止能散而已。盖莱菔辛而又甘，故能散缓，而又下气速。所以散气用生姜、下气用莱菔。〔震亨曰〕莱菔根属土，有金与水。寇氏言其下气速。人往往煮食过多，停滞成溢饮，岂非甘多而辛少乎？〔时珍曰〕莱菔根、叶同功，生食升气，熟食降气。苏、寇二氏止言其下气速，孙真人言久食涩营卫，亦不知其生则噫气，熟则泄气，升降之不同也。大抵入太阴、阳明、少阳气分，故所主皆肺、脾、肠、胃、三焦之病。李九华云：莱菔多食渗人血。则其白人髭发，盖亦由此，非独因其下气、涩营卫也。按《洞微志》云：齐州有人病狂，云梦中见红裳女子引入宫殿中，小姑令歌，每日遂歌云：五灵楼阁晓玲球，天府由来是此中。惆怅闷怀言不尽，一丸萝卜火吾宫。有一道士云：此犯大麦毒也。少女心神，小姑脾神。《医经》言萝卜制面毒，故曰火吾宫。火者，毁也。遂以药并萝卜治之果愈。又按张杲《医说》云：饶民李七病鼻衄甚危，医以萝卜自然汁和无灰酒饮之即止。盖血随气运，气滞故血妄行，萝卜下气而酒导之故也。又云：有人好食豆腐中毒，医治不效。忽见卖豆腐人言其妻误以萝卜汤入锅中，遂致不成。其人心悟，乃以萝入汤饮之而瘳。物理之妙如此。又《延寿书》载，李师逃难入石窟中，贼以烟熏之垂死，摸得萝卜菜一束，嚼汁咽下即苏。此法备急，不可不知。

子

【气味】辛、甘，平，无毒。

【主治】研汁服，吐风痰。同醋研，消肿毒。日华。下气定喘治痰，消食除胀，利大小便，止气痛，下痢后重，发疮疹。时珍。

【发明】〔震亨曰〕莱菔子治痰，有推墙倒壁之功。〔时珍曰〕莱菔子之功，长于利气。生能升，熟能降。升则吐风痰，散风寒，发疮疹；降则定痰喘咳嗽，调下痢后重，止内痛，皆是利气之效。予曾用之，果有殊绩。

花

【主治】用糟下酒藏，食之甚美，明目。士良。

生姜（别录中品）

【校正】原附干姜下，今分出。今自草部移入此。

【释名】〔时珍曰〕按许慎《说文》，姜作薑，云御湿之菜也。王安石《字说》云：姜能疆御百邪，故谓之姜。初生嫩者其尖微紫，名紫姜；或作子姜，宿根谓之母姜也。

【集解】〔别录曰〕生姜、干姜生犍为山谷及荆州、扬州。九月采之。〔颂曰〕处处有之，以汉、温、池州者为良。苗高二三尺。叶似箭竹叶而长，两两相对。苗青根黄。无花实。秋时采根。〔时珍曰〕姜宜原隰沙地。四月取母姜种之。五月苗如初生嫩芦，而叶稍阔似竹叶，对生，叶亦辛香。秋社前后新芽顿长，如列指状，采食无筋，谓之子姜。秋分后者次之，霜后则老矣。性恶湿洳而畏日，故秋热则无姜。《吕氏春秋》云：和之美者，有杨朴之姜。杨朴地名，在西蜀。春秋运斗枢云：璇星散而为姜。

【气味】辛，微温，无毒。〔藏器曰〕生姜温，要热则去皮，要冷则留皮。〔元素曰〕辛而甘温，气味俱厚，浮而升，阳也。〔之才曰〕秦椒为之使。杀半夏、莨菪毒。恶黄芩、黄连、天鼠粪。〔弘景曰〕久服少志少智、伤心气。今人啖辛辣物，惟此最常。故《论语》云，每食不撤姜。言可常食，但不可多尔。有病者是所宜矣。〔恭曰〕本经言姜久服通神明，主痰气，即可常啖。陶氏谬为此说，检无所据。〔思邈曰〕八九月多食姜，至春多患眼，损寿减筋力。孕妇食之，令儿盈指。〔杲曰〕古人言：秋不食姜，令人泻气。盖夏月火旺，宜汗散之，故食姜不禁。辛走气泻肺，故秋月则禁之。晦庵语录，亦有秋姜夭人天年之语。〔时珍曰〕食姜久，积热患目，珍屡试有准。凡病痔人多食兼酒，立发甚速。痈疮人多食，则生恶肉。此皆昔人所未言者也。《相感志》云：糟姜瓶内入蝉蜕，虽老姜无筋。亦物性有所伏耶？

【主治】久服去臭气，通神明。本经。归五脏，除风邪寒热，伤寒头痛鼻塞，咳逆上气，止呕吐，去痰下气。别录。去水气满，疗咳嗽时疾。和半夏，主心下急痛。又汁和杏仁作煎，下急痛气实，心胸拥隔冷热气，神效。捣汁和蜜服，治中热呕逆不能下食。甄权。散烦闷，开胃气。汁作煎服，下一切结实，冲胸膈恶气，神验。孟诜。破血调中，去冷气。汁，解药毒。藏器。除壮热，治痰喘胀满，冷痢腹痛，转筋心满，去胸中臭气、狐臭，杀腹内长虫。张鼎。益脾胃，散风寒。元素。解菌蕈诸物毒。吴瑞。生用发散，熟用和中。解食野禽中毒成喉痹。浸汁，点赤眼。捣汁和黄明胶熬，贴风湿痛甚妙。时珍。

干生姜

【主治】治嗽温中，治胀满，霍乱不止，腹痛，冷痢，血

生 姜

干姜

闭。病人虚而冷，宜加之。甄权。**姜屑，和酒服，治偏风。**孟诜。**肺经气分之药，能益肺。**好古。

【发明】〔成无己曰〕姜、枣味辛、甘，专行脾之津液而和营卫。药中用之，不独专于发散也。〔杲曰〕生姜之用有四：制半夏、厚朴之毒，一也；发散风寒，二也；与枣同用，辛温益脾胃元气，温中去湿，三也；与芍药同用，温经散寒，四也。孙真人云，姜为呕家圣药，盖辛以散之。呕乃气逆不散，此药行阳而散气也。或问：生姜辛温入肺，何以云入胃口？曰：俗以心下为胃口者，非矣。咽门之下，受有形之物，及胃之系，便是胃口，与肺系同行，故能入肺而开胃口也。曰：人云夜间勿食生姜，令人闭气，何也？曰：生姜辛温主开发。夜则气本收敛，反开发之，则违天道矣。若有病人，则不然也。生姜屑，比之干姜则不热，比之生姜则不湿。以干生姜代干姜者，以其不僭故也。俗言上床萝卜下床姜。姜能开胃，萝卜清食也。〔时珍曰〕姜辛而不荤，去邪辟恶，生啖熟食，醋、酱、糟、盐、蜜煎调和，无不宜之。可蔬可和，可果可药，其利博矣。凡早行山行，宜含一块，不犯雾露清湿之气，及山岚不正之邪。《案方广心法》附余云：凡中风、中暑、中气、中毒、中恶、干霍乱、一切卒暴之病，用姜汁与童尿服，立可解散。盖姜能开痰下气，童尿降火也。〔颂曰〕崔元亮《集验方》载：敕赐姜茶治痢方：以生姜切细，和好茶一两碗，任意呷之，便瘥。若是热痢，留姜皮，冷痢，去皮，大妙。〔杨士瀛曰〕姜能助阳，茶能助阴，二物皆消散恶气，调和阴阳，且解湿热及酒食暑气之毒，不问赤、白通宜用之。苏东坡治文潞公有效。

姜皮

【气味】辛，凉，无毒。

【主治】消浮肿腹胀痞满，和脾胃，去翳。时珍。

叶

【气味】辛，温，无毒。

【主治】食鲙成症，捣汁饮，即消。张机。

干姜（本经中品）

【校正】自草部移附此。

【释名】白姜见下。

【集解】〔弘景曰〕干姜今惟出临海·章安，数村作之。蜀汉姜旧美，荆州有好姜，而不能作干者。凡作干姜法：水淹三日，去皮置流水中六日，更刮去皮，然后晒干，置瓷缸中酿三日，乃成。〔颂曰〕造法：采根于长流水洗过，日晒为干姜。以汉、温、池州者为良。陶说乃汉州干姜法也。〔时珍曰〕干姜以母姜造之。今江西、襄均皆造，以白净结实者为良，故人呼为白姜，又曰均姜。凡入药并宜炮用。

【气味】辛，温，无毒。〔褚曰〕苦、辛。〔好古曰〕大热。〔保升曰〕久服令人目暗。余同生姜。〔时珍曰〕太清外术言：孕妇不可食干姜，令胎内消。盖其性热而辛散故也。

【主治】胸满咳逆上气，温中止血，出汗，逐风湿痹，肠澼下痢。生者尤良。本经。寒冷腹痛，中恶霍乱胀满，风邪诸毒，皮肤间结气，止唾血。别录。治腰肾中疼冷、冷气，破血去风，通四肢关节，开五脏六腑，宣诸络脉，去风毒冷痹，夜多小便。甄权。消痰下气，治转筋吐泻，腹脏冷，反胃干呕，瘀血扑损，止鼻红，解冷热毒，开胃，消宿食。大明。主心下寒痞，目睛久赤。好古。

【发明】〔元素曰〕干姜气薄味厚，半沉半浮，可升可降，阳中之阴也。又曰：大辛大热，阳中之阳。其用有四：通心助阳，一也；去脏腑沉寒痼冷，二也；发诸经之寒气，三也；治感寒腹痛，四也。肾中无阳，脉气欲绝，黑附子为引，水煎服之，名姜附汤。亦治中焦寒邪，寒淫所胜，以辛散之也。又能补下焦，故四逆汤用之。干姜本辛，炮之稍苦，故止而不移，所以能治里寒，非若附子行而不止也。理中汤用之者，以其回阳也。〔李杲曰〕干姜生辛炮苦，阳也。生则逐寒邪而发表，炮则除胃冷而守中，多用则耗散元气，辛以散之，是壮火食气故也，须以生甘草缓之。辛热以散里寒，同五味子用以温肺，同人参用以温胃也。〔好古曰〕干姜，心、脾二经气分药也，故补心气不足。或言：干姜辛热而言补脾。今理中汤用之，言泄不言补，何也？盖辛热燥湿，泄脾中寒湿邪气，非泄正气也。又云：服干姜以治中者，必僭上，不可不知。〔震亨曰〕干姜入肺中利肺气，入肾中燥下湿，入肝经引血药生血，同补阴药亦能引血药入气分生血，故血虚发热、产后大热者用之。止唾血、痢血，须炒黑用之。有血脱色白而夭不泽脉濡者，此大寒也。宜干姜之辛温以益血，大热以温经。〔时珍曰〕干姜能引血药入血分，气药入气分，又能去恶养新，有阳生阴长之意，故血虚者用之；而人吐血、衄血、下血，有阴无阳者，亦宜用之。乃热因热用，从治之法也。

【附录】天竺干姜拾遗〔藏器曰〕味辛，温，无毒。主冷气寒中，宿食不消，腹胀下痢，腰背痛，痃癖气块，恶血积聚。生婆罗门国，一名胡干姜，状似姜，小黄色也。

茼蒿（宋嘉祐）

【释名】蓬蒿。〔时珍曰〕形气同乎蓬蒿，故名。

【集解】〔机曰〕《本草》不著形状，后人莫识。〔时珍曰〕同蒿八九月下种，冬春采食肥茎。花、叶微似白蒿，其味辛甘，作蒿气。四月起薹，高二尺余。开深黄色花，状如单瓣菊花。一花结子近百成球，如地菘及苦荬子，最易繁茂。此菜自古已有，孙思邈载在《千金方》菜类，至宋嘉祐中始补入《本草》，今人常食者，而汪机乃不能识，辄敢擅自修纂，诚可笑慨。

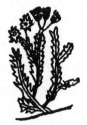

同　蒿

【气味】甘、辛，平，无毒。〔禹锡曰〕多食动风气，熏人心，令人气满。

【主治】安心气，养脾胃，消痰饮。利肠胃。思邈。

邪蒿（宋嘉祐）

邪　蒿

【释名】〔时珍曰〕此蒿叶纹皆邪，故名。

【集解】〔藏器曰〕邪蒿根、茎似青蒿而细软。〔时珍曰〕三四月生苗，叶似青蒿，色浅不臭。根、叶皆可茹。

【气味】辛，温，平，无毒。〔诜曰〕生食微动风，作羹食良。不与胡荽同食，令人汗臭气。

【主治】胸膈中臭烂恶邪气，利肠胃，通血脉，续不足气。孟诜。煮熟和酱、醋食，治五脏恶邪气厌谷者；治脾胃肠澼，大渴热中，暴疾恶疮。食医心镜。

胡荽（宋嘉祐）

【释名】香荽拾遗、胡菜外台、蒝荽。〔时珍曰〕荽，许氏说文作莈，云姜属，可以香口也。其茎柔叶细而根多须，绥绥然也。张骞使西域始得种归，故名胡荽，今俗呼为蒝荽，蒝乃茎叶布散之貌。俗作芫花之芫，非矣。〔藏器曰〕石勒讳胡，故并、汾人呼胡荽为香荽。

【集解】〔时珍曰〕胡荽处处种之。八月下种，晦日尤良。初生柔茎圆叶，叶有花歧，根软而白。冬春采之，香美可食，亦可作菹。道家五荤之一。立夏后开细花成簇，如芹菜花，淡紫色。五月收子，子如大麻子，亦辛香。按贾思勰《齐民要术》云：六七月布种者，可竟冬食。春月接子沃水生芽种者，小小供食而已。王祯《农书》云：胡荽于蔬菜中，子、叶皆可用，生、熟俱可食，甚有益于世者。宜肥地种之。

【正误】〔李延飞曰〕胡荽，荞子也。〔吴瑞曰〕胡荽俗呼蒚子，根、苗如蒜。〔时珍曰〕荞子即蒚子，乃薤也。李吴二氏云并作胡荽，误矣。

根叶

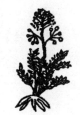

【气味】辛，温，微毒。〔诜曰〕平、微寒，无毒。可和生菜食。此是荤菜，损人精神。华佗云：胡臭、口臭、䘌齿及脚气、金疮人，皆不可食，病更加甚。〔藏器曰〕久食令人多忘。根，发痼疾。不可同邪蒿食，令人汗臭难瘥。〔时珍曰〕凡服一切补药及药中有白术、牡丹者，不可食此。伏石钟乳。

【主治】消谷，治五脏，补不足，利大小肠，通小腹气，拔四肢热，止头痛，疗沙疹、豌豆疮不出，作酒喷之，立出。通心窍。嘉祐。补筋脉，令人能食。治肠风，用热饼裹食，甚良。孟诜。合诸菜食，气香，令人口爽，辟飞尸、鬼疰、蛊毒。吴瑞。辟鱼、肉毒。宁原。

【发明】〔时珍曰〕胡荽辛温香窜，内通心脾，外达四肢，能辟一切不正之气。故痘疮出不爽快者，能发之。诸疮皆属心火，营血内摄于脾，心脾之气，得芳香则运行，得臭恶则壅滞故尔。按杨士瀛《直指方》云：痘疹不快，宜用胡荽酒喷之，以辟恶气。床帐上下左右皆宜挂之，以御汗气、胡臭、天癸、淫佚之气。一应秽恶，所不可无。若儿虚弱，及天时阴寒，用此最妙。如儿壮实，及春夏晴暖、阳气发越之时，加以酒曲助虐，以火益火，胃中热炽，毒血聚畜，则变成黑陷矣，不可不慎。

子

【气味】辛、酸，平、无毒。炒用。

【主治】消谷能食。思邈。蛊毒五痔，及食肉中毒，吐下血，煮汁冷服。又以油煎，涂小儿秃疮。藏器。发痘疹，杀鱼腥。时珍。

胡萝卜（纲目）

【释名】〔时珍曰〕元时始自胡地来，气味微似萝卜，故名。

【集解】〔时珍曰〕胡萝卜今北土、山东多莳之，淮、楚亦有种者。八月下种，生苗如邪蒿，肥茎有白毛，辛臭如蒿，不可食。冬月掘根，生、熟皆可啖，兼果、蔬之用。根有黄、赤二种，微带蒿气，长五六寸，大者盈握，状似鲜掘地黄及羊蹄根。三四月茎高二三尺，开碎白花，攒簇如伞状，似蛇床花。子亦如蛇床子，稍长而有毛，褐色，又如莳萝子，亦可调和食料。按周宪王《救荒本草》云：野胡萝卜苗、叶、花、实，皆同家胡萝卜，但根细小，味甘，生食、蒸食皆宜。花、子皆大于蛇床。又金幼孜《北征录》云：交河北有沙萝卜，根长二尺许，大者径寸，下支生小者如箸。其色黄白，气味辛而微苦，亦似萝卜气。此皆胡萝卜之类也。

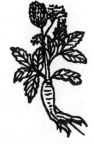

根

【气味】甘、辛，微温，无毒。

【主治】下气补中，利胸膈肠胃，安五脏，令人健食，有益无损。时珍。

子

【主治】久痢。时珍。

水靳（音芹本经下品）

【释名】芹菜别录、水英本经、楚葵。〔弘景曰〕字靳俗作芹字。论其主治，合在上品，未解何意乃在下品？二月、三月作英时，可作菹及熟瀹食，故名水英。〔时珍曰〕靳当作蘄，从屮、靳，谐声也。后省作芹，从斤，亦谐声也。其性冷滑如葵，故《尔雅》谓之楚葵。《吕氏春秋》：菜之美者，有云梦之芹。云梦，楚地也。楚有蘄州、蘄县，俱音淇，罗愿《尔雅》翼云：地多产芹，故字从芹。蘄亦音芹。徐锴注《说文》（蘄字，从艸，靳声）：诸书无靳字，惟说文别出莃字（音银），疑相承误出也。据此，则蘄字亦当从靳，作靳字也。

【集解】〔别录曰〕水靳生南海池泽。〔恭曰〕水靳即芹菜也。有两种：荻芹白色取根，赤芹取茎、叶。并堪作菹及生菜。〔保升曰〕芹生水中，叶似芎藭，其花白色而无实，根亦白色。〔诜曰〕水芹生黑滑地，食之不如高田者宜人，置酒酱中香美。高田者名白芹。余田者皆有虫子在叶间，视之不见，食之令人为患。〔弘景曰〕又有渣芹，可为生菜，亦可生啖。〔时珍曰〕芹有水芹、旱芹。水芹生江湖陂泽之涯；旱芹生平地，有赤、白二种。二月生苗，其叶对节而生，似芎藭。其茎有节棱而中空，其气芬芳。五月开细白花，如蛇床花，楚人采以济饥，其利不小。《诗》云：觱沸槛泉，言采其芹。杜甫诗云：饭煮青泥坊底芹。又云：香芹碧涧羹。皆美芹之功。而《列子》言乡豪尝芹，蜇口惨腹，盖未得食芹之法耳。

茎

【气味】甘，平，无毒。〔思邈曰〕苦、酸，冷，涩，无毒。〔诜曰〕和醋食，损齿。鳖瘕不可食。〔李廷飞曰〕赤芹害人，不可食。

【主治】女子赤沃，止血养精，保血脉，益气，令人肥健嗜食。本经。去伏热，杀石药毒，捣汁服。孟诜。饮汁，去小儿暴热，大人酒后热，鼻塞身热，去头中风热，利口齿，利大小肠。藏器。治烦渴，崩中带下，五种黄病。大明。

【发明】〔张仲景曰〕春秋二时，龙带精入芹菜中。人误食之为病，面青手青，腹满如妊，痛不可忍，作蛟龙病。俱服硬饧三二升，日三度。吐出如^①蜥蜴便瘥。〔时珍曰〕芹菜生水涯。蛟龙虽云变化莫测，其精那得入此？大抵是蜥蜴、虺蛇之类，春夏之交，遗精于此故尔。且蛇喜嗜芹，尤为可证。别有马芹见后。

花

【气味】苦，寒，无毒。

【主治】脉溢。苏恭。

堇（音勤　唐本草）

【释名】**苦堇**尔雅、**堇葵**唐本、**旱芹**纲目。〔禹锡曰〕《尔雅》云：啮，苦堇也。郭璞云：即堇葵。《本草》言味甘，而此云苦堇，古人语倒，犹甘草谓之大苦也。〔时珍曰〕其性滑如葵，故得葵名。

【集解】〔恭曰〕堇菜野生，非人所种。叶似蕺菜，花紫色。〔禹锡曰〕《说文》云：堇，根如荠，叶如细柳，子如米，蒸汋食之，甘滑。内则云：堇、苣、枌、榆。是矣。〔时珍曰〕此旱芹也。其性滑利。故洪舜俞赋云：烈有椒、桂，滑有堇、榆。一种黄花者，有毒杀人，即毛芹也。见草部毛茛。又乌头苗亦名堇，有毒。各见本条下。

菜

【气味】甘，寒，无毒。

【主治】捣汁，洗马毒疮，并服之。又涂蛇蝎毒及痈肿。唐本。久食，除心下烦热。主寒热鼠瘘，瘰疬生疮，结核聚气，下瘀血，止霍乱。又生捣汁半升服，能杀鬼毒，即吐出。孟诜。

【发明】〔诜曰〕堇叶止霍乱，与香菜同功。香菜即香薷也。

紫堇（音芹宋图经）

【释名】**赤芹**纲目、**蜀芹**图经、**楚葵**同上、**苔菜**同上、**水萄菜**。〔时珍曰〕堇、蕲、芹、荶四字，一义也。详下。

【集解】〔颂曰〕紫堇生江南吴兴郡。淮南名楚葵，宜春郡名蜀芹，豫章郡名苔菜，晋陵郡名水萄菜也。〔时珍曰〕苏颂之说，出于唐玄宗《天宝单方》中，不具紫堇形状。今按轩辕述《宝藏论》云：赤芹即紫芹也，生水滨。叶形如赤芍药，青色，长三寸许，叶上黄斑，味苦涩。其汁可以煮雌、制汞、伏朱砂、擒三黄。号为起贫草。又《土宿

---

① 如：原脱，今据金匮卷下第二十五补。

紫　菫

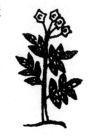

真君本草》云：赤芹生阴涯陂泽近水石间，状类赤芍药。其叶深绿而背甚赤，茎叶似荞麦，花红可爱，结实亦如貖荞麦。其根似蜘蛛，嚼之极酸苦涩。江淮人三四月采苗，当蔬食之。南方颇少，太行、王屋诸山最多也。

苗

【气味】酸，平，微毒。

花

【气味】酸，微温，无毒。

【主治】大人、小儿脱肛。苏颂。

马蕲（音芹　唐本草）

马　蕲

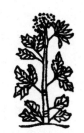

【释名】牛蕲尔雅、胡芹通志、野茴香纲目。〔时珍曰〕凡物大者多以马名，此草似芹而大故也。俗称野茴香，以其气味子形微似也。金光明经三十二品香药，谓之叶婆你。

【集解】〔恭曰〕马蕲生水泽旁。苗似鬼针、荄菜等，嫩时可食。花青白色。子黄黑色，似防风子，调食味用之，香似橘皮而无苦味。〔保升曰〕花若芹花，子如防风子而扁大。尔雅云：茭，牛蕲也。孙炎释云：似芹而叶细①锐，可食菜也。一名茭，一名马蕲子，入药用。〔时珍曰〕马蕲与芹同类而异种，处处卑湿地有之。三四月生苗，一本丛出如蒿，白毛蒙茸、嫩时可茹。叶似水芹而微小，似芎䓖叶而色深。五六月开碎花，攒簇如蛇床及莳萝花，青白色。结实亦似莳萝子，但色黑而重尔。其根白色，长者尺许，气亦香而坚硬，不可食。苏恭所谓鬼针，即鬼钗草也。方茎桠叶，子似杈脚，着人衣如针。与此稍异。

苗

【气味】甘、辛，温，无毒。

【主治】益脾胃，利胸膈，去冷气，作茹食。时珍。

子

【气味】甘，辛，温，无毒。

【主治】心腹胀满，开胃下气消食，调味用之。唐本。炒研醋服，治卒心痛，令人得睡。孟诜。温中暖脾，治反胃。时珍。

---

① 细：原作"似"，据政和本草卷二十九马芹

莸香（唐本草）

【校正】自草部移入此。

【释名】茴香　八月珠〔颂曰〕莸香，北人呼为茴香，声相近也。
〔弘景曰〕煮臭肉，下少许，即无臭气，臭酱入末亦香，故曰回香。
〔时珍曰〕俚俗多怀之衿衽咀嚼，恐莸香之名，或以此也。

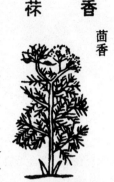

莸香　茴香

【集解】〔颂曰〕今交、广诸地及近郡皆有之。入药多用
番舶者，或云不及近处者有力。三月生叶似老胡荽，极疏细，作丛。
至五月茎粗，高三四尺。七月生花，头如伞盖，黄色。结实如麦而小。
青色。北人呼为土茴香。八九月采实阴干。今近道人家园圃种之
甚多。川人多煮食其茎叶〔宗奭曰〕云似老胡荽者误矣，胡荽叶
如蛇床。虽有叶之名，但散如丝发，特异诸草也。〔时珍曰〕茴香宿根，深冬生苗作丛，
肥茎丝叶。五六月开花，如蛇床花而色黄。结子大如麦粒，轻而有细棱，俗呼为大茴香，
今惟以宁夏出者第一。其他处小者，谓之小茴香。自番舶来者，实大如柏实。裂成八瓣，
一瓣一核，大如豆，黄褐色，有仁，味更甜，俗呼舶茴香，又曰八角茴香（广西左右
江峒中亦有之），形色与中国茴香迥别，但气味同尔。北人得之，咀嚼荐酒。

子

【气味】辛，平，无毒。〔思邈曰〕苦、辛，微寒，涩。〔权曰〕苦、辛。得酒良。
炒黄用。〔好古曰〕阳也，浮也。入手、足少阴、太阳经。

【主治】诸瘘、霍乱及蛇伤。唐本。**膀胱胃间冷气及肠气，调中，止痛、**
呕吐。马志。**治干湿脚气，肾劳癫疝阴疼，开胃下气。**大明。**补命门不足。**李杲。
暖丹田。吴缓。

【发明】〔诜曰〕茴香国人重之，云有助阳道，未得其方法也。〔好古曰〕茴香本
治膀胱药，以其先丙，故曰小肠也，能润丙燥；以其先戊，故从丙至壬，又手、足少阴二
药，以开上下经之通道，所以壬与丙交也。〔时珍曰〕小茴香性平，理气开胃，夏月祛蝇
辟臭，食料宜之。大茴香性热，多食伤目发疮，食料不宜过用。古方有去铃丸：用茴香二
两，连皮生姜四两，同入坩器内淹一伏时，慢火炒之，入盐一两，为末，糊丸梧子大。每
服三五十丸，空心盐酒下。此方本治脾胃虚弱病。茴香得盐则引入肾经，发出邪气。肾不
受邪，病自不生也。亦治小肠疝气有效。

茎叶

【气味】与子同。

【主治】**煮食，治卒恶心，腹中不安。**甄权。**治小肠气，卒肾气冲胁，**
如刀刺痛，喘息不得。生捣汁一合，投热酒一合，和服。孟诜。

【发明】〔颂曰〕范汪方：疗恶毒痈肿，或连阴卵髀间疼痛挛急，牵入小腹不可忍，一宿即杀人者。用茴香苗叶，捣汁一升服之，日三四服。其滓以贴肿上。冬月用根。此是外国神方。永嘉以来用之，起死回生神验。

莳萝（宋开宝）

【校正】自草部移入此。

【释名】**慈谋勒**开宝**小茴香**〔时珍曰〕莳萝、慈谋勒，皆番言也。

【集解】〔藏器曰〕莳萝生佛誓国，实如马芹子，辛香。〔珣曰〕按广州记云：生波斯国。马芹子色黑而重，莳萝子色褐而轻，以此为别。善滋食味，多食无损。即不可与阿魏同食，夺其味也。〔颂曰〕今岭南及近道皆有之。三月、四月生苗，花实大类蛇床而簇生，辛香，六七月采实。今人多用和五味，不闻入药用。〔时珍曰〕其子簇生，状如蛇床子而短，微黑，气辛臭，不及茴香。〔嘉谟曰〕俗呼莳萝椒。内有黑子，但皮薄色褐不红耳。

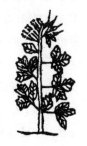

苗

【气味】辛，温，无毒。

【主治】下气利膈。时珍。

子

【气味】辛，温，无毒。

【主治】小儿气胀，霍乱呕逆，腹冷不下食，两肋痞满。藏器。**健脾，开胃气，温肠，杀鱼、肉毒，补水脏，治肾气，壮筋骨。**日华。**主膈气，消食，滋食味。**李珣。

【附录】**蜀胡烂**拾遗〔藏器曰〕子：味辛，平，无毒。主冷气心腹胀满，补肾，除妇人血气，下痢，杀牙齿虫。生安南，似莜香子，可和食。**数低**拾遗。〔藏器曰〕子：味甘，温，无毒。主冷风冷气，下宿食不消，胀满。生西番、北土，兼似莜香，胡人以作羹食之。**池德勒**拾遗〔藏器曰〕根：辛，温，无毒。破冷气。消食。生西国，草根也，胡人食之。**马思荅吉。**〔时珍曰〕味苦，温，无毒。去邪恶气，温中利膈，顺气止痛，生津解渴，令人口香。元时饮膳用之，云极香料也，不知何状？故附之。

罗勒（宋嘉祐附）

【释名】**兰香**嘉祐、**香菜**纲目、**翳子草。**〔禹锡曰〕北人避石勒讳，呼罗勒为兰香。〔时珍曰〕按《邺中记》云：石虎讳言勒，改罗勒为香菜。今俗人呼为翳子草，以其子治翳也。

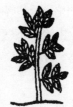

【集解】〔禹锡曰〕罗勒处处有之。有三种：一种似紫苏叶；一种叶大，二十步内即闻香；一种堪作生菜。冬月用干者。子可安入目中去翳，少顷湿胀，与物俱出也。〔时珍曰〕香菜须三月枣叶生时种之乃生，否则不生。常以鱼腥水、米泔水、泥沟水浇之，则香而茂。不宜粪水。《臞仙神隐书》言：园旁水侧宜广种之，饥年亦可济用。其子大如蚤，褐色而不光，七月收之。〔弘景曰〕术家取羊角、马蹄烧作灰，撒湿地遍踏之，即生罗勒。俗呼为西王母菜，食之益人。

【气味】辛，温，微毒。〔禹锡曰〕不可多食，壅关节，涩营卫，令人血脉不行，又动风，发脚气。

【主治】调中消食，去恶气，消水气，宜生食。疗齿根烂疮，为灰①用之甚良。患噦呕者，取汁服半合，冬月用干者煮汁。其根烧灰，傅小儿黄烂疮。禹锡。主辟飞尸、鬼疰、蛊毒。吴瑞。

【发明】〔时珍曰〕按罗天益云：兰香味辛气温，能和血润燥，而掌禹锡言，多食涩营卫，血脉不行，何耶？又东垣李氏治牙疼口臭，神功丸中用兰香，云无则以藿香代之，此但取其去恶气而已。故《饮膳正要》云：与诸菜同食，味辛香能辟腥气，皆此意也。

子

【主治】目翳及尘物入目，以三五颗安目中，少顷当湿胀，与物俱出。又主风赤眵泪。嘉祐。

【发明】〔时珍曰〕按《普济方》云：昔庐州知录彭大辨在临安，暴得赤眼后生翳。一医②用兰香子洗晒，每纳一粒入眦内，闭目少顷，连膜而出也。一方：为末点之。时珍常取子试之水中，亦胀大。盖此子得湿即胀，故能染惹眵泪浮膜尔。然目中不可着一尘，而此子可纳三五颗亦不妨碍，盖一异也。

白花菜（食物）

【释名】羊角菜

【集解】〔时珍曰〕白花菜三月种之。柔茎延蔓，一枝五叶，叶大如拇指。秋间开小白花，长蕊。结小角，长二三寸。其子黑色而细，状如初眠蚕沙，不光泽。菜

---

① 灰：原作"使"，今据大观、政和本草卷二十七罗勒条改。

② 医：原作"僧"，今据普济方卷八十改。

气膻臭，惟宜盐菹食之。〔颖曰〕一种黄花者，名黄花菜，形状相同，但花黄也。

【气味】苦，辛，微毒。〔颖曰〕多食，动风气，滞脏腑，令人胃中闷满，伤脾。

【主治】下气。汪颖。**煎水洗痔，捣烂敷风湿痹痛，擂酒饮止疟。**时珍。

白花菜

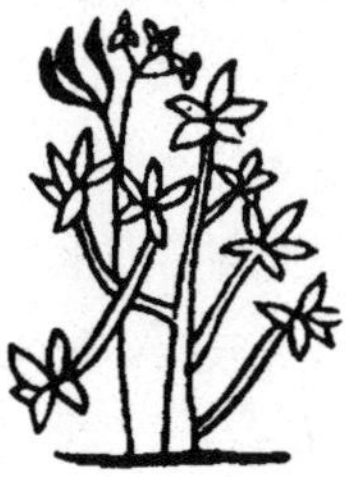

蔊菜（音罕纲目）

【校正】并入草部拾遗蔁菜。

【释名】蔊菜音罩、**辣米菜。**〔时珍曰〕味辛辣，如火焊人，故名。亦作蔁。陈藏器《本草》有蔊菜，云辛菜也，南人食之。不著形状。今考《唐韵》《玉篇》并无薄字，止有蔊字，云辛菜也。则蔁乃蔊字之讹尔。

蔊菜

辣米菜

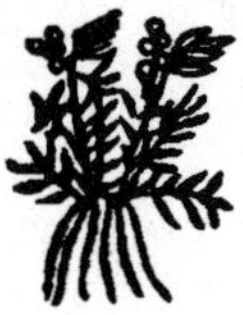

【集解】〔时珍曰〕蔊菜生南地，田园间小草也。冬月布地丛生，长二三寸，柔梗细叶。三月开细花，黄色。结细角长一二分，角内有细子。野人连根、叶拔而食之，味极辛辣，呼为辣米菜。沙地生者尤伶仃。故洪舜俞老圃赋云：蔊有拂士之风。林洪山家清供云：朱文公饮后，辄以蔊茎供蔬品。盖盱江、建阳、严陵人皆喜食之也。

【气味】辛，温，无毒。〔李廷飞曰〕蔊菜细切，以生蜜洗伴或略汋食之，爽口消食。多食，发痼疾，生热。

【主治】去冷气，腹内久寒，饮食不消，令人能食。藏器。**利胸膈，豁冷痰，心腹痛。**时珍。

草豉（拾遗）

【校正】自草部移入此。

【集解】〔藏器曰〕生巴西诸国。草似韭状，豉出花中，彼人食之。

【气味】辛，平，无毒。

【主治】恶气，调中，益五脏，开胃，令人能食。藏器。

第二十七卷　菜部二目录

菜之二（柔滑类四十一种）

生瓜菜图经

落葵别录（即藤菜）

蕺别录（即鱼腥草）

蕨拾遗

水蕨纲目

薇拾遗

翘摇拾遗（即巢菜）

鹿藿本经（即野绿豆）

灰藋嘉祐

藜纲目

秦荻藜唐本

醍醐菜证类茅膏菜、鸡侯菜、孟娘菜、优殿
附

芋别录　野芋附

土芋拾遗（即土卵）

薯蓣本经（即山药）

零余子拾遗

甘薯纲目

百合本经

山丹日华（即红花菜）

草石蚕拾遗（即甘露子）

竹笋蜀本

酸笋纲目

上附方旧三十四，新一百一十。

第二十七卷 菜部二

菜之二 （柔滑类四十一种）

菠薐 （宋嘉祐）

【释名】 菠菜纲目、波斯草纲目、赤根菜。〔慎微曰〕按刘禹锡《嘉话录》云：菠薐种出自西国。有僧将其子来，云本是颇陵国之种。语讹为波棱耳。〔时珍曰〕按《唐会要》云：太宗时尼波罗国献波棱菜，类红蓝，实如蒺藜，火熟之能益食味。即此也，方士隐名为波斯草云。

【集解】 〔时珍曰〕波棱八月、九月种者，可备冬食；正月、二月种者，可备春蔬。其茎柔脆中空。其叶绿腻柔厚，直出一尖，旁出两尖，似鼓子花叶之状而长大。其根长数寸，大如桔梗而色味，味更甘美。四月起薹尺许。有雄雌。就茎开碎红花，丛簇不显。雌者结实，有刺，状如蒺藜子。种时须砑开，易浸胀。必过月朔乃生，亦一异也。

菜及根

【气味】 甘，冷，滑，无毒。〔士良曰〕微毒。多食令人脚弱，发腰痛，动冷气。先患腹冷者，必破腹。不与鳝鱼同食，发霍乱。取汁炼霜，制砒、汞，伏雌黄、硫黄。

【主治】 利五脏，通肠胃热，解酒毒。服丹石人食之佳。孟诜。通血脉，开胸膈，下气调中，止渴润燥。根尤良。时珍。

【发明】 〔诜曰〕北人食肉、面，食之即平；南人食鱼、鳖、水米，

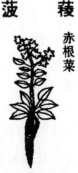

菠薐
赤根菜

食之即冷，故多食冷大小肠也。〔时珍曰〕按张从正《儒门事亲》云：凡人久病，大便涩滞不通，及痔漏之人，宜常食菠薐、葵菜之类，滑以养窍，自然通利。

蕹菜（蕹去声宋嘉祐）

蕹 菜

【释名】〔时珍曰〕蕹与壅同。此菜惟以壅成，故谓之壅。

【集解】〔藏器曰〕蕹菜岭南种之。蔓生，开白花，堪茹。〔时珍曰〕蕹菜今金陵及江夏人多莳之。性宜湿地，畏霜雪。九月藏人土窖中，三四月取出，壅以粪土，即节节生芽，一本可成一畦也。干柔如蔓而中空，叶似菠薐及釜头形。味短，须同猪肉煮，令肉色紫乃佳。段公路北户录，言其叶如柳者，误矣。按嵇含《草木状》云：蕹菜叶如落葵而小。南人编苇为筏，作小孔，浮水上。种子于水中，则如萍根浮水面。及长成茎叶，皆出于苇筏孔中，随水上下，南方之奇蔬也。则此菜，水、陆皆可生之也。

【气味】甘，平，无毒。

【主治】解胡蔓草毒（即野葛毒），煮食之。亦生捣服。藏器。捣汁和酒服，治产难。时珍。出唐瑶方。

【发明】〔藏器曰〕南人先食蕹菜，后食野葛，二物相伏，自然无苦。取汁滴野葛苗，当时萎死，相杀如此。张华《博物志》云：魏武帝啖野葛至一尺。应是先食此菜也。

菾菜（音甜　别录中品）

【枝正】并入嘉祐莙荙菜。

【释名】莙荙菜。〔时珍曰〕菾菜，即莙荙也。与甜通，因其味也。莙荙之义未详。

【集解】〔弘景曰〕菾菜，即今以作鲊蒸者。〔恭曰〕菾菜叶似升麻苗，南人蒸茎食之，大香美。〔保升曰〕苗高三四尺，茎若蒴藋，有细棱，夏盛冬枯。其茎烧灰淋汁洗衣，白如玉色。〔士良曰〕叶似紫菊而大，花白。〔时珍曰〕菾菜正二月下种，宿根亦自生。其叶青白色，似白菾菜叶而短，茎亦相类，但差小耳。生、熟皆可食，微作土气。四月开细白花。结实状如茱萸棣而轻虚，土黄色，内有细子。根白色。

菾 菜

莙荙

【气味】甘、苦，大寒，滑，无毒。〔禹锡曰〕平，微毒。冷气人不可多食，动气。先患腹冷人食之，必破腹。

【主治】时行壮热，解风热毒，捣汁饮之便瘥。别录。夏月以菜作粥食，解热，止热毒痢。捣烂，傅灸疮，止痛易瘥。苏恭。捣汁服，主冷热痢。又止血生肌，及诸禽兽伤，傅之立愈。藏器。煎汤饮。开胃，通心膈，宜妇人。大明。补中下气，理脾气，去头风，利五脏。嘉祐。

根

【气味】甘、平，无毒。

【主治】通经脉，下气，开胸膈。正要。

子

【主治】煮半生，捣汁服，治小儿热。孟诜。醋浸揩面，去粉滓，润泽有光。藏器。

东风菜（宋开宝）

【释名】冬风〔志曰〕此菜先春而生，故有东风之号。一作冬风，言得冬气也。

【集解】〔志曰〕东风菜生岭南平泽。茎高二三尺，叶似杏叶而长，极厚软，上有细毛，煮食甚美。〔时珍曰〕按裴渊《广州记》云：东风菜，花、叶似落妊娠，茎紫。宜肥肉作羹菇食，香气似马兰，味如酪。

【气味】甘，寒、无毒。

【主治】风毒壅热，头痛目眩，肝热眼赤、堪人羹臛食。开宝。

荠（别录上品）

【释名】护生草。〔时珍曰〕荠生济济，故谓之荠。释家取其茎作挑灯杖，可辟蚊、蛾，谓之护生草，云能护众生也。

【集解】〔普曰〕荠生野中。〔弘景曰〕荠类甚多，此是今人所食者。叶作菹、羹亦佳。诗云谁谓荼苦，其甘如荠是也。〔时珍曰〕荠有大、小数种。小荠叶花茎扁，味美。其最细小者，名沙荠也。大荠科、叶皆大，而味不及。其茎硬有毛者，名菥蓂，味不甚佳。并以冬至后生苗，二三月起茎五六寸。开细白花，整整如一。结荚如小萍，而有三角。荚内细子，如葶苈子。其子名蒫（音嵯），四月收之。师旷云：岁欲甘，甘草先生，荠是也。菥蓂、葶苈皆是荠类。葶苈见草部隰草类。

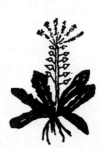

荠菜

【气味】甘，温，无毒。

【主治】利肝和中。别录。利五脏。根：治目痛。大明。

明目益胃。时珍。根、叶：烧灰，治赤白痢极效。甄权。

蘆实〔普曰〕三月三日采，阴干。〔士良曰〕亦名菥蓂子。四月八日收之。良。〔周王曰〕饥岁采子，水调成块，煮粥、作饼甚粘滑。

【气味】甘，平，无毒。〔权曰〕患气人食之，动冷疾①。〔诜曰〕不与面同食，令人背闷。服丹石人不可食。

【主治】明目，目痛，别录。青盲不见物，补五脏不足。甄权。治腹胀。吴普。去风毒邪气，治痈去翳，解热毒。久服，视物鲜明。士良。

花

【主治】在席下，辟虫。又辟蚊、蛾。士良。阴干研末，枣汤日服二钱，治久痢。大明。

菥蓂（音锡觅　本经上品）

【校正】自草部移入此。

【释名】大荠别录、大蕺本经、马辛。〔时珍曰〕诸名不可解。吴普《本草》又云：一名析目，一名荣目，一名马驹。

【集解】〔别录曰〕菥蓂生咸阳山泽及道旁。四月、五月采，暴干。〔弘景曰〕今处处有之。是大荠子也。方用甚希少。〔保升曰〕似荠叶而细，俗呼为老荠。〔恭曰〕尔雅云：菥蓂，大荠也。注云：似荠，俗呼为老荠。然其味甘而不辛也。〔藏器曰〕《本经》菥蓂一名大荠。苏氏引《尔雅》为注。案大荠即葶苈，非菥蓂也。菥蓂大而扁，葶苈细而圆，二物殊别也。〔颂曰〕《尔雅》葶苈谓之蕇（音典），子、叶皆似荠、一名狗荠。菥蓂即大荠。大抵二物皆荠类，故人多不能细分，乃尔致疑也。古今眼目方多用之。〔时珍曰〕荠与菥蓂一物也，但分大、小二种耳。小者为荠，大者为菥蓂，菥蓂有毛。故其子功用相同，而陈士良之本草，亦谓荠实一名菥蓂也。葶苈与菥蓂同类，但菥蓂味甘花白，葶苈味苦花黄为异耳。或言菥蓂即甜葶苈，亦通。

苗

【气味】甘，平，无毒。

【主治】和中益气，利肝明目。时珍。

菥蓂子

【气味】辛，微温，无毒。〔恭曰〕甘而不辛。〔普曰〕神农、雷公：辛。李当之：小温。〔之才曰〕得蔓荆实、细辛良，恶干姜、苦参。一云：苦参为之使。

【主治】明目目痛泪出，除痹，补五脏，益精光。久服轻身不老。本经。

---

①　疾：原作"气"，今据大、政和本草卷二十七荠条改。

疗心腹腰痛。别录。**治肝家积聚，眼目赤肿。**甄权。

繁缕（别录下品）

【释名】偻缕尔雅、**蔜**音敖。**蒌缕**郭璞、**滋草**千金、**鹅肠菜**。〔时珍曰〕此草茎蔓甚繁，中有一缕，故名。俗呼鹅儿肠菜，象形也。易于滋长，故曰滋草。古乐府云：为乐当及时，何能待来滋。滋乃草名，即此也。

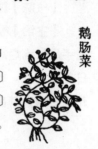

繁　缕

鹅肠菜

【集解】〔别录曰〕繁缕五月五日日中采，干用。〔恭曰〕此即是鸡肠也。多生湿地坑渠之侧。流俗通谓鸡肠，雅士总名繁缕。〔诜曰〕繁缕即藤也。又恐白软草是之。〔保升曰〕叶青花白，采苗入药。〔颂曰〕即鸡肠也。南中多有之，生于田野间。近汴下湿地亦或有之。叶似荇菜而小。夏秋间生小白黄花。其茎梗作蔓，断之有丝缕。又细而中空，似鸡肠，因得此名。本草繁缕、鸡肠作两条，苏恭以为一物。谨按郭璞注《尔雅》云：蒌缕一名鸡肠草，实一物也。今南北所生，或肥瘠不同，故人疑为二物。而葛洪《肘后方》治卒淋云：用鸡肠及繁缕。如此又似是二物。其用大概主血，故人宜食之。〔时珍曰〕繁缕即鹅肠，非鸡肠也。下湿地极多。正月生苗，叶大如指头。细茎引蔓，断之中空，有一缕如丝。作蔬甘脆。三月以后渐老。开细瓣白花。结小实大如稗粒，中有细子如葶苈子。吴瑞《本草》谓黄花者为繁缕，白花者为鸡肠，亦不然。二物盖相似。但鹅肠味甘，茎空有缕，花白色；鸡肠味微苦，咀之涎滑，茎中无缕，色微紫，花亦紫色，以此为别。

【气味】酸，平，无毒。〔权曰〕苦。〔时珍曰〕甘，微咸。〔诜曰〕温。〔思邈曰〕黄帝云：合鳝鲊食，发消渴，令人多忘。

【主治】积年恶疮、痔不愈。别录。**破血，下乳汁，产妇宜食之。产后腹有块痛，以酒炒绞汁温服。又暴干为末，醋糊和丸，空腹服五十丸，取下恶血。**藏器。

【发明】〔弘景曰〕此菜五月五日采，暴干，烧作屑，疗杂疮有效。亦杂百草服之，不止此一种也。〔诜曰〕治恶疮有神效之功，捣汁涂之。作菜食，益人。须五月五日者乃验。〔诜曰〕能去恶血。不可久食，恐血尽。

鸡肠草（别录下品）

【校正】原在草部，唐本移入此。

【集解】〔弘景曰〕人家园庭亦有此草。小儿取汁以蜘蛛网，至粘，可掇蝉。〔恭曰〕

此即繁缕也。剩出此条。〔时珍曰〕鸡肠生下湿地。二月生苗，叶似鹅肠而色微深。茎带紫，中不空，无缕。四月有小茎开五出小紫花。结小实，中有细子。其苗作蔬，不如鹅肠。故《别录》列繁缕于菜部，而列此于草部，以此故也。苏恭不识，疑为一物，误矣。生嚼涎滑，故可掇蝉。鹅肠生嚼无涎，亦自可辨。郑樵《通志》谓鸡肠似蓼而小，其味小辛，非繁缕者，得之。又石胡荽亦名鸡肠草，与此不同。

鸡肠草

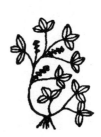

【气味】微辛、苦，平，无毒。〔权曰〕苦。〔之才曰〕微寒。

【主治】毒肿，止小便利。别录。疗蠷螋溺疮。弘景。主遗溺，洗手足伤水烂。甄权。五月五日作灰和盐，疗一切疮及风丹遍身痒痛；亦可捣封，日五六易之。作菜食，益人，去脂膏毒气。又烧傅疳䘌。取汁和蜜服，疗小儿赤白痢，甚良。孟诜。研末或烧灰，揩齿，去宣露。苏颂。

苜蓿（别录上品）

【释名】木粟纲目、光风草。〔时珍曰〕苜蓿，郭璞作牧蓿。谓其宿根自生，可饲牧牛马也。又罗愿《尔雅翼》作木粟，言其米可炊饭也。葛洪《西京杂记》云：乐游苑多苜蓿。风在其间，常萧萧然。日照其花有光采。故名怀风，又名光风。茂陵人谓之连枝草。金光明经谓之塞鼻力迦。

【集解】〔弘景曰〕长安中乃有苜蓿园。北人甚重。江南不甚食之，以无味故也。外国复有苜蓿草，以疗目，非此类也。〔诜曰〕彼处人采其根作土黄芪也。〔宗奭曰〕陕西甚多，用饲牛马，嫩时人兼食之。有宿根，刈讫复生。〔时珍曰〕《杂记》言苜蓿原出大宛，汉使张骞带归中国。然今处处田野有之（陕、陇人亦有种者），年年自生。刈苗作蔬，一年可三刈。二月生苗，一科数十茎，茎颇似灰藋。一枝三叶，叶似决明叶，而小如指顶，绿色碧艳。入夏及秋，开细黄花。结小荚圆扁，旋转有刺。数荚累累，老则黑色。内有米如穄米，可为饭，亦可酿酒。罗愿以此为鹤顶草，误矣。鹤顶，乃红心灰藋也。

【气味】苦，平，涩，无毒。〔宗奭曰〕微甘，淡。〔诜曰〕凉。少食好。多食令冷气入筋中，即瘦人。〔李廷飞曰〕同蜜食，令人下利。

苜蓿

【主治】安中利人，可久食。别录。利五脏，轻身健人，洗去脾胃间邪热气，通小肠诸恶热毒，煮和酱食，亦可作羹。孟诜。利大小肠。宗奭。干食益人。苏颂。

　　根

【气味】寒，无毒。

【主治】热病烦满，目黄赤，小便黄，酒疸，捣服一升，令人吐利即愈。苏恭。**捣汁煎饮，治沙石淋痛。**时珍。

苋（本经上品）

【释名】〔时珍曰〕按陆佃《埤雅》云：苋之茎叶，皆高大而易见，故其字从见，指事也。

苋

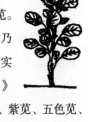

【集解】〔别录曰〕苋实一名莫实，细苋亦同。生淮阳川泽及田中。叶如蓝，十一月采。〔李当之曰〕苋实即苋菜也。〔弘景曰〕苋实当是白苋。所以云细觅亦同，叶如蓝也。细苋即是糠苋，食之乃胜，而并冷利。破霜乃熟，故云十一月采。又有赤苋，茎纯紫，不堪食。马苋别一种，布地生，实至微细，俗呼马齿苋，恐非苋实也。〔恭曰〕赤苋一名黄（音匮）。《经》言苋实一名莫实，疑莫字误矣。〔保升曰〕苋凡六种：赤苋、白苋、人苋、紫苋、五色苋、马苋也。惟人、白二苋，实可入药用。赤苋味辛，别有功用。〔颂曰〕人苋、白苋俱大寒，亦谓之糠苋，又谓之胡苋，或谓之细苋，其实一也。但大者为白苋，小者为人苋耳。其子霜后方熟，细而色黑。紫苋茎叶通紫，吴人用染爪者，诸苋中惟此无毒，不寒。赤苋亦谓之花苋，茎叶深赤，根茎亦可糟藏，食之甚美，味辛。五色苋今亦稀有。细苋俗谓之野苋，猪好食之，又名猪苋。〔时珍曰〕苋并三月撒种。六月以后不堪食。老则抽茎如人长，开细花成穗。穗中细子，扁而光黑，与青葙子、鸡冠子无别，九月收之。细苋即野苋也，北人呼为糠苋，柔茎细叶，生即结子，味比家苋更胜。俗呼青葙苗为鸡冠苋，亦可食。见草部。

菜

【气味】甘，冷利，无毒。〔恭曰〕赤苋：辛，寒。〔鼎曰〕苋动气，令人烦闷，冷中损腹。不可与鳖同食，生鳖症。又取鳖肉如豆大，以苋菜封裹置土坑内，以土盖之，一宿尽变成小鳖也。〔机曰〕此说屡试不验。

【主治】白苋：**补气除热，通九窍。**孟诜。赤苋：**主赤痢，射工、沙虱。**苏恭。紫苋：**杀虫毒，治气痢。**藏器。六苋：**并利大小肠，治初痢，滑胎。**时珍。

【发明】〔弘景曰〕人苋、细苋并冷利。亦苋疗赤下而不堪食。方用苋菜甚稀，断谷方中时用之。〔颂曰〕赤苋微寒，故主血痢；紫苋不寒，比诸苋无毒，故主气痢。〔诜曰〕五月五日收苋菜，和马齿苋为细末，等分，与妊娠人常服，令易产也。〔震亨曰〕红苋入血分善走，故与马苋同服，能下胎。或煮食之，令人易产。

野 苋

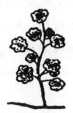

苋实

【气味】甘，寒，无毒。

【主治】青盲。**明目除邪，利大小便，去寒热。久服益气力，**

不饥轻身。本经。**治白翳，杀蛔虫**。别录。**益精**。大明。**肝风客热，翳目黑花。**时珍。

【发明】〔时珍曰〕苋实与青葙子同类异种，故其治目之功亦仿佛也。

根

【主治】**阴下冷痛，入腹则肿满杀人，捣烂傅之**。时珍。

马齿苋（蜀本草）

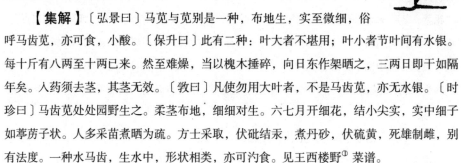

马 齿 苋

【释名】**马苋**别录**五行草**图经**五方草**纲目**长命菜**同上**九头狮子草**〔时珍曰〕其叶比并如马齿，而性滑利似苋，故名。俗呼大叶者为狍耳草，小叶者为鼠齿苋，又名九头子草。其性耐久难燥，故有长命之称。《宝藏论》及《八草灵变篇》并名马齿龙芽，又名五方草，亦五行之义。〔颂曰〕马齿苋虽名苋类，而苗、叶与苋都不相似。一名五行草，以其叶青、梗赤、花黄、根白、子黑也。〔藏器曰〕《别录》以马齿与苋同类。二物既殊，今从别品。

【集解】〔弘景曰〕马苋与苋别是一种，布地生，实至微细，俗呼马齿苋，亦可食，小酸。〔保升曰〕此有二种：叶大者不堪用；叶小者节叶间有水银。每十斤有八两至十两已来。然至难燥，当以槐木捶碎，向日东作架晒之，三两日即干如隔年矣。入药须去茎，其茎无效。〔敩曰〕凡使勿用大叶者，不是马齿苋，亦无水银。〔时珍曰〕马齿苋处处园野生之。柔茎布地，细细对生。六七月开细花，结小尖实，实中细子如葶苈子状。人多采苗煮晒为蔬。方士采取，伏砒结汞，煮丹砂，伏硫黄，死雄制雌，别有法度。一种水马齿，生水中，形状相类，亦可汋食。见王西楼野[1]菜谱。

菜

【气味】**酸，寒，无毒**。〔恭曰〕辛，温。〔宗奭曰〕人多食之，然性寒滑。

【主治】**诸肿瘘疣目，捣揩之。破痃癖，止消渴**。藏器。**能肥肠，令人不思食。治女人赤白下**。苏颂。**饮汁，治反胃诸淋。金疮流血，破血癖症瘕。小儿尤良。用汁治紧唇面疱，解马汗、射工毒，除之瘥**。苏恭。**治自尸脚阴肿**。保升。**作膏，涂湿癣、白秃、杖疮。又主三十六种风**。**煮粥，止痢及疳痢，治腹[2]痛**。孟诜。**服之长年不白。治痈疮炊，杀诸虫。生捣汁服，当利下恶物，去白虫。和梳垢，封疔肿。又烧灰和陈醋滓，先灸后封之，即根出**，开宝。**散血消肿，利肠滑胎，解毒通淋，治产后虚汗**。时珍。

---

① 野：原脱，据本书卷一引据经史百家书目及四库总目·子部·农家存目补。

② 腹：原作"肠"，今据大观、政和本草卷二十九马齿苋条改。

【发明】〔时珍曰〕马齿苋所主诸病,皆只取其散血消肿之功也。〔颂曰〕多年恶疮,百方不瘥,或痛焮不已者。并捣烂马齿傅上,不过三两遍。此方出于武元衡相国。武在西川,自苦胫疮焮痒不可堪,百医无效。及到京,有厅吏上此方,用之便瘥也。李绛记其事于兵部手集。

子

【主治】明目,仙经用之。开宝。延年益寿。孟诜。青盲白翳,除邪气,利大小肠,去寒热。以一升捣末,每以一匙用葱、豉煮粥食。或着米糁、五味作羹食。心镜。

苦菜（本经上品）

【校正】并入嘉祐苦苣、苦荬。

【释名】茶音茶。本经、**苦苣**嘉祐、**苦荬**纲目、**游冬**别录、**褊苣**日用、**老鹳菜**救荒、**天香菜**。〔时珍曰〕苦茶以味名也。经历冬春,故曰游冬。许氏《说文》苣作蕒。吴人呼为苦荬,其义未详。嘉祐本草言岭南、吴人植苣供馔名苦苣,而又重出苦苣及苦荬条。今并并之。

【集解】〔别录曰〕苦菜生益州川谷、山陵、道旁。凌冬不死。三月三日采,阴干。〔桐君药录曰〕苦菜三月生,扶疏。六月花从叶出。茎直花黄。八月实黑,实落根复生,冬不枯。〔恭曰〕《尔雅》云:荼,苦菜也。易通卦验玄图云:苦菜生于寒秋,经冬历春,得夏乃成。一名游冬。叶似苦苣而细,断之有白汁,花黄似菊,所在有之。其说与桐君略同。苦蕒俗亦名苦菜,非此荼也。〔保升曰〕春花夏实,至秋复生花而不实,经冬不凋。〔宗奭曰〕此月令四月小满节后苦菜秀者也。四方皆有,在北道者则冬方凋,生南方者冬夏常青。叶如苦苣而狭,绿色差淡。折之白乳汁出,味苦。花似野菊,春夏秋皆旋开。〔时珍曰〕苦菜即苦荬也,家栽者呼为苦苣,实一物也。春初生苗,有赤茎、白茎二种。其茎中空而脆,折之有白汁。胖叶似花萝卜,菜叶而色绿带碧,上叶抱茎,梢叶似鹳嘴,每叶分叉,撺挺如穿叶状。开黄花,如初绽野菊。一花结子一丛,如同蒿子及鹤虱子,花罢则收敛,子上有白毛茸茸,随风飘扬,落处即生。〔士良曰〕蚕蛾出时不可折取,令蛾子青烂。蚕妇亦忌食之。然野苣若五六回拗后,味反甘滑,胜于家苦荬也。

【正误】〔弘景曰〕苦菜疑即茗也。茗一名荼,凌冬不凋,作饮能令人不眠。〔恭曰〕《诗》云,谁谓荼苦,即苦菜异名也。陶氏谓荼为茗,茗乃木类。按《尔雅·释草》云:荼,苦菜也。音途。《释木》云:槚,苦荼也。音迟遐切。二物全别,不得比例,陶说误矣。

苦 荬

白苣同

菜

【气味】苦，寒，无毒。〔张机曰〕野苣不可共蜜食，令人作内①痔。〔时珍曰〕脾胃虚寒人，不可食。

【主治】五脏邪气，厌延叶反，伏也。谷胃痹。久服安心益气，聪察少卧，轻身耐老。本经。肠澼渴热，中疾恶疮。久服耐饥寒，豪气不老。别录。调十二经脉，霍乱后胃气烦逆。久服强力，虽冷甚益人。嘉祐。捣汁饮，除面目及舌下黄。其白汁，涂丁肿，拔根。滴瘊上，立溃。藏器。点瘊子，自落。衍义。傅蛇咬。大明。明目，主诸痢。汪机。血淋痔瘘。时珍。

【发明】〔宗奭曰〕苦苣捣汁傅丁疮，殊验。青苗阴干，以备冬月为末，水调傅之。〔时珍曰〕按《洞天保生录》云：夏三月宜食苦荬，能益心和血通气也。又陆文量《菽园杂记》云：凡病痔者，宜用苦苣菜，或鲜或干，煮至熟烂，连汤置器中，横安一板坐之。先熏后洗，冷即止。日洗数次，屡用有效。

根

【主治】赤白痢及骨蒸，并煮服之。嘉祐。治血淋，利小便。时珍。

花子

【气味】甘，平，无毒。

【主治】去中热，安心神。宗奭。黄疸疾，连花、子研细二钱，水煎服，日二次，良。汪颖。

白苣（宋嘉祐）

【释名】石苣纲目、生菜。〔时珍曰〕白苣、苦苣、莴苣俱不可煮烹，皆宜生挼去汁，盐、醋拌食，通可曰生菜，而白苣稍美，故独得专称也。王氏《农书》谓之石苣。陆矶《诗疏》云：青州谓之芑。可生食，亦可蒸茹。

【集解】〔藏器曰〕白苣似莴苣，叶有白毛。〔时珍曰〕处处有之。似莴苣而叶色白，折之有白汁。正二月下种。四月开黄花如苦荬，结子亦同。八月、十月可再种。故谚云：生菜不离园。按《合璧事类》云：苣有数种：色白者为白苣，色紫者为紫苣，味苦者为苦苣。

菜

【气味】苦，寒，无毒。〔炳曰〕平。患冷气人食之即腹冷，亦不至苦损人。产后不可食，令人寒中，小肠痛。〔思邈曰〕不可共酪食，生虫。

【主治】补筋骨，利五脏，开胸膈拥气，通经脉，止脾气，令人齿白，聪明少睡，可煮食之。孟诜。解热毒、酒毒，止消渴，利大小肠。宁原。

①　内：原作"肉"，今据金匮卷下第二十五改。

莴苣（食疗）

【释名】莴菜　千金菜〔时珍曰〕按彭乘《墨客挥犀》云：莴

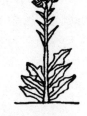

莴　苣

菜自呙国来，故名。

【集解】〔藏器曰〕莴苣有白者、紫者。紫者入烧炼药用。〔时珍曰〕莴苣正二月下种，最宜肥地。叶似白苣而尖，色稍青，折之有白汁粘手。四月抽薹，高三四尺。剥皮生食，味如胡瓜。糟食亦良。江东人盐晒压实，以备方物，谓之莴笋也。花、子并与白苣同。

菜

【气味】苦，冷，微毒。〔李廷飞曰〕久食昏人目。患冷人不宜食。〔时珍曰〕按彭乘云：莴苣有毒，百虫不敢近。蛇虺触之，则目瞑不见物。人中其毒，以姜汁解之。〔藏器曰〕紫莴苣有毒，入烧炼药[①]用。〔丹房镜源曰〕莴苣用硫黄种，结砂子，制朱砂。又曰：紫色莴苣和土作器，火假如铜也。

【主治】利五脏，通经脉，开胸膈，功同白苣。藏器。利气，坚筋骨，去口气，白齿牙，明眼目。宁原。通乳汁，利小便，杀虫、蛇毒。时珍。

子入药炒用。

【主治】下乳汁，通小便，治阴肿、痔漏下血、伤损作痛。时珍。

水苦荬（宋图经）

【校正】自外类移入此。

【释名】谢婆菜图经半边山

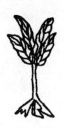

水　苦　荬

【集解】〔颂曰〕水苦荬生宜州溪涧侧。叶似苦荬，而厚光泽。其根似白术而软。二、八、九月采其根食之。

根

【气味】微苦、辛，寒，无毒。

【主治】风热上壅，咽喉肿痛，及项上风疬，以酒磨服。苏颂。

---

① 药：原脱，今据大观、政和本草卷二十九白苣条附莴苣文补。

翻白草（救荒）

【释名】**鸡腿根**救荒**天藕**野菜谱〔时珍曰〕翻白以叶之形名，鸡腿、天藕以根之味名也。楚人谓之湖鸡腿。淮人谓之天藕。

【集解】〔周宪王曰〕翻白草高七八寸。叶硬而厚，有锯齿，背白，似地榆而细长。开黄花。根如指大，长三寸许，皮赤肉白，两头尖峭。生食、煮熟皆宜。〔时珍曰〕鸡腿儿生近泽田地，高不盈尺。春生弱茎，一茎三叶，尖长而厚，有皱纹锯齿，面青背白。四月开小黄花。结子如胡荽子，中有细子。其根状如小白术头，剥去赤皮，其内白色如鸡肉，食之有粉。小儿生食之。荒年人掘以和饭食。

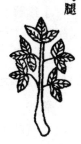

根

【气味】甘、微苦，平，无毒。

【主治】吐血下血崩中，疟疾痈疮。时珍。

仙人杖草（拾遗）

【校正】自草部移入此。

【集解】〔藏器曰〕仙人杖生剑南平泽。叶似苦苣，丛生。陈子昂《观玉篇》序云：予从补阙乔公北征，夏四月次于张掖。何洲草木无他异者，惟有仙人杖往往丛生。予家世代服食者，尝常饵之。因为乔公言其功，甘心食之。人或谓乔公曰，此白棘也。公乃讥予。因作《观玉篇》焉。〔颂曰〕仙人杖有三物同名：一种是菜类，一种是枯死竹笋之色黑者，枸杞一名仙人杖是也。此仙人杖乃作菜茹者，白棘木类，何因相似？或曰：乔公所谓白棘乃枸棘，是枸杞之有针者。本经枸棘无白棘之名，又其味苦，此菜味甘。乃知草木之类，多而难识，使人惑疑似之言、以真为伪，宜乎子昂论著之详也。〔时珍曰〕别有仙人草，生阶除间，高二三寸。又有仙人掌草，生于石壁上。皆与此名同物异，不可不审。并见石草类。

【气味】甘，小温，无毒。

【主治】作茹食，去痰癖，除风冷。大明。久服长生，坚筋骨，令人不老。藏器。

蒲公英（唐本草）

【校正】自草部移入此。

蒲公英

地丁

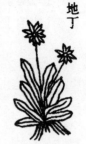

【释名】耩耨草音搆糯。全簪草、纲目黄花地丁。〔时珍曰〕名义未详。孙思邈《千金方》作凫公英，苏颂《图经》作仆公罂，《庚辛玉册》作鹁鸪英。俗呼蒲公丁，又呼黄花地丁。淮人谓之白鼓钉，蜀人谓之耳症草，关中谓之狗乳草。按土宿本草云：金簪草一名地丁，花如金簪头，独脚如丁，故以名之。

【集解】〔保升曰〕蒲公英草生平泽田园中。茎、叶似苦苣，断之有白汁。堪生啖。花如单菊而大。四月、五月采之。〔颂曰〕处处有之。春初生苗，叶如苦苣，有细刺。中心抽一茎，茎端出一花，色黄如金钱。俗讹为仆公罂是也。〔宗奭曰〕即今地丁也。四时常有花，花罢飞絮，絮中有子，落处即生。所以庭院间皆有者，因风而来。〔时珍曰〕地丁江之南北颇多，他处亦有之，岭南绝无。小科布地，四散而生，茎、叶、花、絮并似苦苣，但小耳。嫩苗可食。《庚辛玉册》云：地丁叶似小莴苣，花似大旋葍，一茎耸上三四寸，断之有白汁。二月采花，三月采根。可制汞，伏三黄。有紫花者，名大丁草，出太行、王屋诸山。陈州亦有，名烧金草。能煅朱砂。一种相类而无花者，名地胆草，亦可伏三黄、砒霜。

苗

【气味】甘，平，无毒。

【主治】妇人乳痈水肿，煮汁饮及封之，立消。恭。解食毒，散滞气，化热毒，消恶肿、结核、疔肿。震亨。掺牙，乌须发，壮筋骨。时珍。白汁：涂恶刺、狐尿刺疮，即愈。颂。

【发明】〔杲曰〕蒲公英苦寒，足少阴肾经君药也，《本经》必用之。〔震亨曰〕此草属土，开黄花，味甘。解食毒，散滞气，可入阳明、太阴经。化热毒，消肿核，有奇功。同忍冬藤煎汤，入少酒佐服，治乳痈，服罢欲睡，是其功也。睡觉微汗，病即安矣。〔颂曰〕治恶刺方，出孙思邈《千金方》。其序云：邈以贞观五年七月十五日夜，以左手中指背触着庭木，至晓遂患痛不可忍。经十日，痛日深，疮日高大，色如熟小豆色。常闻长者论有此方，遂用治之。手下则愈，痛亦除，疮亦即瘥，未十日而平复如故，杨炎《南行方》亦著其效云。〔时珍曰〕萨谦斋《瑞竹堂方》有擦牙乌须发还少丹，甚言此草之功，盖取其能通肾也。故东垣李氏言其为少阴本经必用之药，而著《本草》者不知此义。

黄瓜菜（食物）

【释名】黄花菜〔时珍曰〕其花黄，其气如瓜，故名。

【集解】〔颖曰〕黄瓜菜野生田泽。形似油菜，但味少苦。取为羹茹，甚香美。〔时珍曰〕此菜二月生苗，田野遍有，小科如荠。三、四、五月开黄花，花与茎、叶并同地丁，但差小耳。一科数花，结细子，不似地丁之花成絮也。野人茹之，亦采以饲鹅儿。

【气味】甘、微苦，微寒，无毒。

【主治】通结气，利肠胃。汪颖。

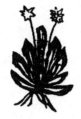

黄瓜菜

生瓜菜

资州

生瓜菜（宋图经）

【释解】〔颂曰〕生瓜菜生资州平田阴畦间。春生苗，长三四寸，作丛生。叶青而圆，似白苋菜。夏开紫白花，结细实，黑色。其味作生瓜气，故以为名。

【气味】甘，微寒，无毒。

【主治】走注攻头面四肢，及阳毒伤寒，壮热头痛，心神烦躁，利胸膈，捣汁饮之。又生捣贴肿。苏颂。

落葵（别录下品）

【释名】蔠葵尔雅、藤葵食鉴、藤菜纲目、天葵别录、繁露同、御菜俗燕脂菜。〔志曰〕落葵一名藤葵，俗呼为胡燕脂。〔时珍曰〕落葵叶冷滑如葵，故得葵名。释家呼为御菜，亦曰藤儿菜。《尔雅》云：蔠葵，繁露也。一各承露。其叶最能承露，其子垂垂亦如缀露，故得露名。而蔠、落二字相似，疑落字乃蔠字之讹也。案《考工记》云：大圭，终葵首也。注云：齐人谓椎曰终葵，圭首六寸为椎。然则此菜亦以其叶似椎头而名之乎？

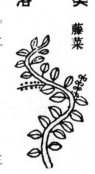

落葵

藤菜

【集解】〔弘景曰〕落葵又名承露。人家多种之。叶惟可煑鲊食，冷滑。其子紫色，女人以渍粉傅面为假色，少入药用，〔保升曰〕蔓生，叶圆厚如杏叶。子似五味子，生青熟黑。所在有之。〔时珍曰〕落葵三月种之，嫩苗可食。五月蔓延，其叶似杏叶而肥厚软滑，作蔬、和肉皆宜。八九月开细紫花，累累结实，大如五味子，熟则紫黑色。揉取汁，红如燕脂，女人饰面、点唇及染布物，谓之胡燕脂，亦曰染绛子，但久则色易变耳。

叶

【气味】酸，寒，滑，无毒。〔时珍曰〕甘、微酸，冷滑。脾冷人不可食。〔弘景曰〕曾为狗啮者，食之终身不瘥。

【主治】滑中，散热。别录。**利大小肠。**时珍。

子

【主治】悦泽人面。别录。**可作面脂。**苏颂〔诜曰〕取子蒸过，烈日中暴干，挼去皮，取仁细研，和白蜜涂面，鲜华立见。

蕺（音戢　别录下品）

【释名】菹菜恭、**鱼腥草。**〔时珍曰〕蕺字，段公路《北户录》作蕊，音戢。秦人谓之菹子。菹、蕺音相近也。其叶腥气，故俗呼为鱼腥草。

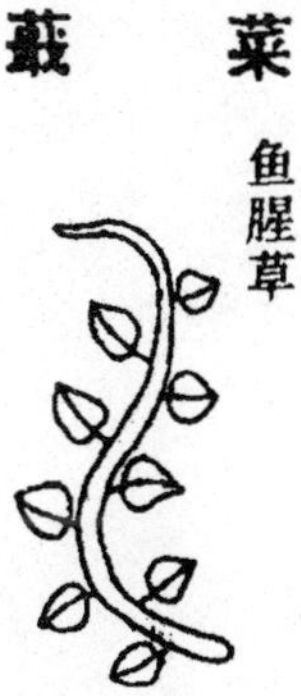

【集解】〔恭曰〕蕺菜生湿地山谷阴处，亦能蔓生。叶似荞麦而肥，茎紫赤色。山南、江左人好生食之。关中谓之菹菜。〔保升曰〕茎、叶俱紫，赤英，有臭气。〔时珍曰〕按赵叔文《医方》云：鱼腥草即紫蕺。叶似荇，其状三角，一边红，一边青。可以养猪。又有五蕺（即五毒草），花、叶相似，但根似狗脊。见草部。

叶

【气味】辛，微温，有小毒。〔别录曰〕多食，令人气喘。〔弘景曰〕俗传食蕺不利人脚，恐由闭气故也。今小儿食之，便觉脚痛。〔诜曰〕小儿食之，三岁不行。久食，发虚弱，损阳气，消精髓。〔思邈曰〕素有脚气人食之，一世不愈。

【主治】蠼螋尿疮。别录。**淡竹筒内煨熟，捣傅恶疮、白秃。**大明。**散热毒痈肿，疮痔脱肛，断痁疾，解硇毒。**时珍。

蕨（拾遗）

【释名】鳖〔时珍曰〕《尔雅》云：蕨，鳖也。菜名。陆佃《埤雅》云：蕨初生无叶，状如雀足之拳，又如人足之蹶，故谓之蕨。周秦曰蕨，齐鲁曰鳖，初生亦类鳖脚故也。其苗谓之蕨萁。

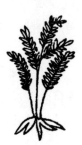

蕨

【集解】〔藏器曰〕蕨生山间。根如紫草。人采茹食之。〔时珍曰〕蕨处处山中有之。二三月生芽，拳曲状如小儿拳，长则展开如凤尾，高三四尺。其茎嫩时采取，以灰汤煮去涎滑，晒干作蔬，味甘滑，亦可醋食。其根紫色，皮内有白粉，捣烂再三洗澄，取粉作炬粔，荡皮作线食之，色淡紫，而甚滑美也。野人饥年掘取，治造不精，聊以救荒，味即不佳耳。《诗》云：陟彼南山，言采其蕨。陆玑谓其可以供祭，故采之。然则蕨之为用，不独救荒而已。一种紫萁，似蕨有花而味苦，谓之迷蕨，初生亦可食，《尔雅》谓之月尔，三苍谓之紫蕨。郭璞云：花繁曰尔。紫蕨拳曲繁盛，故有月尔之名。

萁及根

【气味】甘，寒，滑，无毒。〔诜曰〕久食，令人目暗、鼻塞、发落。又冷气人食，多腹胀。小儿食之，脚弱不能行。〔思邈曰〕久食成瘕。

【主治】去暴热，利水道，令人睡。藏器。**补五脏不足，气壅经络筋骨间，毒气。**孟诜。**根烧灰油调，傅蛇、蝲伤。**时珍。蝲音萧，虫名。

【发明】〔藏器曰〕多食消阳气，故令人睡、弱人脚。四皓食芝而寿，夷齐食蕨而夭，固非良物。干宝《搜神记》云：郗鉴镇丹徒，二月出猎。有甲士折蕨一技，食之，觉心中淡淡成疾。后吐一小蛇，悬屋前，渐干成蕨。遂明此物不可生食也。〔时珍曰〕蕨之无益，为其性冷而滑，能利水道，泄阳气，降而不升，耗人真元也。四皓采芝而心逸，夷齐采蕨而心忧，其寿其夭，干蕨何与焉？陈公之言，可谓迁哉。然饥人濒死，赖蕨延活，又不无济世之功。

水蕨（纲目）

【集解】〔时珍曰〕水蕨似蕨，生水中。《吕氏春秋》云：菜之美者，有云梦之芑，即此菜也。芑音岂。

【气味】甘、苦，寒，无毒。

【主治】腹中痞积，淡煮食，一二日即下恶物。忌杂食一月余乃佳。时珍。卫生方。

薇（拾遗）

【校正】自草部移入此。

【释名】**垂水**尔雅、**野豌豆**纲目、**大巢菜**。〔时珍曰〕按许慎《说文》云：薇，似藿。乃菜之微者也。王安石《字说》云：微贱所食，因谓之薇。故诗以采薇赋戍役。孙炎注《尔雅》云：薇草生水旁面枝叶垂于水，故名垂水也。巢菜见翘摇下。

【集解】〔藏器曰〕薇生水旁，叶似萍，蒸食利人。《三秦记》云：夷、齐食之三年，颜色不异。武王诫之，不食而死。〔李珣曰〕薇生海、池、泽中，水草也。〔时珍曰〕薇生麦田中，原泽亦有，故诗云‘山有蕨、薇’，非水草也。即今野豌豆，蜀人谓之巢菜。蔓生，茎叶气味皆似豌豆，其藿作蔬、入羹皆宜。《诗》云：采薇采薇，薇亦柔止。《礼记》云：芼羹以薇。皆此物也。《诗疏》以为迷蕨，郑氏《通志》以为金樱芽，皆谬矣。项氏云：巢菜有大、小二种：大者即薇，乃野豌豆之不实者；小者即苏东坡所谓元修菜也。此说得之。

【气味】甘，寒，无毒。

【主治】久食不饥，调中，利大小肠。藏器。利水道，下浮肿，润大肠。

翘摇（拾遗）

【释名】摇车尔雅、野蚕豆纲目、大巢菜。〔藏器曰〕翘摇，幽州人谓之翘摇。《尔雅》云："柱夫，摇车（俗呼翘车）"是矣。蔓生细叶，紫花可食。〔时珍曰〕翘摇[1]言其茎叶柔婉，有翘然飘摇之状，故名。苏东坡云：菜之美者，蜀乡之巢。故人巢元修嗜之：因谓之元修菜。《陆放翁诗》序云：蜀蔬有两巢：大巢即豌豆之不实者；小巢生稻田中，吴地亦多，一名漂摇草，一名野蚕豆。以油炸之，缀以米糁，名草花，食之佳，作羹尤美。

翘摇

小巢菜

【集解】〔藏器曰〕翘摇生平泽。蔓生如萤豆，紫花。〔时珍曰〕处处皆有。蜀人秋种春采，老时耕转壅田。故薛田诗云：剩种豌巢沃晚田。蔓似蚕豆而细，叶似初生槐芽及蒺藜，而色青黄。欲花未萼之际，采而蒸食，点酒下盐，芼羹作馅，味如小豆藿。至三月开小花，紫白色。结角，子似豌豆而小。

【气味】辛，平，无毒。〔诜曰〕煮食佳，生食令人吐水。

【主治】破血，止血生肌。捣汁服之，疗五种黄病，以瘥为度。藏器。利五脏，明耳目，去热风，令人轻健，长食不厌，甚益人。孟诜。止热疟，活血平胃，时珍。

---

① 翘摇：原作"茗摇"，今据陆疏及大观、政和本草卷二十七翘摇条改。

鹿藿（本经下品）

【校正】自草部移入此。

【释名】**鹿豆**郭璞壹豆音劳。亦作蹟。**野绿豆**〔时珍曰〕豆叶日藿，鹿喜食之，故名。俗呼壹豆，壹、鹿音相近也。王磐野菜谱作野绿豆。《尔雅》云：蔨（音卷），鹿藿也。其实菈（音纽）。即此。

【集解】〔别录曰〕鹿藿生汶山山谷。〔弘景曰〕方药不用，人亦无识者。但葛苗一名鹿藿。〔恭曰〕此草所在有之。苗似豌豆，而引蔓长粗。人采为菜，亦微有豆气，山人名为鹿豆①也。〔保升曰〕鹿豆可生啖。五月、六月采苗，日干之。郭璞注《尔雅》云：鹿豆叶似大豆，蔓延生，根黄而香。是矣。〔时珍曰〕鹿豆即野绿豆，又名萱豆，多生麦地田野中。苗叶似绿豆而小，引蔓生，生、熟皆可食。三月开淡粉紫花，结小荚。其子大如椒子，黑色。可煮食，或磨面作饼蒸食。

【气味】苦，平，无毒。

【主治】蛊毒，女子腰腹痛不乐，肠痈瘰疬，疬疡气。本经。止头痛。梁②简文劝医文。

灰藋（音狄宋嘉祐）

【校正】原自草部移入谷部，今复移入此。

【释名】**灰涤菜**纲目、**全锁天**。〔时珍曰〕此菜茎叶上有细灰如沙，而枝叶翘趣，故名。梁简文帝《劝医文》作灰藋菜，俗讹为灰条菜。雷敩《炮炙论》谓之金锁天。

【集解】〔藏器曰〕灰藋生于熟地。叶心有白粉，似黎。但黎心赤茎大，堪为杖，入药不如白藋也。其子炊为饭，香滑。〔时珍曰〕灰藋处处原野有之。四月生苗，茎有紫红线棱。叶尖有刻，面青背白。茎心、嫩叶背面皆有白灰。为蔬亦佳。五月渐老，高者数尺。七八月开细白花。结实簇簇如球，中有细子，蒸暴取仁，可炊饭及磨粉食。《救荒本草》云：结子成穗者味甘，散穗者微苦，生墙下、树下者不可用。

【修治】〔敩曰〕灰藋即金锁天叶，扑蔓翠上，往往有金星，堪用。若白青色者，是忌女茎，不中用也。若使金锁天，茎高二尺五六寸为妙。若长若短，皆不中使。凡用勿

---

① 也：原作"忠"，今据大观、政和本草卷十一鹿藿条改。

② 梁：原作"菜"，今据本书卷一引据经史百家书目改。

令犯水，去根日干，以布拭去肉毛令尽，细锉，焙干用之。〔时珍曰〕妓女茎即地肤子苗，与灰藋茎相似而叶不同，亦可为蔬。详见本条。

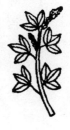

灰　藋

茎叶

【气味】甘，平，无毒。

【主治】恶疮，虫、蚕、蜘蛛等咬，捣烂和油傅之。亦可煮食。作汤，浴疥癣风瘙。烧灰纳齿孔中，杀虫䘌。含漱，去甘疮。以灰淋汁，蚀息肉，除白癜风、黑子、面䵟。着肉作疮。藏器。

子仁

【气味】甘，平，无毒。

【主治】炊饭磨面食，杀三虫。藏器。

藜（纲目）

【释名】莱诗疏、**红心灰藋**玉册、**鹤顶草**土宿本草、**胭脂菜**详下文。

【集解】〔时珍曰〕藜处处有之。即灰藋之红心者，茎、叶稍大。河朔人名落藜，南人名胭脂菜，亦曰鹤顶草，皆因形色名也。嫩时亦可食，故昔人谓藜藋与膏粱不同，老则茎可为杖。《诗》云：南山有台，北山有莱。陆玑注云：莱即藜也。初生可食。谯、沛人以鸡苏为莱，三苍以菜萸为莱，皆名同物异也。韵府谓藜为落帚，亦误矣。宝藏论云：鹤顶龙芽，其顶如鹤，八九月和子收之，入外丹用。

叶

【气味】甘，平，微毒。〔时珍曰〕按《庚辛玉册》云：鹤顶，阴草也。捣汁煮粉霜，烧灰淋汁煎粉霜，伏矾石，结草砂，制硫，伏汞及雌黄、砒石。

【主治】杀虫。藏器。煎汤，洗虫疮，漱齿䘌，捣烂，涂诸虫伤，去瘫风。时珍。

茎

【主治】烧灰，和荻灰、蒿灰等分，水和蒸，取汁煎膏。点疣赘、黑子，蚀恶肉。时珍。

秦荻藜（唐本草附）

【释名】〔时珍曰〕按《山海经》云：秦山有草，名曰藜，如荻，可以为菹。此即秦荻藜也。盖亦藜类，其名亦由此得之。

【集解】〔恭曰〕秦荻藜生下湿地，所在有之。人所啖者。〔诜曰〕此物于生菜中最香美。

【气味】辛，温、无毒。

【主治】心腹冷胀，下气消食，和酱、醋食之。唐本。碾气甚良。又末之和酒服，疗心痛，悒悒，塞满气。孟诜。

子

【主治】肿毒，捣末和醋封之，日三易。孟诜。

醍醐菜（证类）

【集解】〔时珍曰〕唐慎微《证类本草》收此，而形状莫考。惟雷敩《炮炙论》云：形似牛皮蔓，掐之有乳汁出，香甜入顶。采得以苦竹刀细切，入砂盆中研如膏，用生绢撄汁出，暖饮。然亦不云治何病也。

【气味】甘，温，无毒。

【主治】月水不利，捣叶绞汁，和酒煎服一盏，千金。

【附录】茅膏菜拾遗〔藏器曰〕味甘，平，无毒。煮服，主赤白久痢。生茅中，高一尺，有毛如油腻，粘人手，子作角生。鸡侯菜〔又曰〕味辛，温，无毒。久食，温中益气。顾微广州记云：生岭南，似艾，二月生苗，宜鸡羹食之，故名。孟娘菜〔又曰〕味苦，小温，无毒。主妇人腹中血结羸瘦，男子阴囊湿痒，强阳道，令人健行不睡，补虚，去痔瘘、瘰疬、瘿瘤。生四明诸山，冬夏常有叶，似升麻，方茎，山人采茹之。优殿〔又曰〕味辛，温，无毒。温中，去恶气，消食。生安南，人种为茹。《南方草木状》云：合浦有优殿，人种之，以豆酱食之，芳香好味。

芋（别录中品）

【校正】自果部移入此。

【释名】土芝别录蹲鸱〔时珍曰〕按徐铉注《说文》云：芋犹吁也。大叶实根，骇吁人也。吁音芋，疑怪貌。又《史记》：卓文君云：岷山之下，野有蹲鸱，至死不饥。注云：芋也。盖芋魁之状，若鸱之蹲坐故也。芋魁，东汉书作芋渠。渠、魁义同。

【集解】〔弘景曰〕芋，钱塘最多。生则有毒，味莶不可食。种芋三年，不采则成稆芋；又别有野芋，名老芋，形叶相似如一，根并杀人。〔恭曰〕芋有六种：青芋、紫芋、真芋、白芋、连禅芋、野芋也。其类虽多，苗并相似。茎高尺余，叶大如扇，似荷叶而长，

芋

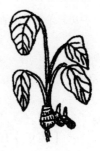

根类薯蓣而圆。其青芋多子，细长而毒多，初煮头灰汁，更易水煮熟，乃堪食尔。白芋、真芋、连禅、紫芋，并毒少，正可煮啖之。兼肉作羹甚佳。蹲鸱之饶，盖谓此也。野芋大毒，不可啖之。关陕诸芋遍有，山南、江左惟有青、白、紫三芋而已。〔颂曰〕今处处有之，闽、蜀、淮、楚尤多植之。种类虽多，大抵性效相近。蜀川出者，形圆而大，状若蹲鸱，谓之芋魁。彼人种以当粮食而度饥年。江西、闽中出者，形长而大。其细者如卵，生于魁旁，食之尤美。凡食芋并须栽莳者。其野芋有大毒，不可食。〔宗奭曰〕江浙、二川者最大而长。京洛者差圆小，然味佳，他处不及也。当心出苗者为芋头，四边附之而生者为芋子，八九月已后掘食之。〔时珍曰〕芋属虽多，有水、旱二种：旱芋山地可种，水芋水田莳之。叶皆相似，但水芋味胜。茎亦可食。芋不开花，时或七八月间有开者，抽茎生花黄色，旁有一长萼护之，如半边莲花之状也。按郭义恭广志云：芋凡十四种：君子芋，魁大如斗；赤鹥芋，即连鹥芋，魁大子少；白果芋，魁大子繁，亩收百斛；青边芋、旁巨芋、车毂芋三种，并魁大子少，叶长丈余；长味芋，味美，茎亦可食；鸡子芋，色黄；九面芋，大而不美；青芋、曹芋、象芋，皆不可食，惟茎可作菹；旱芋，九月熟；蔓芋，缘枝生，大者如二三升也。

芋子

【气味】辛，平，滑，有小毒。〔大明曰〕冷。〔弘景曰〕生则有毒，味莶不可食。性滑下石，服饵家所忌。〔恭曰〕多食动宿冷。〔宗奭曰〕多食难克化，滞气困脾。

【主治】宽肠胃，充肌肤，滑中[①]。别录。冷啖，疗烦热，止渴。苏颂。令人肥白，开胃通肠闭。产妇食之，破血；饮汁，止血渴。藏器。破宿血，去死肌。和鱼煮食，甚下气，调中补虚。大明。

【发明】〔诜曰〕芋，白色者无味，紫色者破气。煮汁啖之，止渴。十月后晒干收之，冬月食不发病。他时月不可食。又和鲫鱼、鳢鱼作臛良。久食，治人虚劳无力。又煮汁洗腻衣，白如玉也。〔大明曰〕芋以姜同煮过，换水再煮，方可食之。

叶茎

【气味】辛，冷，滑，无毒。

【主治】除烦止泻，疗妊妇心烦迷闷，胎动不安。又盐研，傅蛇虫咬，并痈肿毒痛，及署毒箭。大明。梗：擦蜂螫尤良。宗奭。汁：涂蜘蛛伤。时珍。

【发明】〔慎微曰〕沈括笔谈云：处士刘阳隐居王屋山，见一蜘蛛为蜂所螫，坠地，腹鼓欲裂，徐行入草，啮破芋硬，以疮就啮处磨之，良久腹消如故。自后用治蜂螫有验，由此。

【附录】野芋〔弘景曰〕野芋形叶与芋相似，芋种三年不采成枒芋（音吕），并能杀人。误食之烦闷垂死者，惟以土浆及粪汁、大豆汁饮之，则活矣。〔藏器曰〕野芋生溪涧

---

① 中：原作"口"，据唐本草卷十七、千金翼卷四及大观、政和本草卷二十三芋条改。

侧，非人所种者，根、叶相似。又有天荷，亦相似而大。〔时珍曰〕小者为野芋；大者为天荷，俗名海芋。详见草部毒草类。野芋根辛冷，有大毒。醋摩傅虫疮恶癣。其叶捣涂毒肿初起无名者即消，亦治蜂、虿螫，涂之良。

土芋（拾遗）

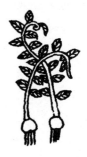

土芋
土卵

【校正】自草部移入此。

【释名】土卵拾遗、黄独纲目、土豆。

【集解】〔藏器曰〕土芋蔓生，叶如豆，其根圆如卵。鸱鸺食后弥吐，人不可食。又云：土卵蔓生，如芋，人以灰汁煮食之。〔恭曰〕土卵似小芋，肉白皮黄。梁、汉人名为黄独。可蒸食之。

根

【气味】甘、辛，寒，有小毒。

【主治】解诸药毒，生研水服，当吐出恶物便止。煮熟食之，甘美不饥，厚人肠胃，去热嗽。藏器。

薯蓣（本经上品）

薯蓣
山药

【校正】自草部移入此。

【释名】薯蓣音诸预。土薯音除。山薯图经、山芋吴普、山药衍义、玉延〔吴普曰〕薯蓣一名蓣薯，一名儿草，一名修脆。齐、鲁名山芋，郑、越名土藷，秦、楚名玉延。〔颂曰〕江、闽人单呼为藷（音若殊）及韶，亦曰山藷。《山海经》云：景山北望少泽，其草多藷蓣（音同薯蓣）。则是一种，但字（或音殊，或音诸）不一，或语有轻重，或相传之讹耳。〔宗奭曰〕薯蓣因唐代宗名预，避讳改为薯药；又因宋英宗讳薯，改为山药。尽失当日本名。恐岁久以山药为别物，故详著之。

【集解】〔别录曰〕薯蓣生嵩高山谷。二月、八月采根暴干。〔普曰〕亦生临朐钟山。始生赤茎细蔓。五月开白花。七月结实青黄，八月熟落。其根内白外黄，类芋。〔弘景曰〕近道处处有之，东山、南江皆多。掘取食之以充粮。南康间最大而美，服食亦用之。〔恭曰〕此有两种：一者白而且佳，日干捣粉食大美，且愈疾而补；一者青黑，味殊不美。蜀道者尤良。〔颂曰〕处处有，以北都、四明者为佳。春生苗，蔓延篱援。茎紫，叶青有三尖，似白牵牛叶，更厚而光泽。夏开细白花，大类枣花。秋生实于叶间，状如铃。今人冬春采根。刮之白色者为上，青黑者不堪。近汴洛人种之极有息。春取宿根头，以黄沙和牛粪作畦种之。苗生似竹梢作援，高一二尺。夏月频溉之。当年可食，极肥美。南中一种生山中，根细如指，极紧实，刮磨入汤煮之，作块不散，味更真美，云食之尤益人，过于家园种者。又江湖、闽中一种，根如姜、芋之类而皮紫。极有大者，一枚可重数斤。削去皮，煎、煮食俱美，但性冷于北地者耳。彼土人呼为薯，南北之产或有不同，故形类差别也。〔甄权曰〕按刘敬叔《异苑》云：薯蓣，野人谓之土薯。根既入药，又复可食。人植之者，随所种之物而像之也。〔时珍曰〕薯蓣入药，野生者为胜；若供馔，则家种者为良。四月生苗延蔓，紫茎绿叶。叶有三尖，似白牵牛叶而更光润。五六月开花成穗，淡红色，结荚成簇，荚凡三棱合成，坚而元仁。其子别结于一旁，状似雷丸，大小不一，皮色土黄而肉白，煮食甘滑，与其根同。王旻山居录云：曾得山芋子如荆棘子者，食之更愈于根。即此也。霜后收子留种，或春月采根截种，皆生。

【修治】〔颂曰〕采白根刮去黄皮，以水浸之，掺白矾末少许入水中，经宿净洗去涎，焙干用。〔宗奭曰〕入药贵生干之，故古方皆用干山药。盖生则性滑，不可入药；熟则滞气，只堪啖耳。其法：冬月以布裹手，用竹刀剐去皮，竹筛盛，置檐风处，不得见日，一夕干五分，候全干收之。或置焙笼中，微火烘干亦佳。〔敩曰〕凡使勿用平田生二三纪者，须要山中生经十[1]纪者。皮赤，四面有须者妙。采得以铜刀刮去赤皮，洗去涎，蒸过暴干用。

根

【气味】甘，温、平，无毒。〔普曰〕《神农》：甘，小温。桐君、雷公：甘，凉，无毒。〔之才曰〕紫芝为之使。恶甘遂。

【主治】伤中，补虚羸，除寒热邪气，补中，益气力，长肌肉，强阴。久服，耳目聪明，轻身不饥延年。本经。主头面游风，头风眼眩，下气，止腰痛，治虚劳羸瘦，充五脏，除烦热。别录。补五劳七伤，去冷风，镇心神，安魂魄，补心气不足，开达心孔，多记事。甄权。强筋骨，主泄精健忘。大明。益肾气，健脾胃，止泄痢，化痰涎，润皮毛。时珍。生捣贴肿硬毒，能消散。震亨。

【发明】〔权曰〕凡患人体虚羸者，宜加而用之。〔诜曰〕利丈夫，助阴力。熟煮和蜜，或为汤煎，或为粉，并佳。干之入药更妙。惟和面作馎饦则动气，为不能制面毒也。〔李杲曰〕山药入手太阴。张仲景八味丸用干山药，以其凉而能补也。亦治皮肤干燥，以此润之。〔时珍曰〕按吴绶云：山药入手、足太阴二经，补其不足，清其虚热。又按王履《溯洄集》云：山药虽入手太阴，然肺为肾之上源，源既有滋，流岂无益，此八味丸所以用其强阴也。又按曹毗《杜兰香传》云：食薯蓣可以辟雾露。

---

① 十：原作"千"，今据大观、政和本草卷六薯蓣条改。

零余子（拾遗）

【校正】自草部移入此。

【集解】〔藏器曰〕零余子，大者如鸡子，小者如弹丸，在叶下生。晒干功用强于薯蓣。薯蓣有数种，此其一也。〔时珍曰〕此即山药藤上所结子也。长圆不一，皮黄肉白。煮熟去皮食之，胜于山药，美于芋子。霜后收之。坠落在地者，亦易生根。

【气味】甘，温，无毒。

【主治】补虚损，强腰脚，益肾，食之不饥。藏器。

甘薯（纲目）

【集解】〔时珍曰〕按陈祈畅《异物志》云：甘薯出交广南方。民家以二月种，十月收之。其根似芋，亦有巨魁。大者如鹅卵，小者如鸡、鸭卵。剥去紫皮，肌肉正白如脂肪①。南人用当米谷、果食，蒸炙皆香美。初时甚甜，经久得风稍淡也。又按嵇含《草木状》云：甘薯，薯蓣之类，或云芋类也。根、叶亦如芋。根大如拳，瓯，蒸煮食之，味同薯蓣，性不甚冷。珠崖之不业耕者惟种此，蒸切晒收，以充粮糇，名薯粮。海中之人多寿，亦由不食五谷，而食甘薯故也。

【气味】甘，平，无毒。

【主治】补虚乏，益气力，健脾胃，强肾阴，功同薯蓣。时珍。

百合（本经中品）

【校正】自草部移入此。

【释名】蟠音藩。强瞿别录、蒜脑。〔别录曰〕一名摩罗，一名重箱，一名中逢花。〔吴普曰〕一名重迈，一名中庭。〔弘景曰〕百合，俗人呼为强仇，仇即瞿也，声之讹耳。〔时珍曰〕百合之根，以众瓣合成也。或云专治百合病故名，亦通。其根如大蒜，其味如山薯，故俗称蒜脑薯。顾野王《玉篇》亦云：蟠乃百合蒜也。此物花、叶、根皆四向，故曰强瞿。凡物旁生谓之瞿，义出《韩诗外传》。

【集解】〔别录曰〕百合生荆州山谷。二月、八月采根，阴干。〔弘景曰〕近道处处有之。

---

① 脂肪：原作"肌"字，据齐民要术卷十薯条引异物志改。

百 合

山丹花红

根如葫蒜，数十斤相累。人亦蒸煮食之，乃云是蚯蚓相缠结变作之。亦堪服食。〔恭曰〕此有二种：一种叶大茎长，根粗花白者，宜入药；一种细叶，花红色。〔颂曰〕百合三月生苗，高二三尺。秆粗如箭，四面有叶如鸡距，又似柳叶，青色，近茎处微紫，茎端碧白。四五月开红白花，如石榴嘴而大。根如葫蒜，重叠生二三十瓣。又一种花红黄，有黑斑点，细叶，叶间有黑子者，不堪入药。按徐锴岁时广记：二月种百合，法宜鸡粪。或云百合是蚯蚓化成，而反好鸡粪，理不可知也。〔时珍曰〕百合一茎直上，四向生叶。叶似短竹叶，不似柳叶。五。六月茎端开大白花，长五寸，六出，红蕊四垂向下，色亦不红。红者叶似柳，乃山丹也。百合结实略似马兜玲，其内子亦似之。其瓣种之，如种蒜法。山中者，宿根年年自生。未必尽是蚯蚓化成也。蚯蚓多处，不闻尽有百合，其说恐亦浪传耳。

【正误】〔宗奭曰〕百合茎高三尺许。叶如大柳叶，四向攒枝而上。其颠即开淡黄白花，四垂向下覆长蕊，花心有檀色。每一枝颠，须五六花。子紫色，圆如桔子，生于枝叶间。每叶一子，不在花中，亦一异也。根即百合，白色，其形如松子，四向攒生，中间出苗。〔时珍曰〕寇氏所说，乃卷丹，非百合也，苏颂所传不堪入药者，今正其误。叶短而阔，微似竹叶，白花四垂者，百合也。叶长而狭，尖如柳叶，红花，不四垂者，山丹者。茎叶似山丹而高，红花带黄而四垂，上有黑斑点，其子先结在枝叶间者，卷丹也。卷丹以四月结子，秋时开花，根似百合。其山丹四月开花，根小少瓣。盖一类三种也。吴瑞《本草》言白花者名百合，红花者名强仇，不知何所据也？

根

【气味】甘，平，无毒。〔权曰〕有小毒。

【主治】邪气腹胀心痛，利大小便，补中益气。本经。除浮肿胪胀，痞满寒热，通身疼痛，及乳难喉痹，止涕泪。别录。百邪鬼魅，涕泣不止，除心下急满痛，治脚气热咳。甄权。安心定胆益志，养五脏，治颠邪狂叫惊悸，产后血狂运，杀蛊毒气，胁痈乳痈发背诸疮肿。大明。心急黄，宜蜜蒸食之。孟诜。治百合病。宗奭。温肺止嗽。元素。

【发明】〔颂曰〕张仲景治百合病，有百合知母汤、百合滑石代赭汤、百合鸡子汤、百合地黄汤，凡四方。病名百合而用百合治之，不识其义。〔颖曰〕百合新者，可蒸可煮，和肉更佳；干者作粉食，最益人。〔时珍曰〕按王维诗云：冥搜到百合，真使当重肉。果堪止泪无，欲纵望江目。盖取《本草》百合止涕泪之说。

花

【主治】小儿天泡湿疮，暴干研末，菜子油涂，良。时珍。

子

【主治】酒炒微赤，研末汤服，治肠风下血。思邈。

山丹（日华）

【释名】**红百合**日华、**连珠**同川、**强瞿**通志、**红花菜**。

【集解】〔诜曰〕百合红花者名山丹。其根食之不甚良，不及白花者。〔时珍曰〕山丹根似百合，而瓣少，茎亦短小。其叶狭长而尖，颇似柳叶，与百合迥别。四月开红花，六瓣不四垂，亦结小子。燕、齐人采其花跗未开者，干而货之，名红花菜。卷丹茎叶虽同而稍长大。其花六瓣四垂，大于山丹。四月结子在枝叶间，入秋开花在颠顶，诚一异也，其根有瓣似百合，不堪食，别一种也。

根

【气味】甘，凉，无毒。正要云：平。

【主治】疮肿、惊邪。大明。**女人崩中**。时珍。

花

【气味】同根。

【主治】活血。其蕊，傅疗疮恶肿。时珍。

草石蚕（拾遗）

【校正】自草部移入此。

【释名】**地蚕**日用、**土蛹**余冬录、**甘霉子**食物、**滴露**纲目、**地瓜儿**。〔时珍曰〕蚕蛹皆以根形而名，甘露以根味而名。或言叶上滴露则生，珍常莳之，无此说也。其根长大者，救荒本草谓之地瓜儿。

【集解】〔藏器曰〕陶氏注虫部石蚕云：今俗用草根黑色，按草石蚕生高山石上，根如箸，上有毛，节如蚕，叶似卷柏。山人取食之。〔颂曰〕草根之似蚕者，亦名石蚕。出福州今信州山石上，四时常有。其苗青，亦有节，三月采根用。〔机曰〕草石蚕徽州甚多，土人呼为地蚕。肥白而促节，大如三眠蚕。生下湿地及沙碛间。秋时耕犁，遍地皆是。收取以醋淹作菹食。冬月亦掘取之。〔颖曰〕地蚕生郊野麦地中。叶如薄荷，少狭而尖，文微皱，欠光泽。根白色，状如蚕。四月采根，水瀹和盐为菜茹之。〔时珍曰〕草石蚕即今甘露子也。荆湘、江淮以南野中有之，人亦栽莳。二月生苗，长者近尺，方茎对节，狭叶有齿，并如鸡苏，但叶皱有毛耳。四月开小花成穗，一如紫苏花穗。结子如荆芥子。其根连珠，状如老蚕。五月掘根蒸煮食之，味如百合。

或以萝卜卤及盐菹水收之，则不黑。亦可酱渍、蜜藏。既可为菜，又可充果。陈藏器言石蚕叶似卷柏者，若与此不同也。

根

【气味】甘，平，无毒。〔时珍曰〕不宜生食及多食，生寸白虫。与诸鱼同食，令人吐。

【主治】浸酒，除风破血。煮食，治溪毒。藏器。焙干，主走注风，散血止痛。其节亦可捣末酒服。苏颂。和五脏，下气清神。正要。

竹笋（蜀本草）

【校正】并入木部拾遗桃竹荀。

【释名】**竹萌**尔雅、**竹芽**笋谱、**竹胎**说文、**竹子**神异经。〔时珍曰〕笋从竹、旬，谐声也。陆佃云：旬内为笋，旬外为竹，故字从旬。今谓竹为妒母草，谓笋生旬有六日而齐母也。僧赞宁笋谱云：笋一名萌，一名箁，一名薤，一名苗，一名初篁。皆会意也。俗作笋者，非。

【集解】〔弘景曰〕竹类甚多。笋以实中竹、篁竹者为佳。于药无用。〔颂曰〕竹笋，诸家惟以苦竹笋为最贵。然苦竹有二种：一种出江西及闽中^①者，本极粗大，笋味殊苦，不可啖；一种出江浙及近道者，肉厚而叶长阔，笋味微苦，俗呼甜苦笋，食品所宜，亦不闻入药用也。〔时珍曰〕晋·武昌戴凯之、宋·僧赞宁皆著《竹谱》，凡六十余种。其所产之地，发笋之时，各各不同。详见木部竹下。其笋亦有可食、不可食者。大抵北土鲜竹，惟秦、蜀、吴、楚以南则多有之。竹有雌雄，但看根上第一枝双生者，必雌也，乃有笋。土人于竹根行鞭时掘取嫩者，谓之鞭笋。江南、湖南人冬月掘大竹根下未出土者为冬笋，《东观汉记》谓之苞笋。并可鲜食，为珍品。其他则南人淡干者为玉版笋、明笋、火笋，盐曝者为盐笋，并可为蔬食也。按赞宁云：凡食笋者譬如治药，得法则益人，反是则有损。采之宜避风日，见风则本坚，入水则肉硬，脱壳煮则失味，生着刃则失柔。煮之宜久，生必损人。苦笋宜久煮，干笋宜取汁为羹茹。蒸之最美，煨之亦佳。味苯者戟人咽，先以灰汤煮过，再煮乃良。或以薄荷数片同煮，亦去苯味。《诗》云：其蔌伊何，惟笋及蒲。礼云：加豆之实，笋菹鱼醢。则笋之为蔬，尚之久矣。

诸竹笋

【气味】甘，微寒，无毒。〔藏器曰〕诸笋皆发冷血及气。〔瑞曰〕笋同羊肝食，令人目盲。

【主治】消渴，利水道，益气，可久食。别录。利膈下气，化热消痰爽胃。

---

① 及闽中：原脱，今据大观、政和本草卷十三竹叶条补。

宁原。

苦竹笋

【气味】苦、甘，寒。

【主治】不睡，去面目并舌上热黄，消渴，明目，解酒毒，除热气。健人。藏器。理心烦闷，益气力，利水道，下气化痰，理风热脚气，并蒸煮食之。心镜。治出汗中风失音。汪颖。干者烧研入盐，擦牙疳。时珍。

【发明】〔时珍曰〕四川、叙州、宜宾、长宁所出苦笋，彼人重之。宋·黄山谷有苦笋赋云：棘道苦笋，冠冕两川。甘脆惬当，小苦而咸味；温润缜密，多啖而不痛。食肴以之启迪，酒客为之流涎。其许之也如此。

竹笋

【主治】消渴风热，益气力，消腹胀，蒸、煮、炒食皆宜。宁原。

淡竹笋

【气味】甘，寒。

【主治】消痰，除热狂壮热，头痛头风，并妊妇头旋，颠仆惊悸，温疫迷闷，小儿惊痫、天吊。汪颖。

冬笋　箽笋

【气味】甘，寒。

【主治】小儿痘疹不出，煮粥食之，解毒，有发生之义。汪颖。

【发明】〔诜曰〕淡竹笋及中母笋虽美，然发背闷脚气。箭竹笋新者可食，陈者不宜。诸竹笋多食皆动气发冷症，惟苦竹笋主逆气，不发疾。〔颖曰〕笋与竹沥功近。有人素患痰病，食笋而愈也。〔瑞曰〕淡笋、甘笋、苦笋、冬笋、鞭笋皆可久食。其他杂竹笋性味不一，不宜多食。〔宗奭曰〕笋难化，不益人，脾病不宜食之。一小儿食干笋三寸许，噎于喉中，壮热喘粗如惊。服惊药不效，后吐出笋，诸证乃定。其难化也如此。〔时珍曰〕赞宁《笋谱》云：笋虽甘美，而滑利大肠，无益于脾，俗谓之刮肠蓖。惟生姜及麻油能杀其毒。人以麻滓沃竹丛，则次年调疏，可验矣。其蕲州丛竹、毛斑竹、匡庐扁竹、沣州方竹、岭南愁竹、筹竹、月竹诸笋，皆苦韧不堪食也。时珍常见俗医治痘，往往劝饮笋汤，云能发痘。盖不知痘疮不宜大肠滑利。而笋有刮肠之名，则暗受其害者，不知若干人也。戒之哉，戒之哉。

桃竹笋拾遗〔藏器曰〕南人谓之黄笋。灰汁煮之可食，不尔戟人喉。其竹丛生，丑类非一。〔时珍曰〕桃枝竹出川、广中。皮滑而黄，犀纹瘦骨，四寸有节，可以为席。

【气味】苦，有小毒。

【主治】六畜疮中蛆，捣碎纳之，蛆尽出。藏器。

刺竹笋〔时珍曰〕生交广中。丛生，大者围二尺，枝节皆有刺。夷人种以为城。伐竹为弓。根大如车辐。一名芭竹。

【气味】甘、苦，有小毒。食之落人发。竹谱。

酸笋（纲目）

【释名】〔时珍曰〕酸笋出粤南。顾玠《海槎录》云：笋大如臂。摘至用沸汤泡去苦水，投冷井水中，浸二三日取出，缕如丝绳，醋煮可食。好事者携入中州，成罕物云。

【气味】酸，凉，无毒。

【主治】作汤食，止渴解酲，利膈。时珍。

第二十八卷　菜部三至五目录

菜之三（蔬菜类一十一种）

菜之四（水菜类六种）

石花菜食鉴

鹿角菜食性

龙须菜纲目

睡菜纲目

菜之五（芝栭类一十五种）

芝本经

木耳本经

杉菌图经

皂荚蕈纲目

香蕈日用

葛花菜纲目

天花蕈日用

蘑菰蕈纲目

鸡㙡纲目

舵菜纲目

土菌拾遗　鬼盖、地芩、鬼笔附

竹蓐食疗

雚菌本经　蜀格附

地耳别录

石耳日用

上附方旧七，新二十六。

互考诸菜　香薷　紫苏　紫菀　蘩菜　牛膝苗　防风苗　薄荷　荏苏
马兰　蒌蒿　泽兰根　地黄苗　诸葵　薜菜　酸模　菖蒲　牛蒡苗　青葙苗
龙葵　决明　甘蓝　萝藦　红花苗　车前苗　萱草　芦笋　茭笋　苹　海
苔菜　独归苗　羊蹄　蒲笋　莼菜　荠苈　头蒿　昆布芮　昆布　地菘　蓼
芽　海藻　王瓜　百部　藕丝　蘘荷　荞头　茨茎　菱茎　豆藿　豆芽　豆
荚　豆腐　罂粟苗　椿芽　槐芽　芜菁　枸杞　皂荚苗　榆芽　槿芽　棕笋
五加

第二十八卷　菜部三至五

菜之三（蓏菜类一十一种）

茄（音伽　宋开宝）

【释名】**落苏**拾遗、**昆仑瓜**御览、**草鳖甲**。〔颂曰〕按段成式云：茄（音加）乃莲茎之名。今呼茄菜，其音若伽，未知所自也。〔时珍曰〕陈藏器《本草》云：茄一名落苏。名义未详。按五代贻子录作酪酥，盖以其味如酪酥也，于义似通。杜宝《拾遗录》云：隋炀帝改茄曰昆仑紫瓜。又王隐君养生主论治疟方用干茄，讳名草鳖甲，盖以鳖甲能治寒热，茄亦能治寒热故尔。

【集解】〔颂曰〕茄子处处有之。其类有数种：紫茄、黄茄，南北通有；白茄、青水茄，惟北土有之。入药多用黄茄，其余惟可作菜茹尔。江南一种藤茄，作蔓生，皮薄似壶芦，亦不闻中药。〔宗奭曰〕新罗国出一种茄，形如鸡子，淡光微紫色，蒂长味甘。今中国已遍有之。〔时珍曰〕茄种宜于九月黄熟时收取，洗净曝干，至二月下种移栽，株高二三尺，叶大如掌。自夏至秋，开紫花，五瓣相连，五棱如缕，黄蕊绿蒂，蒂包其前，前中有瓤，瓤中有子，子如脂麻。其茄有团如栝楼者，长四五寸者。有青茄、紫茄、白茄；白茄亦名银茄，更胜青者。诸前至老皆黄，苏颂以黄茄为一种，似未深究也。王祯《农书》云：一种渤海茄，白色而坚实。一种番茄，白而扁，甘脆不涩，生熟可食。一种紫茄，色[1]紫，蒂长味甘。一种水茄，形长味甘，可以止渴。洪容斋《随笔》云：浙西常茄皆皮紫，其白者为水茄；江西常茄皆皮白，其紫者为水茄。亦一异也。刘询《岭表录》云：交岭茄树，经冬不凋，有二三年渐成大树者，其实如瓜也。茄叶摘布路上，以灰围之，则于必繁，

---

① 色：原作："形"，今据农书·谷谱·集之三·茄子条改。

谓之嫁茄。

茄子

【气味】甘，寒，无毒。〔志曰〕凡久冷人不可多食，损人动气，发疮及痼疾。〔李鹏飞曰〕秋后食，多损目。〔时珍曰〕按生生编云：茄性寒利，多食必腹痛下利，女人能伤子宫也。

【主治】寒热，五脏劳。孟诜。治温疾传尸劳气。醋摩，傅肿毒。大明。老裂者烧灰，治乳裂。震亨。散血止痛，消肿宽肠。时珍。

【发明】〔宗奭曰〕蔬圃中惟此无益。《开宝本草》并无主治，止说损人。后人虽有处治之法，终与正文相失。圃人又下于暖处，厚如粪壤，遂于小满前后求贵价以售。既不以时，损人益多。不时不食，乌可忽也。〔震亨曰〕茄属土，故甘而喜降，大肠易动者忌之。老实治乳头裂，茄根煮汤渍冻疮，折蒂烧灰治口疮，俱获奇效，皆甘以缓火之意也，〔时珍曰〕段成式《酉阳杂俎》言茄厚肠胃，动气发疾。盖不知茄之性滑，不厚肠胃也。

蒂

【主治】烧灰，米饮服二钱，治肠风下血不止及血痔。吴瑞。烧灰，治口齿疮匿生切，擦癜风。时珍。

【发明】〔时珍曰〕治癜风，用茄蒂蘸硫、附末掺之，取其散血也，白癜用白茄蒂，紫癜用紫茄蒂，亦各从其类耳。

花

【主治】金疮牙痛。时珍。

根及枯茎叶

【主治】冻疮皴裂，煮汤渍之良，开宝。散血消肿，治血淋下血，血痢阴挺，齿匿口蕈。时珍。

苦茄（拾遗）

【集解】〔藏器曰〕苦茄野生岭南。树小有刺。

子

【主治】醋摩，涂痈肿。根，亦可作汤浴。又主瘴气。藏器。

壶芦（日华）

【释名】瓟瓜说文、匏瓜论语。〔时珍曰〕壶，酒器也。卢，饭器也。此物各象其形，又可为酒饭之器，因以名之。俗作葫芦者，非矣。葫乃蒜名，芦乃苇属也。其圆者曰匏，

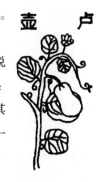

壶 卢

亦曰瓟，因其可以浮水如泡、如漂也。凡蓏属皆得称瓜，故曰瓠瓜、匏瓜。古人壶、瓠、匏三名皆可通称，初无分别。故孙愐《唐韵》云：瓠音壶，又音护。瓠匙，瓢也。陶隐居《本草》作瓠瓢，云是瓠类也。许慎《说文》云：瓠，匏也。又云：瓢，瓠也。匏，大腹瓠也。陆玑《诗疏》云：壶，瓠也，又云：匏，瓠也。《庄子》云：有五石之瓠。诸书所言，其字皆当与壶同音。而后世以长如越瓜首尾如一者为瓠（音护），瓠之一头有腹长柄者为悬瓠，无柄而圆大形扁者为匏，匏之有短柄大腹者为壶，壶之细腰者为蒲卢，各分名色，迥异于古。以今参详，其形状虽各不同，而苗、叶、皮、子性味则一，故兹不复分条焉。悬瓠，今人所谓茶酒瓠者是也。蒲卢，今之药壶卢是也。郭义恭《广志》谓之约腹壶，以其腹有约束也。亦有大、小二种也。

【集解】〔弘景曰〕瓠与冬瓜气类同辈。又有瓠瓢，亦是瓠类。小者名瓢，食之乃胜瓠。此等皆利水道，所以在夏月食之，大理不及冬瓜也。〔恭曰〕瓠与瓠瓢、冬瓜全非类例。三物苗、叶相似，而实形则异。瓠形似越瓜，长尺余，头尾相似，夏中便熟，秋末便枯。瓠瓢形状大小非一，夏末始实，秋中方熟，取其为器，经霜乃堪。瓠与甜瓠瓢体性相类，啖之俱胜冬瓜，陶言不及，乃[①]是未悉。此等原种各别也。〔时珍曰〕长瓠、悬瓠、壶卢、匏瓜、蒲卢，名状不一，其实一类各色也。处处有之，但有迟早之殊。陶氏言瓠与冬瓜气类同辈，苏氏言瓠与瓠瓢全非类例，皆未可凭。数种并以正二月下种，生苗引蔓延缘。其叶似冬瓜叶而稍团，有柔毛，嫩时可食。故《诗》云：幡幡瓠叶，采之烹之。五六月开白花，结实白色，大小长短，各有种色。瓠中之子，齿列而长，谓之瓠犀。窃谓壶匏之属，既可烹晒，又可为器。大者可分瓮盎，小者司为瓢樽，为要丹司以浮水，为笙可以奏乐，肤瓠可以养豕，犀瓣可以浇烛，其利溥矣。

壶瓠

诸 壶
匏蒲卢
瓠 瓢

【气味】甘，平，滑，无毒。〔恭曰〕甘冷。多食令人吐利。〔扁鹊曰〕患脚气虚胀冷气者食之，永不除也。

【主治】消渴恶疮，鼻口中肉烂痛。思邈。利水道。弘景。消热，服丹石人宜之。孟诜。除烦，治心热，利小肠，润心肺，治石淋。大明。

【发明】〔时珍曰〕按《名医录》云：浙人食匏瓜，多吐泻，谓之发暴。盖此物以暑月壅成故也。惟与香薷同食则可免。

叶

【气味】甘，平，无毒。

【主治】为茹耐饥。思邈。

---

① 乃：原脱，今据大观、政和本草卷二十九苦瓠条补。

蔓须花

【主治】解毒。时珍。

子

【主治】齿断或肿或露，齿摇疼痛，用八两同牛膝四两，每服五钱，煎水含漱，日三四次。御药院方。

苦瓠（本经下品）

【释名】苦匏国语、苦壶卢。

【集解】〔别录曰〕苦瓠生晋地。〔弘景曰〕今瓠忽有苦者，如胆不可食，非别生一种也。又有瓠㼌，亦是瓠类。〔恭曰〕本经所论，都是苦瓠㼌尔。陶谓瓠中苦者，大误矣。瓠中时有苦者，不入药用，无所主疗，亦不堪啖。瓠与瓠㼌，原种各别，非甘者变为苦也。〔保升曰〕瓠即匏也。有甘、苦二种：甘者大，苦者小。〔机曰〕瓠壶有原种是甘，忽变为苦者。俗谓以鸡粪壅之，或牛马踏践则变为苦，陶说亦有所见，未可尽非也。〔时珍曰〕诗云：匏有苦叶。国语云：苦匏不材，于人共济而已。皆指苦壶而言，即苦瓠也。瓠、壶同音，陶氏以瓠作护音释之，所以不稳也。应劭风俗通云：烧穰可以杀瓠。或云畜瓠之家不烧穰，种瓜之家不焚漆。物性相畏也。苏恭言：服苦瓠过分，吐利不止者，以黍穰灰汁解之。盖取乎此。凡用苦瓠，须细理莹净无黵者乃佳，不尔有毒。

瓠及子

【气味】苦，寒，有毒。

【主治】大水，面目四肢浮肿，下水，令人吐。本经。利石淋，吐呀嗽囊结，疰蛊痰饮。又煮汁渍阴，疗小便不通。苏恭。煎汁滴鼻中，出黄水，去伤冷鼻塞，黄疸。藏器。吐蛔虫。大明。治痈疽恶疮，疥癣龋齿有虫䘌者。又可制汞。时珍。

花

【主治】一切瘘疮。霜后收曝，研末傅之。时珍。

蔓

【主治】麻疮，煎汤浴之即愈。时珍。出仇远稗史。

败瓢（纲目）

【集解】〔时珍曰〕瓢乃匏壶破开为之者，近世方药亦时用之，当以苦瓠者为佳，年久者尤妙。

【气味】苦，平，无毒。

【主治】消胀杀虫。治痔漏下血，崩中带下赤白。时珍。

冬瓜（本经上品）

【校正】今并入白瓜子。

【释名】**白瓜**本经、**水芝**同上、**地芝**广雅。〔志曰〕冬瓜经霜后，皮上白如粉涂，其子亦白，故名白冬瓜，而子云白瓜子也。〔时珍曰〕冬瓜，以其冬熟也。又贾思勰云：冬瓜正二三月种之。若十月种者，结瓜肥好，乃胜春种。则冬瓜之名或又以此也。《别录》白冬瓜原附于本经瓜子之下。《宋开宝本草》加作白瓜子，复分白冬瓜为别录一种。遂致诸注辩说纷纷。今并为一。

【集解】〔别录曰〕白瓜子生嵩高平泽，冬瓜仁也。八月采之。〔颂曰〕今处处园圃莳之。其实生苗蔓下，大者如斗而更长，皮厚而有毛，初生正青绿，经霜则白粉。人家多藏蓄弥年，作菜果。入药须霜后取，置之经年，破出核洗，燥乃擂取仁用之。亦堪单作服饵。〔时珍曰〕冬瓜三月生苗引蔓，大叶团而有尖，茎叶皆有刺毛。六七月开黄花，结实大者径尺余，长三四尺，嫩时绿色有毛，老则苍色有粉，其皮坚厚，其肉肥白。其瓤谓之瓜练，白虚如絮，可以浣练衣服。其日谓之瓜犀，在瓤中成列。霜后取之，其肉可煮为茹，可蜜为果。其子仁亦可食。盖兼蔬、果之用。凡收瓜忌酒、漆、麝香及糯米，触之必烂。

白冬瓜

【气味】甘，微寒，无毒。〔弘景曰〕冷利。

【主治】**小腹水胀，利小便，止渴**。别录。**捣汁服。止消渴烦闷。解毒。**弘景。**益气耐老，除心胸满。去头面热**。孟诜。**消热毒痈肿。切片摩痱子，甚良。**大明。**利大小肠，压丹石毒**。苏颂。

【发明】〔诜曰〕热者食之佳，冷者食之瘦人。煮食练五脏，为其下气故也。欲得体瘦轻健者，则可长食之；若要肥，则勿食也。〔宗奭曰〕凡患发背及一切痈疽者，削一大块置疮上，热则易之，分散热毒气甚良。〔震亨曰〕冬瓜性走而急。寇氏谓其分散热毒气，盖亦取其走而性急也。久病者、阴虚者忌之。孙真人言：九月勿食，令人反胃。须被霜食之乃佳。〔诜曰〕取瓜一颗和桐叶与猪食之，一冬更不要与诸物食，自然不饥，长三四倍也。

瓜练瓤也。

【气味】甘，平，无毒。

【主治】**绞汁服，止烦躁热渴，利小肠，治五淋，压丹石毒**。甄权。**洗面澡**

身，去黚黯，令人悦泽白皙。时珍。

白瓜子〔别录曰〕冬瓜仁也。八月采之。

【正误】〔恭曰〕此甘瓜也。甘字似白字，后人误写耳。当改从甘字。〔志曰〕本草注：白瓜子，冬瓜仁也。苏氏所言，殊为孟浪。且甘瓜即甜瓜，亦有青、白二种。其子色黄，主疗与冬瓜全异。但冬瓜经霜有白衣，其子亦白，白瓜之号因斯而得。况诸方惟用冬瓜子，不见用甘瓜子者。苏说不可凭也。

【气味】甘，平，无毒。〔别录曰〕寒。久服寒中。

【主治】令人悦泽好颜色，益气不饥。久服，轻身耐老。本经。除烦满不乐。可作面脂。别录。去皮肤风及黑䵟，润肌肤。大明。治肠痈。时珍。

【发明】〔颂曰〕冬瓜仁，亦堪单作服饵。又研末作汤饮，及作面脂药，并令人[①]颜色光泽。宗懔荆楚岁时记云：七月，采瓜犀以为面脂。即瓜瓣也，亦堪作澡豆。〔宗奭曰〕服食方亦稀用之。

瓜皮

【主治】可作丸服，亦入面脂。苏颂。主驴马汗入疮肿痛，阴干为末涂之。又主折伤损痛。时珍。

叶

【主治】治肿毒，杀蜂，疗蜂叮。大明。主消渴，疟疾寒热。又焙研，傅多年恶疮。时珍。

藤

【主治】烧灰，可出绣黵。煎汤，洗黑并疮疥。大明。捣汁服，解木耳毒。煎水，洗脱肛。烧灰，可淬铜、铁，伏砒石。时珍。

南瓜（纲目）

【集解】〔时珍曰〕南瓜种出南番，转入闽、浙，今燕京诸处亦有之矣。三月下种，宜沙沃地。四月生苗，引蔓甚繁，一蔓可延十余丈，节节有根，近地即着。其茎中空。其叶状如蜀葵而大如荷叶。八九月开黄花，如西瓜花。结瓜正圆，大如西瓜，皮上有棱如甜瓜。一本可结数十颗，其色或绿或黄或红。经霜收置暖处，可留至春。其子如冬瓜子。其肉厚色黄，不可生食，惟去皮瓤瀹食，味如山药。同猪肉煮食更良，亦可蜜煎。按王祯《农书》云：浙中一种阴瓜，宜阴地种之。秋熟色黄如金，皮肤稍厚，可藏至春，食之如新。疑此即南瓜也。

南　瓜

---

① 人：此下原衍"好"字，今据大观、政和本草白瓜子条删。

【气味】甘，温，无毒〔时珍曰〕多食发脚气、黄疸。不可同羊肉食，令人气壅。

【主治】补中益气。时珍。

越瓜（宋开宝）

越 瓜
菜瓜

【释名】梢瓜食物、菜瓜。〔时珍曰〕越瓜以地名也，俗名梢瓜，南人呼为菜瓜。

【集解】〔藏器曰〕越瓜生越中。大者色正白。越人当果食之，亦可糟藏。〔时珍曰〕越瓜南北皆有。二三月下种生苗，就地引蔓，青叶黄花，并如冬瓜花叶而小。夏秋之间结瓜，有青、白二色，大如瓠子。一种长者至二尺许，俗呼羊角瓜。其子状如胡瓜子，大如麦粒。其瓜生食，可充果、蔬、酱、豉、糖、醋藏浸皆宜，亦可作菹。

【气味】甘，寒。无毒。〔诜曰〕生食多冷中动气，令人心痛，脐下症结，发诸疮。又令人虚弱不能行，不益小儿。天行病后不可食。又不得与牛乳酪及鲊同食。〔时珍曰〕按萧了真云：菜瓜能暗人耳目。观驴马食之即眼烂，可知矣。

【主治】利肠胃，止烦渴。开宝。**利小便，去烦热、解酒毒，宣泄热气。烧灰，傅口吻疮及阴茎热疮。**藏器。**和饭作鲊，久食益肠胃。**心镜。

胡瓜（宋嘉祐）

【释名】黄瓜。〔藏器曰〕北人避石勒讳，改呼黄瓜，至今因之。〔时珍曰〕张骞使西域得种，故名胡瓜。按杜宝《拾遗录》云：隋大业四年避讳，改胡瓜为黄瓜。与陈氏之说微异。今俗以月令王瓜生即此，误矣。王瓜，土瓜也。见草部。

【集解】〔时珍曰〕胡瓜处处有之。正二月下种，三月生苗引蔓。叶如冬瓜叶，亦有毛。四五月开黄花，结瓜围二三寸，长者至尺许，青色，皮上有痦癗如疣子，至老则黄赤色。其子与菜瓜子同。一种五月种者，霜时结瓜，白色而短，并生熟可食，兼蔬菰之用，糟酱不及菜瓜也。

胡 瓜
黄瓜

【气味】甘，寒，有小毒。〔诜曰〕不可多食，动寒热，多疟病，积瘀热，发疰气，令人虚热上逆少气，损阴血，发疮疥脚气，虚肿百病。天行病后，不可食之。小儿切忌，滑中生疳虫。不可多用醋。

【主治】清热解渴，利水道。宁原。

叶

【气味】苦，平，有小毒。

【主治】小儿闪癖，一岁用一时，生授搅汁服。得吐、下良。藏器。

根

【主治】捣傅狐刺毒肿。大明。

丝瓜（纲目）

【释名】天丝瓜本事、天罗事类合璧、布瓜同上、蛮瓜本事、
鱼鰦〔时珍曰〕此瓜老则筋丝罗织，故有丝罗之名。昔人谓之鱼鰦，
或云虞刺。始自南方来，故曰蛮瓜。

【集解】〔时珍曰〕丝瓜，唐宋以前无闻，今南北皆有之，以
为常蔬。二月下种，生苗引蔓，延树竹，或作棚架。其叶大如蜀葵而
多丫尖，有细毛刺，取汁可染绿。其茎有棱。六七月开黄花，五出，
微似胡瓜花，蕊瓣俱黄。其瓜大寸许，长一二尺，甚则三四尺，深绿色，
有皱点，瓜头如鳖首。嫩时去皮，可烹可曝，点茶充蔬。老则大如杵，
筋络缠纽如织成，经霜乃枯，惟可藉靴履，涤釜器，故村人呼为洗锅
罗瓜。内有隔，子在隔中，状如栝楼子，黑色而扁。其花苞及嫩叶、卷须，皆可食也。

瓜

【气味】甘，平，无毒。入药用老者。

【主治】痘疮不快，枯者烧存性，入朱砂研末，蜜水调服，甚妙。震亨。煮
食，除热利肠。老者烧存性服，去风化痰，凉血解毒，杀虫，通经络，行血脉，
下乳汁，治大小便下血，痔漏崩中，黄积，疝痛卵肿，血气作痛，痈疽疮肿，
齿䘌，痘疹胎毒。时珍。暖肾补阳，固气和胎。生生编。

【发明】〔颖曰〕丝瓜《本草》诸书无考，惟痘疮及脚痈方中烧灰用之，亦取其性
冷解毒耳。〔时珍曰〕丝瓜老者，筋络贯串，房隔联属。故能通人之脉络脏腑，而去风解
毒，消肿化痰，祛痛杀虫，及治诸血病也。

叶

【主治】癣疮，频挼掺之。疗痈疽疔肿卵㿗。时珍。

藤根

【气味】同叶。

【主治】齿䘌脑漏，杀虫解毒。时珍。

【附录】天罗勒拾遗〔藏器曰〕生江南平地。主溪毒，挼碎傅之。〔时珍曰〕陈
氏注此不详。又江南呼丝瓜为天罗，疑即此物，然无的据，姑附之。

苦瓜（救荒）

【释名】锦荔枝救荒、癞葡萄。〔时珍曰〕苦以味名。瓜及荔枝、葡萄，皆以实及茎、叶相似得名。

【集解】〔周宪王曰〕锦荔枝即癞葡萄，蔓延草木。茎长七八尺，茎有毛涩。叶似野葡萄，而花又开黄花。实大如鸡子，有皱纹，似荔枝。〔时珍曰〕苦瓜原出南番，今闽、广皆种之。五月下子，生苗引蔓，茎叶卷须，并如葡萄而小。七八月开小黄花，五瓣如碗形。结瓜长者四五寸，短者二三寸，青色，皮上痱癟如癞及荔枝壳状，熟则黄色自裂，内有红瓤裹子。瓤味甘可食。其子形扁如瓜子，亦有痱癟。南人以青皮煮肉及盐酱充蔬，苦涩有青气。按费信《星槎胜览》云：苏门答剌国一等瓜，皮若荔枝，未剖时甚臭如烂蒜，剖开如囊，味如酥，香甜可口。疑此即苦瓜也。

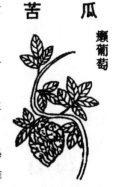

苦瓜 癞葡萄

瓜

【气味】苦，寒，无毒。

【主治】除邪热，解劳乏，清心明目。时珍。生生编。

子

【气味】苦、甘、无毒。

【主治】益气壮阳。时珍。

菜之四（水菜类六种）

紫菜（食疗）

【释名】紫蔃音软。

【集解】〔诜曰〕紫菜生南海中，附石。正青色，取而干之则紫色。〔时珍曰〕闽、越海边悉有之。大叶而薄。彼人挪成饼状，晒于货之，其色正紫，亦石衣之属也。

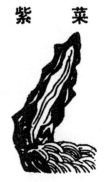

紫菜

【气味】甘，寒，无毒。〔藏器曰〕多食令人腹痛发气，吐白沫。饮热醋少许，即消。

【主治】**热气烦塞咽喉，煮汁饮之。**孟诜。**病瘿瘤脚气者，宜食之。**时珍。

【发明】〔震亨曰〕凡瘿结积块之疾，宜常食紫菜，乃咸能软坚之义。

石莼（拾遗）

石　莼

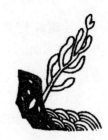

【校正】自草部移入此。

【集解】〔藏器曰〕石莼生南海，附石而生。似紫菜，色青。

【气味】甘，平，无毒。

【主治】**下水，利小便。**藏器。**主风秘不通，五膈气，并脐下结气，煮汁饮之。胡人用治疳疾。**李珣。

石花菜（食鉴）

石 花 菜

【释名】琼枝〔时珍曰〕并以形名也。

【集解】〔时珍曰〕石花菜生南海沙石间。高二三寸，状如珊瑚，有红、白二色，枝上有细齿。以沸汤泡去砂屑，沃以姜、醋，食之甚脆。其根埋沙中，可再生枝也。一种稍粗而似鸡爪者，谓之鸡脚菜，味更佳。二物久浸皆化成胶冻也。郭璞《海赋》所谓水物则玉珧海月，土肉石华，即此物也。

【气味】甘、咸，大寒，滑，无毒。

【主治】**去上焦浮热，发下部虚寒。**宁原。

鹿角菜（食性）

鹿 角 菜

【释名】猴葵〔时珍曰〕按沈怀远《南越志》云：猴葵一名鹿角。盖鹿角以形名，猴葵因其性滑也。

【集解】〔士良曰〕鹿角菜生海州、登、莱、沂、密诸处海中。〔时珍曰〕鹿角菜生东南海中石崖间。长三四寸，大如铁线，分丫如鹿角状，紫黄色。土人采曝，货为海错。以水洗醋拌，则胀起如新，味极滑美。若久浸则化如胶状，女人用以梳发，粘而不乱。

【气味】甘，大寒，滑，无毒。〔诜曰〕微毒。丈夫不可久食，发瘤疾，损腰肾、经络、血气，令人脚冷痹，少颜色。

　　【主治】下热风气，疗小儿骨蒸热劳。服丹石人食之，能下石力。士良。解面热。大明。

龙须菜（纲目）

　　【集解】〔时珍曰〕龙须菜生东南海边石上。丛生元枝，叶状如柳，根须长者尺余，白色。以醋浸食之，和肉蒸食亦佳。《博物志》一种石发似指此物，与石衣之石发同名也。

　　【气味】甘，寒，无毒。

　　【主治】瘿结热气，利小便。时珍。

龙须菜

睡菜（纲目）

　　【释名】瞑菜瞑音眠。绰菜　醉草　懒妇箴记事珠。

　　【集解】〔时珍曰〕按稽含《南方草木状》云：绰菜夏生池沼间。叶类慈菇，根如藕条。南海人食之，令人思睡，呼为瞑菜。段公路《北户录》云：睡菜五六月生田塘中。土人采根为盐菹，食之好睡。郭宪《洞冥记》有却睡草，食之令人不睡，与此相反也。珍按：苦菜、龙葵皆能使人不睡。却睡之草，其此类乎？

　　【气味】甘、微苦，寒，无毒。

　　【主治】心膈邪热不得眠。时珍。

菜之五（芝栭类一十五种）

芝（本经上品）

　　【校正】并入本经青、赤、黄、白、黑、紫六芝。

　　【释名】音呟。〔时珍曰〕芝本作之，篆文象草生地上之形。后人借之字为语辞，

诸 芝

遂加草以别之也。《尔雅》云：茵，芝也。注云：一岁三华瑞草。或曰生于刚处曰菌，生于柔处曰芝。昔四皓采芝，群仙服食，则芝亦菌属可食者，故移入菜部。

【集解】〔别录曰〕青芝生泰山，赤芝生霍山，黄芝生嵩山，白芝生华山，黑芝生常山，紫芝生高夏山谷。六芝皆六月八日采。〔弘景曰〕南岳本是衡山，汉武帝始以小霍山代之，此赤芝当生衡山也。郡县无高夏名，恐是山名也。此六芝皆仙草之类，俗所稀见，族类甚多，形色瑰异，并载《芝草图》中。今俗所用紫芝，乃是朽木株上所生，状如木檽，名为紫芝，止疗痔，不宜合诸补丸药也。凡得芝草，便正尔食之，无余节度，故皆不云服法也。〔恭曰〕《五芝经》云：皆以五色生于五岳。诸方所献，白芝未必华山，黑芝又非常岳。且多黄、白，稀有黑、青者。然紫芝最多，非五芝类。但芝自难得，纵获一二，岂得终久服耶？〔禹锡曰〕王充《论衡》云：芝生于土。土气和，故芝草生。《瑞命记①》云：王者仁慈，则芝草生。是也。〔时珍曰〕芝类甚多，亦有花实者。本草惟以六芝标名，然其种属不可不识。《神农经》云：山川云雨、四时五行、阴阳昼夜之精，以生五色神芝，为圣王休祥。《瑞应图》云：芝草常以六月生，春青夏紫，秋白冬黑。葛洪《抱朴子》云：芝有石芝、木芝、肉芝、菌芝，凡数百种也。石芝石象，生于海禹石山岛屿之涯。肉芝状如肉，附于大石，头尾具有，乃生物也。赤者如珊瑚，白者如截肪，黑者如泽漆，青者如翠羽，黄者如紫金，皆光明洞彻如坚冰也。大者十余斤，小者三四斤。凡求芝草，入名山，必以三月、九月，乃山开出神药之月。必以天②辅时，出三奇吉门。到山须六阴之日，明堂之时。带灵宝符，牵白犬，抱白鸡，包白盐一斗，及开山符檄，着大石上。执吴唐草一把入山，山神喜，必得见芝。须禹步往采。以王相专和、支干相生之日，刻以骨刀，阴干为末服，乃有功效。若人不至精久斋，行秽德薄，又不晓入山之术，虽得其图，鬼神不以与，人终不可得见也。曰菌芝，生深山之中，大木之上，泉水之侧。其状或如宫室，如龙虎，如车马，如飞鸟，五色无常。凡百二十种，自有图也。曰木威喜芝，乃松脂沦地，千年化为茯苓，万岁其上生小木，状似莲花，夜视有光，持之甚滑，烧之不焦，带之辟兵，服之神仙。曰飞节芝，生千岁老松上，皮中有脂，状如飞形，服之长生。曰木渠芝，寄生大木上，状如莲花，九茎一丛，味甘而辛。曰黄柏芝，生于千岁黄柏根下，有细根如缕，服之地仙。曰建木芝，生于都广，其皮如缨蛇，其实如鸾缨，曰参成芝，赤色有光，扣其枝叶，如金石之音。曰樊桃芝，其木如笼，其花如丹萝，其实如翠鸟，并可服食。曰千岁芝，生枯木下，根如坐人，刻之有血，血涂二足，可行水隐形，又可治病。以上皆木芝也。曰独摇芝，无风自动，其茎大如手指，叶似苋，根有大魁如斗，周绕有细子十二枚绕之，相去丈许，生高山深谷，服之神仙。曰牛角芝，生虎寿山及吴陵上，状似葱而特出如牛角，长三四尺，青色。曰龙

---

① 记：原作"礼"，大观、政和本草卷六紫芝条同。今据御览九八六到古瑞命记改。

② 天：原作"三"，据抱朴子仙药篇及御览九八六改。

仙芝，似升龙相负之形。日紫珠芝，茎黄叶赤，实如李而紫色。日白苻芝，似梅，大雪而花，季冬而实。日朱草芝九曲三叶，叶有实也。其茎如针。日五德芝，状似楼殿，五色各具，方茎紫气。已上皆草芝也，有百二十种，人得服之神仙。日玉脂①芝，生于有玉之山，状似鸟兽，色无常彩，多似山水苍玉，亦如鲜明水晶。日七孔九光芝，生于临水石崖之间，状如盘碗，有茎叶。此芝叶有七孔，夜见其光，食至七枚，七孔洞彻，一名萤火芝。日石蜜芝，生少室石户中石上，终难得。日桂芝，生石穴中，似桂树，乃石也，光明味辛。日石脑芝、石中黄，皆石芝类也。千岁燕、千岁蝙蝠、千岁龟、万岁蟾蜍、山中见小人，皆肉芝类也，凡百二十种。又按《采芝图》云：凤凰芝，生名山金玉间，服食一年，与凤凰俱也。日燕胎芝，形如葵，紫色，有燕象。日黑云芝，生山谷之阴，黑盖赤理黑茎，味咸苦。又有五色龙芝、五方芝、天芝、地芝、人芝、山芝、土芝、石芝、金芝、水芝、火芝、雷芝、甘露芝、青云芝、云气芝、白虎芝、车马芝、太一芝等，名状不一。张华《博物志》云：名山生神芝不死之草。上芝为车马，中芝人形，下芝六畜形。又按段成式《酉阳杂俎》云：屋柱无故生芝者：白主丧，赤主血，黑主贼，黄主喜；形如人面者亡财，如牛马者远役，如龟蛇者蚕耗。时珍尝疑：芝乃腐朽余气所生，正如人生瘤赘，而古今皆以为瑞草，又云服食可仙，诚为迂谬。近读成式之言，始知先得我所欲言，其撰一也。又方士以木积湿处，用药傅之，即生五色芝。嘉靖中王金尝生以献世宗。此昔人所未言者，不可不知。

青芝〔一名〕龙芝别录。

【气味】酸，平，无毒。〔时珍曰〕五色之芝，配以五行之味，盖亦据理而已，未必其味便随五色也。即如五畜以羊属火，五果以杏配心，皆云味苦之义。〔之才曰〕青、赤、黄、白、黑、紫六芝，并以薯蓣为之使，得发良，得麻子仁、白瓜子、牡桂甚益人，恶常山，畏扁青、茵陈蒿。

【主治】明目，补肝气，安精魂，仁恕。久食，轻身不老，延年神仙。本经。不忘强志。唐本。

赤芝〔一名〕丹芝。本经。

【气味】苦，平，无毒。

【主治】胸中结，益心气，补中，增智慧，不忘。久食，轻身不老，延年神仙。本经。

黄芝〔一名〕金芝。本经。

【气味】甘，平，无毒。

【主治】心腹五邪，益脾气，安神，忠信和乐。久食，轻身不老，延年神仙。本经。

白芝〔一名〕玉芝本经。素乏。

【气味】辛，平，无毒。

---

① 脂：原作"暗"，今据抱朴子仙药篇及御览九八五改。

【主治】咳逆上气，益肺气，通利口鼻，强志意，勇悍，安魄。久食，轻身不老，延年神仙。本经。

黑芝〔一名〕玄芝本经。

【气味】咸，平，无毒。

【主治】癃，利水道，益肾气，通九窍，聪察。久食，轻身不老，延年神仙。本经。

紧芝〔一名〕木芝本经。

【气味】甘，温，无毒。〔甄权曰〕平。

【主治】耳聋，利关节，保神，益精气，坚筋骨，好颜色。久服，轻身不老延年。本经。疗虚劳，治痔。时珍。

木耳（本经中品）

【校正】自桑根白皮条分出。

【释名】木檽而、软二音。木菌窘、卷二音。木枞音。树鸡韩文、木蛾。〔时珍曰〕本耳生于朽木之上，无枝叶，乃湿热余气所生。曰耳曰蛾，象形也。曰檽，以软湿者佳也。曰鸡曰枞，因味似也。南楚人谓鸡为枞。曰菌，犹蜎也，亦象形也。蜎乃贝子之名。或曰：地生为菌，木生为蛾。北人曰蛾，南人曰蕈。

【集解】〔别录曰〕五木耳生键为山谷。六月多雨时采，即暴干。（弘景曰）此云五木耳，而不显言是何木。惟老桑树生桑耳，有青、黄、赤、白者。软湿者人采以作菹，无复药用。〔恭曰〕桑、槐、楮、榆、柳，此为五木耳。软者并堪啖。楮耳人常食，槐耳疗痔。煮浆粥安诸木上，以草覆之，即生蕈尔。〔时珍曰〕木耳各木皆生，其良毒亦必随木性，不可不审。然今货者，亦多杂木，惟桑、柳、楮、榆之耳为多云。

【气味】甘，平，有小毒。〔权曰〕蕈耳，古槐、桑树上者良，柘木者次之。其余树上，多动风气，发瘤疾，令人肋下急，损经络背膊，闷人。〔藏器曰〕木耳，恶蛇、虫从下过者，有毒。枫木上生者，令人笑不止。采归色变者有毒，夜视有光者、欲烂不生虫者并有毒，并生捣冬瓜蔓汁解之。〔时珍曰〕按张仲景云：木耳赤色及仰生者，并不可食。

【主治】益气不饥，轻身强志。本经。断谷治痔。时珍。

【发明】〔颖曰〕一人患痔，诸药不效，用木耳煮羹食之而愈，极验。〔时珍曰〕按《生生编》云：柳蛾补胃，木耳衰精。言老柳之蛾能补胃理气。木耳乃朽木所生，得一阴之气，故有衰精冷肾之害也。

桑耳

【释名】桑檽唐本、桑娥宋本、桑鸣纲目、柔黄药性、桑臣

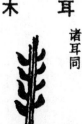

木耳 诸耳同

药性、**桑上寄生**。〔弘景曰〕断谷方：桑檽又呼为桑上寄生。名同物异也。〔时珍曰〕桑檽以下皆软耳之名，桑黄以下皆硬菰之名，其功性则一也。

【气味】甘，平，有毒。〔诜曰〕寒，无毒。〔大明曰〕温，微毒。〔权曰〕桑、槐耳：甘、辛，平，无毒。

【主治】黑者，主女子漏下赤白汁，血病症瘕积聚，阴痛，阴阳寒热，无子。本经。疗月水不调。其黄熟陈白者，止久泄，益气不饥。其金色者，治癖饮积聚，腹痛金疮。别录。治女子崩中带下，月闭血凝，产后血凝，男子痃癖。甄权。止血衄，肠风泻血，妇人心腹痛。大明。利五脏，宣肠胃气，排毒气。压丹石人热发，和葱、豉作羹食。孟诜。

槐耳

【释名】槐檽唐本、槐菌唐本、槐鸡蜀本、赤鸡纲目、槐蛾。〔恭曰〕此槐树上菌也。当取坚如桑耳者。〔权曰〕煮浆粥安槐木上，草覆之，即生蕈耳。

【气味】苦、辛，平，无毒。

【主治】五痔脱肛，下血心痛，妇人阴中疮痛。苏恭。治风破血，益力。甄权。

榆耳八月采之。

【主治】令人不饥。时珍。

柳耳

【主治】补胃理气。时珍。

柘耳

【释名】柘黄。

【主治】肺痈咳唾脓血腥臭，不问脓成未成。用一两研末，同百齿霜二钱，糊丸梧子大。米饮下三十丸，效甚捷。时珍。

杨栌耳〔藏器曰〕出南山。

【气味】平，无毒。

【主治】老血结块，破血止血，煮服之。藏器。

杉菌（宋图经）

【集解】〔颂曰〕杉菌出宜州。生积年杉木上，状若菌。采无时。

【气味】甘、辛，微温，无毒。

【主治】心脾气疼，及暴心痛。苏颂。

皂荚蕈（纲目）

【集解】〔时珍曰〕生皂荚树上木耳也。不可食。采得烘干备用。

【气味】辛，有毒。

【主治】积垢作痛，泡汤饮之，微泄效。未已再服。又治肿毒初起，磨醋涂之，良。时珍。

香蕈（日用）

【释名】〔时珍曰〕蕈从覃。覃，延也。蕈味隽永，有覃延之意。

【集解】〔瑞曰〕蕈生桐、柳、枳椇木上。紫色者名香蕈，白色者名肉蕈，皆因湿气熏蒸而成。生山僻处者，有毒杀人。〔颖曰〕香蕈生深山烂枫木上。小于菌而薄，黄黑色。味甚香美，最为佳品。〔时珍曰〕蕈品不一。宋人陈仁玉著《菌谱》甚详。今录其略于此云：芝、菌，皆气苗也。自商茹芝，而五台天花，亦甲群汇。仙居介乎天台、括苍之间，丛山入天，仙灵所宫，爱产异菌。林居岩栖者，左右笔之，乃藜苋之至腴。近或以羞王公，登玉食矣。一曰合蕈，又名台蕈，生台之韦羌山。寒极雪收，春气欲动，土松芽活，此菌候也。其质外褐色，肌理玉洁，芳香韵味，一发釜鬲，闻于百步。山人曝干以售，香味减于生者。他山虽产，其柄高而香劣，不及矣。二曰稠膏蕈，生孟溪诸山。秋中雨零露浸，酿山膏木腴，发为菌花。生绝顶树杪，初如蕊珠，圆莹类轻酥滴乳，浅黄白色，味尤甘。已乃张伞大若掌，味顿渝矣。春时亦生而膏液少，食之之法，下鼎似沸，漉起参和众味，而特全于酒。切勿搅动，则涎腥不可食矣。亦可蒸熟致远。三曰松蕈，生松阴，采无时。凡物松出，无不可爱者。四曰麦蕈，生溪边沙壤中。味殊美，绝类蘑菰。五曰玉蕈，初寒时生，洁皙可爱。作羹微韧。俗名寒蒲草。六曰黄犹，丛生山中。黄色，俗名黄缵蕈，又名黄犹蕈。七曰紫蕈，赭紫色，产山中，为下品。八曰四季蕈，生林木中，味甘而肌理粗峭。九曰鹅膏蕈，生高山中，状类鹅子，久而伞开。味殊甘滑，不减稠膏。然与杜蕈相乱，不可不慎。杜蕈，土菌也。

【气味】甘，平，无毒。

【主治】益气不饥，治风破血。吴瑞。松蕈，治溲浊不禁。食之有效。菌谱。

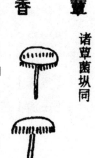

香 蕈

诸草菌纵同

葛花菜（纲目）

【释名】**葛乳**〔时珍曰〕诸名山皆有之，惟太和山采取，云乃葛之精华也。秋霜浮空，如芝、菌涌生地上，其色赤脆，盖蕈类也。

【气味】苦、甘，无毒。

【主治】醒神，治酒积。时珍。太和志。

天花蕈（日用）

【释名】天花菜。

【集解】〔瑞曰〕天花菜出山西五台山。形如松花而大，香气如蕈，白色，食之甚美。〔时珍曰〕五台多蛇蕈，感其气而生，故味美而无益，其价颇珍。段成式酉阳杂俎云：代北有树鸡，如杯棬，俗呼胡孙眼。其此类欤？

【气味】甘，平，无毒。〔时珍曰〕按正要云：有毒。

【主治】益气，杀虫。吴瑞。

蘑菰蕈（纲目）

【释名】肉蕈。

【集解】〔时珍曰〕蘑菰出山东、淮北诸处。埋桑、楮诸木于土中，浇以米泔，待菰生采之。长二三寸，本小末大，白色柔软，其中空虚，状如未开玉簪花。俗名鸡腿蘑菰，谓其味如鸡也。一种状如羊肚，有蜂窠眼者，名羊肚菜。

蘑菰蕈

【气味】甘，寒，无毒。〔正要曰〕有毒。动气发病，不可多食。

【主治】益肠胃，化痰理气。时珍。出生生编。

鸡𡎚（纲目）

【释名】鸡菌。〔时珍曰〕南人谓鸡为𡎚，皆言其味似之也。

【集解】〔时珍曰〕鸡𡎚出云南，生沙地间，丁蕈也。高脚伞头。土人采烘寄远，以充方物。点茶、烹肉皆宜。气味皆似香蕈，而不及其风韵也。又广西横州出雷菌，遇雷过即生，须疾采之，稍迟则腐或老，故名。作羹甚美，亦如鸡㙡之属。此数种其价并珍。

【气味】甘，平，无毒。

【主治】益胃清神，治痔。时珍。

舵菜（纲目）

【集解】〔时珍曰〕此即海舶舵上所生菌也。亦不多得。

【气味】咸、甘，寒，无毒。

【主治】瘿结气，痰饮。时珍。

土菌（拾遗）

【校正】自草部移入此。

【释名】**杜蕈**菌谱、**地蕈**拾遗、**菰子**食物、**地鸡**尔雅、**獐头**。〔藏器曰〕地生者为菌，木生者为檽。江东人呼为蕈。《尔雅》云：中馗，菌也。孙炎注云：地蕈子也。或云地鸡，亦云獐头。郭璞注云：地蕈似钉盖，江东名为土菌，可啖。凡菌从地中出者，皆主疮疥，牛粪上黑菌尤佳。若烧灰地上经秋雨，生菌重台者，名仙人帽，大主血病。〔时珍曰〕中馗神名，又槌名也。此菌钉上若伞，其状如槌及中馗之帽，故以名之。

【气味】甘，寒，有毒。〔诜曰〕菌子有数般，槐树上者良。野田中者有毒杀人，又多发冷气，令人腹中微微痛，发五脏风，拥经脉，动痔病，令人昏昏多睡，背膊四肢无力。〔藏器曰〕菌，冬春无毒，夏秋有毒，有蛇、虫从下过也。夜中有光者，欲烂无虫者，煮之不熟者，煮讫照人无影者，上有毛下无纹者，仰卷赤色者，并有毒杀人。中其毒者，地浆及粪汁解之。〔颖曰〕凡煮菌，投以姜屑、饭粒，若色黑者杀人，否则无毒。〔时珍曰〕按《菌谱》云：杜蕈生土中，与山中鹅膏蕈相乱。俗言毒蠚之气所成，食之杀人。甚美有恶，食肉不食马肝，未为不知味也。凡中其毒者，必笑不止。解之以苦茗、白矾，酌新水并咽之，无不立愈。又按杨士瀛《直指方》云：广南人杀毒蛇，覆之以草，以水洒之，数日菌生。采干为末，入酒毒人。遇再饮酒，毒发立死。又陈氏《拾遗》云：南夷以胡蔓草毒人至死，悬尸于树，汁滴地上，生菌子收之，名菌药，毒人至烈。此皆不可不知，故并记之。马勃亦菌类，见草部。

【主治】烧灰。傅疮疥。藏器。

【附录】**鬼盖**〔别录名未用曰〕味甘，平，无毒。主小儿寒热痫。丛生垣墙下，赤色，旦生暮死。一名地盖。〔弘景曰〕一名朝生，即今鬼伞也。〔藏器曰〕一名鬼屋。生阴湿处，如菌，其盖黑而茎赤。和醋，傅肿毒、恶疮、马脊肿。〔杜正伦曰〕鬼伞有小毒。夏日得雨，聚生粪堆，见日即消黑。〔时珍曰〕此亦土菌之类，朝生夕死者。烧灰治疔肿，以针刺破四边，纳灰入内，经宿出根。地芩〔别录曰〕味苦，无毒。主小儿痫，除邪养胎，风痹洗洗寒热，目中青翳，女子带下。生腐木积草处。天雨生盖，如朝生，黄白色。四月采之。〔时珍曰〕此即鬼盖之色黄白者，其功亦相近。**鬼笔**拾遗〔藏器曰〕鬼笔生粪秽处。头如笔，紫色。朝生暮死，名朝生暮落花。小儿呼为狗溺薹。主疮疽蜃疥痈瘘。并日干研末，和油涂之。凡菌从地出者，皆主疮疥，牛粪上黑菌尤佳。〔时珍曰〕此亦鬼盖之类而无伞者。红紫松虚，如花之状，故得花名。研末，傅下疳疮。

竹蓐（食疗）

【校正】并入拾遗竹肉。

【释名】竹肉拾遗、**竹菰**纲目、**竹蕈**。〔时珍曰〕草更生曰蓐，得溽湿之气而成也。陈藏器《本草》作竹肉，因其味也。

【集解】〔诜曰〕慈竹林夏月逢雨，滴汁着地生蓐。似鹿角，白色，可食。〔藏器曰〕竹肉生苦竹枝上。如鸡子，似肉脔，有大毒。以灰汁煮三度炼讫，然后依常菜茹食之。炼不熟者，戟人喉出血，手爪尽脱。应别有功，人未尽识之。〔时珍曰〕此即竹菰也。生朽竹根节上。状如木耳，红色。段成式《酉阳杂俎》云：江淮有竹肉，大如弹丸，味如白树鸡，即此物也。惟苦竹生者有毒耳。

竹　　蓐

竹
菰

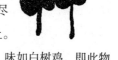

【气味】甘、咸，寒，无毒。〔藏器曰〕苦竹肉：有大毒。

【主治】一切赤白痢，和姜、酱食之。孟诜。**苦竹肉：灰汁炼过食，杀三虫毒邪气，破老血。**藏器。

藋菌（音恒郡　本经下品）

【校正】自草部移入此。

【释名】藋芦本经〔时珍曰〕藋当作萑，乃芦苇之属，此菌生于其下，故名也。若藋音观，乃鸟名，与萑芦无关。

【集解】〔别录曰〕菌生东海池泽及渤海章武。八月采，阴干。〔弘景曰〕出北来，此亦无有。形状似菌，云鹳屎所化生，一名鹳菌。单末之，猪肉臛和食，可以遣蛔虫。〔恭曰〕

藿菌今出渤海芦苇泽中碱卤地，自然有此菌尔，非鹳屎所化生也。其菌色白轻虚，表里相似，与众菌不同。疗蛔有效。〔保升曰〕今出沧州。秋雨以时即有，天旱久霖即稀。日干者良。

【气味】咸，平，有小毒。〔别录曰〕甘，微温。〔权曰〕苦。得酒良，畏鸡子。

【主治】心痛，温中，去长虫白癣蛲虫，蛇螫毒，症瘕诸虫。本经。疽蜗，去蛔虫寸白，恶疮。别录。除腹内冷痛，治白秃。甄权。

【附录】蜀格〔别录曰〕味苦，平，无毒。主寒热痿痹，女子带下痈肿。生山阳，如藿菌而有刺。

地耳（别录）

【校正】自有名未用移入此。

【释名】地踏菰纲目。

【集解】〔别录曰〕地耳生丘陵，如岩石青也。〔时珍曰〕地耳亦石耳之属，生于地者也。状如木耳。春夏生雨中，雨后即早采之，见日即不堪。俗名地踏菰是也。

【气味】甘，寒，无毒。

【主治】明目益气，令人有子。别录。

石耳（日用）

【释名】灵乏灵苑方。

【集解】〔瑞曰〕石耳生天台、四明、河南、宣州、黄山、巴西、边徼诸山石崖上，远望如烟。〔时珍曰〕庐山亦多，状如地耳。山僧采曝馈远。洗去沙土，作茹胜于木耳，佳品也。

【气味】甘，平，无毒。〔颖曰〕冷。〔段成式曰〕热。

【主治】久食益色，至老不改，令人不饥，大小便少。吴瑞。明目益精。时珍。

石耳
地耳同

第二十九卷　果部一目录

李时珍曰：木实曰果，草实曰蓏。熟则可食，干则可脯。丰俭可以济时，疾苦可以备药。辅助粒食，以养民生。故《素问》云：五果为助。五果者，以五味、五色应五脏，李、杏、桃、栗、枣是矣。《占书》欲知五谷之收否，但看五果之盛衰。李主小豆，杏主大麦，桃主小麦，栗主稻，枣主禾。《礼记·内则》列果品菱、椇、榛、瓜之类。《周官》职方氏辨五地之物，山林宜皂物，柞、栗之属。川泽宜膏物，菱芡之属。丘陵宜核物。梅、李之属。甸师掌野果蓏。场人树果蓏珍异之物，以时藏之。观此，则果蓏之上产常异，性味良毒，岂可纵嗜欲而不知物理乎？于是集草木之实号为果蓏者为果部，凡一百二十七种。分为六类：曰五果，曰山，曰夷，曰味，曰蓏，曰水。旧本果部三品共五十三种。今移一种入菜部，四种入草部。自木部移入并附三十一种，草部移入四种，菜部移入一种，外类移入四种。

《本草纲目》三十三种明·李时珍

【附注】

魏·吴普本草　　李当之本草

宋·雷敩炮炙论

齐·徐之才药对

唐·甄权药性　　孙思邈千金

唐·萧炳四声　　杨损之删繁

蜀·韩保升重注

宋·寇宗奭衍义

唐·慎微证类　　金·张元素珍珠囊

元·李杲法象　　王好古汤液

朱震亨补遗　　明·宁原食鉴

周宪王救荒　　陈嘉谟蒙筌

果之一（五果类一十一种）

李别录（徐李附）

杏别录

巴旦杏纲目

梅本经

榔梅纲目

桃本经

栗别录

天师栗纲目

枣本经

仲思枣开宝

苦枣食性

上附方旧一百一十三，新一百零八。

第二十九卷　果部一

果之一（五果类一十二种）

李（别录下品）

【释名】嘉庆子〔时珍曰〕按罗愿《尔雅翼》云：李乃木之多子者，故字从木、子。窃谓木之多于者多矣，何独李称木子耶？按《素问》言李味酸属肝，东方之果也。则李于五果属木，故得专称尔。今人呼干李为嘉庆子。按韦述《两京记》云：东都嘉庆坊有美李，人称为嘉庆子。久之称谓既熟，不复知其所自矣，梵书名李曰居陵迦。

【集解】〔弘景曰〕李类甚多。京口有麦李，麦秀时熟，小而肥甜，核不入药。姑熟有南居李，解核如杏子形者，入药为佳。〔志曰〕李有绿李、黄李、紫李、牛李、水李、并甘美堪食，核不中用。有野李，味苦，核仁入药。〔颂曰〕李处处有之。郭璞注《尔雅》：休，乃无实李也。一名赵李。痤（音磋），乃接虑李也。一名麦李。细熟有沟道，与麦同熟。驳，乃赤李也。陶氏所谓南居李，今不复识。医家但用核若杏核者。〔宗奭曰〕李树大者高丈许。一种御李子，大如樱桃，红黄色，先诸李熟，医家用者亦少。〔时珍曰〕李，绿叶白花，树能耐久，其种近百。其子大者如杯如卵，小者如弹如樱。其味有甘、酸、苦、涩数种。其色有青、绿、紫、朱、黄、赤、缥绮、胭脂、青皮、紫灰之殊。其形有牛心、马肝、柰李、杏李、水李、离核、合核、无核、匾缝之异。其产有武陵、房陵诸李。早则麦李、御李，四月熟。迟则晚李、冬李，十月、十一月熟。又有季春李，冬花春实也。

按王祯《农书》云：北方一种御黄李，形大而肉厚核小，甘香而美。江南建宁一种均亭李，紫而肥大，味甘如蜜。有擘李，熟则自裂。有糕李，肥粘如糕。皆李之嘉美者也。今人用盐曝、糖藏、蜜煎为果，惟曝干白李有益。其法：夏李色黄时摘之，以盐捋去汁，合盐晒萎，去核复晒干，荐酒、作飣皆佳。

实

【气味】苦、酸，微温，无毒。〔时珍曰〕李味甘酸，其苦涩者不可食。不沉水者有毒，不可食。〔大明曰〕多食令人胪胀，发虚热。〔诜曰〕临水食之，令发痰疟。不可合雀肉食。合蜜食，损五脏。〔宗奭曰〕不可合浆水食，发霍乱，涩气而然。服术人忌之。

【主治】曝食，去痼热，调中。别录。去骨节间劳热，孟诜。肝病宜食之。思邈。

核仁

【气味】苦，平，无毒。

【主治】僵仆踒折，瘀血骨痛。别录。令人好颜色。吴普。治女子少腹肿满。利小肠，下水气，除浮肿。甄权。治面皯黑子。苏颂。

根白皮

【修治】〔时珍曰〕李根皮取东行者，刮去皱皮，炙黄入药用。《别录》不言用何等李根，亦不言其味。但《药性论》云：入药用苦李根皮，味咸。而张仲景治奔豚气，奔豚汤中用甘李根白皮。则甘、苦二种皆可用欤？

【气味】大寒，无毒。〔大明曰〕凉，无毒。

【主治】消渴，止心烦逆奔豚气。别录。治疮。吴普。煎水含漱，治齿痛。弘景。煎汁饮，主赤白痢。大明。炙黄煎汤，日再饮之，治女人卒赤白下，有验。孟诜。治小儿暴热，解丹毒。时珍。苦李根皮：味咸，治脚下气，主热毒烦躁。煮汁服，止消渴。甄权。

花

【气味】苦，香，无毒。

【主治】令人面泽，去粉滓皯黵。时珍。

叶

【气味】甘、酸，平，无毒。

【主治】小儿壮热，痁疾惊痫，煎汤浴之，良。大明。

树胶

【气味】苦，寒，无毒。

【主治】目翳，定痛消肿。时珍。

【附录】徐李〔别录有名未用曰〕生太山之阴。树如李而小。其实青色，无核。

熟则采食之，轻身益气延年。〔时珍曰〕此即无核李也。唐崔奉国家有之，乃异种也。谬言龙耳血堕地所生。

杏（别录下品）

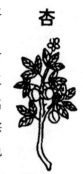

杏

【释名】甜梅。〔时珍曰〕杏字篆文象子在木枝之形。或云从口及从可者，并非也。《江南录》云：杨行密改杏名甜梅。

【集解】〔别录曰〕杏生晋山川谷。五月采之。〔颂曰〕今处处有之。有数种：黄而圆者名金杏，相传种出自济南郡之分流山，彼人谓之汉帝杏，言汉武帝上苑之种也。今近汴洛皆种之，熟最早。其扁而青黄者名木杏，味酢不及之。山杏不堪入药。杏仁今以从东来人家种者为胜。〔宗奭曰〕金杏深赭色，核大而扁，乃接成者，其味最胜。又有白杏，熟时色青白或微黄，味甘淡而不酢。生杏可晒脯作干果食之。山杏辈只可收仁用耳。〔时珍曰〕诸杏，叶皆圆而有尖，二月开红花，亦有千叶者，不结实。甘而有沙者为沙杏，黄丽带醉者为梅杏，青而带黄者为柰杏。其金杏大如梨，黄如橘。《西京杂记》载：蓬莱杏花五色，盖异种也。按王祯《农书》云：北方肉杏甚佳，赤大而扁，谓之金刚拳。凡杏熟时，榨浓汁，涂盘中晒干，以手摩刮收之，可和水调抄食，亦五果为助之义也。

实

【气味】酸，热，有小毒。生食多，伤筋骨。别录。〔颂曰〕杏之类梅者味酢，类桃者味甘。〔宗奭曰〕凡杏性皆热。小儿多食，致疮痈膈热。〔扁鹊曰〕多食动宿疾，令人目盲、须眉落。〔源曰〕多食，生痰热，昏精神。产妇尤忌之。

【主治】曝脯食，止渴，去冷热毒。心之果，心病宜食之。思邈。

核仁

【修治】〔别录曰〕五月采之。〔弘景曰〕凡用杏仁，以汤浸去皮尖，炒黄。或用面麸炒过。〔敩曰〕凡用，以汤浸去皮尖。每斤入白火石一斤，乌豆三合，以东流水同煮，从巳至午，取出晒干用。〔时珍曰〕治风寒肺病药中，亦有连皮尖用者，取其发散也。

【气味】甘，苦温，冷利，有小毒。两仁者杀人，可以毒狗。〔震亨曰〕杏仁性热，因寒者可用。〔思邈曰〕杏仁作汤如白沫不解者，食之令气壅身热。汤经宿者动冷气。〔时珍曰〕凡杏、桃诸花皆五出。若六出必双仁，为其反常，故有毒也。〔徐之才曰〕得火良。恶黄芩、黄芪、葛根，畏蘘草。

【主治】咳逆上气雷鸣，喉痹，下气，产乳金疮，寒心奔豚。本经。惊痫，心下烦热，风气往来，时行头痛，解肌，消心下急满痛，杀狗毒。别录。解锡毒。之才。治腹痹不通，发汗，主温病脚气，咳嗽上气喘促。入天门冬煎，润心肺。

和酪作汤，润声气。甄权。除肺热，治上焦风燥，利胸膈气逆，润大肠气秘。元素。杀虫，治诸疮疥，消肿，去头面诸风气瘟疱。时珍。

【发明】〔元素曰〕杏仁气薄味厚，浊而沉坠，降也，阴也。入手太阴经。其用有三：润肺也，消食积也，散滞气也。〔杲曰〕杏仁散结润燥，除肺中风热咳嗽。杏仁下喘，治气也；桃仁疗狂，治血也。俱治大便秘，当分气、血。昼则便难，行阳气也；夜则便难，行阴血也。故虚人便闭，不可过泄。脉浮者属气，用杏仁、陈皮；脉沉者属血，用桃仁、陈皮。手阳明与手太阴为表里，贲门主往来，魄门主收闭，为气之通道，故并用陈皮佐之。〔好古曰〕张仲景麻黄汤，及王朝奉治伤寒气上喘逆，并用杏仁者，为其利气、泻肺、解肌也。〔时珍曰〕杏仁能散能降，故解肌散风、降气润燥、消积治伤损药中用之。治疮杀虫，用其毒也。按医余云：凡索面、豆粉近杏仁则烂。顷一兵官食粉成积，医师以杏仁相半研为丸，熟水下，数服愈。又野人闲话云：翰林学士辛壬逊，在青城山道院中，梦皇姑谓曰：可服杏仁，令汝聪明，老而健壮，心力不倦。求其方，则用杏仁一味、每盥漱毕，以七枚纳口中，良久脱去皮，细嚼和津液顿咽。日日食之，一年必换血，令人轻健。此申天师方也。又杨士瀛直指方云：凡人以水浸杏仁五枚，五更端坐，逐粒细嚼至尽，和津吞下。久则能润五脏，去尘滓，驱风明目，治肝肾风虚，瞳人带青，眼翳风痒之病。珍按：杏仁性热降气，亦非久服之药。此特其咀嚼吞纳津液，以消积秽则可耳。古有服杏丹法，云是左慈之方。唐慎微收入本草，云久服寿至千万。其说妄诞可鄙，今删其纰谬之辞，存之于下，使读者毋信其诳也。

花

【气味】苦，温。无毒。

【主治】补不足，女子伤中，寒热痹厥逆。别录。

叶

【主治】人卒肿满，身面洪大。煮浓汁热渍，亦少少服之。肘后。

枝

【主治】堕伤，取一握，水一升煮减半，入酒三合和匀，分服，大效。苏颂。

根

【主治】食杏仁多，致迷乱将死，切碎煎汤服，即解。时珍。

巴旦杏（纲目）

【释名】八担杏正要、忽鹿麻。

【集解】〔时珍曰〕巴旦杏，出回回旧地，今关西诸土亦有。树如杏而叶差小，实亦尖小而肉薄。其核如梅核，壳薄而仁甘美。点茶食之，味如榛子。西人以充方物。

巴旦杏 西域

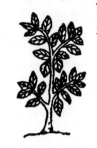

【气味】甘，平、温，无毒。

【主治】止咳下气，消心腹逆闷。时珍。出饮膳正要。

梅（本经中品）

【释名】〔时珍曰〕梅，古文作呆，象子在木上之形。梅乃杏类，故反杏为呆。书家讹为甘木。后作梅，从每，谐声也。或云：梅者媒也，媒合众味。故书云：若作和羹，尔惟盐梅。而梅字亦从某也。陆佃埤雅言梅入变北方变为杏，郭璞注《尔雅》以楠为梅，皆误矣。楠即楠木，荆人呼为梅，见陆玑《草木疏》。

【集解】〔别录曰〕梅实生汉中山谷。五月采实，火干。〔颂曰〕今襄汉、川蜀、江湖、淮岭皆有之。〔时珍曰〕按陆玑《诗疏》云：梅，杏类也。树、叶皆略似杏，叶有长尖，先众木而花。其实酢，曝干为脯，入羹臛齑中，又含之可以香口。子赤者材坚，子白者材脆。范成大梅谱云，江梅，野生者，不经栽接，花小而香，子小而硬。消梅，实圆松脆，多液无滓，惟可生啖，不入煎造。绿萼梅，枝附皆绿。重叶梅，花叶重叠，结实多双。红梅，花色如杏。杏梅，色淡红，实扁而斑，味全似杏。鸳鸯梅，即多叶红梅也，一蒂双实。一云：苦楝接梅，则花带黑色。谭子化书云：李接桃而本强者其实毛，梅接杏而本强者其实甘。梅实采半黄者，以烟熏之为乌梅；青者盐淹曝干为白梅。亦可蜜煎、糖藏，以充果饤。熟者窄汁晒收为梅酱；惟乌梅、白梅可入药。梅酱夏月可调渴水饮之。

实

【气味】酸，平，无毒。〔大明曰〕多食损齿伤筋，蚀脾胃，令人发膈上痰热。服黄精人忌食之。食梅齿燋者，嚼胡桃肉解之。《物类相感志》云：梅子同韶粉食，则不酸、不软牙。

【发明】〔宗奭曰〕食梅则津液泄者，水生木也。津液泄则伤肾，肾属水，外为齿故也。〔时珍曰〕梅，花开于冬而熟于夏，得木之全气，故其味最酸，所谓曲直作酸也。肝为乙木，胆为甲木。人之舌下有四窍，两窍通胆液，故食梅则津生者，类相感应也。故《素问》云：味过于酸，肝气以津。又云：酸走筋，筋病无多食酸。不然，物之味酸者多矣，何独梅能生津耶？

梅

乌梅

【修治】〔弘景曰〕用须去核，微炒之。〔时珍曰〕造法：取青梅篮盛，于突上熏黑。若以稻灰淋汁润湿蒸过，则肥泽不蠹。

【气味】酸，温、平、涩，无毒。〔呆曰〕寒。忌猪肉。

【主治】下气，除热烦满，安心，止肢体痛，偏枯不仁，死肌，去青黑痣，蚀恶肉。本经。去痹、利筋脉，止下痢，好睡口干。别录。水渍汁饮，治伤寒烦热。弘景。止渴调中，去痰治疟瘴，止吐逆霍乱，除冷热痢。藏器。治虚劳骨蒸，消酒毒，令人得睡。和建茶、干姜为丸服，止休息痢，大验。大明。敛肺涩肠，止久嗽泻痢，反胃噎膈，蛔厥吐利，消肿涌痰，杀虫，解鱼毒、马汗毒、硫黄毒。时珍。

白梅

【释名】盐梅　霜梅

【修治】取大青梅以盐汁渍之，日晒夜渍，十日成矣。久乃上霜。

【气味】酸、咸，平，无毒。

【主治】和药点痣，蚀恶肉。弘景。刺在肉中者，嚼傅之即出。孟诜。治刀箭伤，止血，研烂傅之。大明。乳痈肿毒，杵烂贴之，佳。汪颖。除痰。苏颂。治中风惊痫，喉痹痰厥僵仆，牙关紧闭者，取梅肉揩擦牙龈，涎出即开。又治泻痢烦渴，霍乱吐下，下血血崩，功同乌梅。时珍。

【发明】〔弘景曰〕生梅、乌梅、白梅，功应相似。〔好古曰〕乌梅，脾、肺二经血分药也。能收肺气，治燥嗽。肺欲收，急食酸以收之。〔时珍曰〕乌梅、白梅所主诸病，皆取其酸收之义。惟张仲景治蛔厥乌梅丸及虫䘌方中用煮，取虫得酸即止之义，稍有不同耳。《医说》载：曾鲁公痢血百余日，国医不能疗。陈应之用盐水梅肉一枚研烂，合腊茶，入醋服之，一嚼而安。大丞梁庄肃公亦痢血，应之用乌梅、胡黄连、灶下土等分为末，茶调服，亦效。盖血得酸则敛，得寒则止，得苦则涩故也。其蚀恶疮弩肉，虽是酸收，却有物理之妙。说出本经。其法载于刘涓子《鬼遗方》：用乌梅肉烧存性研，傅恶肉上，一夜立尽。圣惠用乌梅和蜜作饼贴者，其力缓。按杨起《简便方》云：起臂生一疽，脓遗百日方愈，中有恶肉突起，如蚕豆大，月余不消，医治不效。因阅《本草》得此方，试之，一日夜去其大半，再上一日而平。乃知世有奇方如此，遂留心搜刻诸方，始基于此方也。

核仁

【气味】酸，平，无毒。

【主治】明目，益气，不饥。吴普。除烦热。孟诜。治代指忽然肿痛，捣烂，和醋浸之。时珍。肘后方。

花

【气味】微酸，涩，无毒。

【发明】〔时珍曰〕白梅花古方未见用者。近时有梅花汤：用半开花，溶蜡封花口，投蜜罐中，过时以一两朵同蜜一匙点沸汤服。又有蜜渍梅花法：用白梅肉少许，浸雪水，润花，露一宿，蜜浸荐酒。又梅花粥法：用落英入熟米粥再煮食之。故杨诚斋有"蜜点梅花带露餐"及"脱蕊收将熬粥吃"之句，皆取其助雅致、清神思而已。

叶

【气味】酸，平。无毒。

【主治】休息痢及霍乱，煮浓汁饮之。大明〔藏器曰〕嵩阳子言：清水揉梅叶，洗蕉葛衣，经夏不脆。有验。〔时珍曰〕夏衣生霉点，梅叶煎汤洗之即去，甚妙。

根

【主治】风痹。别录。出土者杀人。初生小儿，取根同桃、李根煮汤浴之，无疮热之患。崔氏纂要。煎汤饮，治霍乱，止休息痢。大明。

棚梅（纲目）

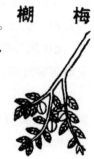

棚 梅

【集解】〔时珍曰〕棚梅出均州太和山。相传真武折梅枝插于棚树。誓曰：吾道若成，花开果结。后果如其言。今树尚在五龙宫北，棚木梅实，杏形桃核。道士每岁采而蜜煎，以充贡献焉。棚乃榆树也。

实

【气味】甘、酸，平，无毒。

【主治】生津止渴，清神下气，消酒。时珍。

桃（本经下品）

【校正】木部有拾遗桃橛，今并入此。

【释名】〔时珍曰〕桃性早花，易植而子繁，故字从木、兆。十亿曰兆，言其多也。或云从兆谐声也。

【集解】〔别录曰〕桃生太山川谷。〔弘景曰〕今处处有之。核仁入药，当取解核者种之为佳，山桃仁不堪用。〔颂曰〕汴东、陕西者尤大而美。大抵佳果肥美者，皆圃人以他木接成，殊失本性。入药当用本生者为佳。今市肆卖者，多杂接核之仁，为不堪也。〔宗奭曰〕山中一种桃，正合月令桃始华者，花多子少，不堪啖，惟堪取仁入药。汴中有油桃，小于众桃，光如涂油，不益脾胃。太原有金桃，色深黄。洛中有昆仑桃，肉深红紫色。又有饼子桃，状如香饼子。其味皆甘。〔时珍曰〕桃品甚多，易于栽种，且早结实。五年宜以刀劙其皮，出其脂液，则多延数年。其花有红、紫、白、千叶、二色之殊，其实有红桃、绯桃、碧桃、缃桃、白桃、乌桃、金桃、银桃、胭脂桃，皆以色名者也。有绵桃、油桃、御桃、方桃、匾桃、偏核桃，皆以形名者也。有五月早桃、十月冬桃、秋桃、霜桃，皆以时名者也。并可供食。惟山中毛桃，即《尔雅》所谓榹桃者，小而多毛，核枯味恶。

其仁充满多脂，可入药用，盖外不足者内有余也。冬桃一名西王母桃，一名仙人桃，即昆仑桃，形如栝楼，表里彻赤，得霜始熟。方桃形微方。匾桃出南番，形匾肉涩，核状如盒，其仁甘美。番人珍之，名波淡树，树甚高大。偏核桃出波斯，形薄而尖，头偏，状如半月，其仁酷似新罗松子，可食，性热。又杨维桢、宋濂集中并载元朝御库蟠桃，核大如碗，以为神异。按王子年拾遗记载汉明帝时，常山献巨核桃，霜下始花，隆暑方熟。玄中记载积石之桃，大如斗斛器。酉阳杂俎载九疑有桃核，半扇可容米一升；及蜀后主有桃核杯，半扇容水五升，良久如酒味可饮。此皆桃之极大者。昔人谓桃为仙果，殆此类欤？生桃切片瀹过，曝干为脯，可充果食。又桃酢法：取烂熟桃纳瓮中，盖口七日，漉去皮核，密封二七日酢成，香美可食。种树书云：柿接桃则为金桃，李接桃则为李桃，梅接桃则脆。桃树生虫，煮猪头汁浇之即止。皆物性之微妙也。

桃

本草纲目

第二十九卷　果部一

实

【气味】辛、酸、甘，热，微毒。多食令人有热。〔诜曰〕能发丹石毒，生者尤损人。〔思邈曰〕黄帝书云：食桃饱，入水浴，令人成淋及寒热病。〔时珍曰〕生桃多食，令人膨胀及生痈疖，有损无益。五果列桃为下以此。〔瑞曰〕桃与鳖同食，患心痛。服术人忌食之。

【主治】作脯食，益颜色。大明。肺之果。肺病宜食之。思邈。冬桃，食之解劳热。时珍。出尔雅注。

核仁

【修治】〔别录曰〕七月采，取仁阴干。〔敩曰〕凡使须去皮，用白术、乌豆二味，同于坩锅中煮二伏时，漉出劈开，心黄如金色乃用。〔时珍曰〕桃仁行血，宜连皮、尖生用。润燥活血，宜汤浸去皮、尖炒黄用。或麦麸同炒，或烧存性，各随本方。双仁者有毒，不可食，说见杏仁下。

【气味】苦、甘，平，无毒。〔思邈曰〕苦、甘、辛，平。〔诜曰〕温。〔弘景曰〕桃仁作酪，性冷。香附为之使。

【主治】瘀血血闭，症瘕邪气，杀小虫。本经。止咳逆上气。消心下坚硬，除卒暴击血，通月水，止心腹痛。别录。治血结、血秘、血燥，通润大便，破畜血。元素。杀三虫。又每夜嚼一枚和蜜，涂手、面良。孟诜。主血滞风痹骨蒸，肝疟寒热，鬼注疼痛，产后血病。时珍。

【发明】〔杲曰〕桃仁苦重于甘，气薄味厚，沉而降，阴中之阳，手、足厥阴经血分药也。苦以泄滞血，甘以生新血，故破凝血者用之。其功有四：治热入血室，一也；泄腹中滞血，二也；除皮肤血热燥痒，三也；行皮肤凝聚之血，四也。〔成无己曰〕肝者血之源，血聚则肝气燥。肝苦急，急食甘以缓之。桃仁之甘以缓肝散血，故张仲景抵当汤用之，以治伤寒八九日，内有畜血，发热如狂，小腹满痛，小便自利者。又有当汗失汗，热毒深入，吐血及血结胸，烦躁谵语者，亦以此汤主之。与蛇虫、水蛭、大黄同用。

桃毛 毛桃实上毛也。刮取用之。

【气味】辛，平，微毒。

【主治】破血闭，下血瘕，寒热积聚，无子，带下诸疾。别录。疗崩中，破癖气。大明。治恶鬼邪气。孟诜。

桃枭

【释名】桃奴别录、桃景同上、神桃。〔别录曰〕此是桃实着树经冬不落者，正月采之，中实者良。〔时珍曰〕桃子干悬如枭首磔木之状，故名。奴者，言其不能成实也。家宝方谓之神桃，言其辟恶也。千叶桃花结子在树不落者，名鬼髑髅。雷敩炮炙论有修治之法，而方书未见用者。〔敩曰〕鬼髑髅十一月采得，以酒拌蒸之，从巳至未，焙干，以铜刀切，焙取肉用。

【气味】苦，微温，有小毒。

【主治】杀百鬼精物。本经。杀精魅五毒不祥，疗中恶腹痛。别录。〔颂曰〕胡洽治中恶毒气蛊疰有桃枭汤。治肺气腰痛，破血，疗心痛，酒磨暖服之。大明。主吐血诸药不效，烧存性，研末，米汤调服，有验。汪颖。治小儿虚汗，妇人妊娠下血，破伏梁结气，止邪疟。烧烟熏痔疮。烧黑油调，傅小儿头上肥疮软疖。时珍。

花

【修治】〔别录曰〕三月三日采，阴干之。〔曰〕桃花勿用千叶者，令人鼻衄不止，目黄。收花拣净，以绢袋盛，悬檐下令干用。

【气味】苦，平，无毒。

【主治】杀疰恶鬼，令人好颜色。本经。悦泽人面，除水气，破石淋，利大小便，下三虫。别录。消肿满，下恶气。苏恭。治心腹痛及秃疮。孟诜。利宿水痰饮积滞，治风狂。研末，傅头上肥疮，手足病疮。时珍。

【发明】〔弘景曰〕《肘后方》言服三树桃花尽，则面色红润悦泽如桃花也。〔颂曰〕《大清草木方》言：酒渍桃花饮之，除百疾，益颜色。〔时珍曰〕按欧阳询《初学记》载，北齐崔氏以桃花、白雪与儿㵣面，云令面妍华光悦，盖得《本草》令人好颜色、悦泽人面之义；而陶、苏二氏乃引服桃花法，则因本草之言而谬用者也。桃花性走泄下降，利大肠甚快，用以治内实人病水饮肿满积滞、大小便闭塞者，则有功无害。若久服，即耗人阴血，损元气，岂能悦泽颜色耶？按张从正《儒门事亲》载：一妇滑泻数年，百治不效。或言：此伤饮有积也。桃花落时，以棘针棘取数十萼，勿犯人手。以面和作饼，煨熟食之，米饮送下。不一二时，泻下如倾。六七日，行至数百行，昏困，惟饮凉水而平。观此，则桃花之峻利可征矣。又苏鹗杜阳编载：范纯佑女丧夫发狂，闭之室中，夜断窗槅，登桃树上食桃花几尽。及旦，家人接下，自是遂愈也。珍按：此亦惊怒伤肝，痰夹败血，遂致发狂。偶得桃花利痰饮、散滞血之功，与张仲景治积热发狂用承气汤，畜血发狂用桃仁承气汤之意相同；而陈藏器乃言桃花食之患淋，何耶？

叶〔颂曰〕采嫩者名桃心，入药尤胜。

【气味】苦，平，无毒。

【主治】除尸虫。出疮中小虫。别录。治恶气，小儿寒热客忤。大明。疗伤寒、时气、风痹无汗，治头风，通大小便，止霍乱腹痛。时珍。

【发明】〔颂曰〕桃叶蒸汗法：张文仲备急方治天行病，有支太医桃叶汤熏法：用水二石煮桃叶，取七斗，安床篑下，厚被盖卧床上，乘热熏之。少时当雨汗，汗遍去汤，速粉之，并灸大椎穴，则愈。又陈廪丘小品方，有阮河南桃叶蒸法云：连发汗，汗不出者死，可蒸之，如中风法。烧地令热，去火，以少水洒之，布干桃叶于上厚二三寸，安席叶上卧之，温覆得大汗，被中傅粉极燥，便瘥也。凡柏叶、麦麸、蚕沙皆可如此法用。张苗言，曾有人疲极汗出，卧簟受冷，但苦寒倦。四日凡八发汗，汗不出，用此法而瘥也。〔时珍曰〕按许叔微《本事方》云：伤寒病，医者须顾表里，循次第。昔范云为梁武帝属官，得时疫热疾，召徐文伯诊之。是时武帝有九锡之命，期在旦夕。云恐不预，求速愈。文伯曰：此甚易，政恐二年后不复①起尔。云曰：朝闻道夕死可矣，况二年乎。文伯乃以火煅地，布桃、柏叶于上，令云卧之。少顷汗出粉之，翌日遂愈。后二年云果卒。取汗先期，尚能促寿；况不顾表里时日，便欲速愈者乎？夫桃叶发汗妙法也，犹有此戒，司不慎欤？

茎及白皮

【修治】〔时珍曰〕树皮、根皮皆可，用根皮尤良。并取东行者，刮去粗皮，取白皮入药。

【气味】苦，平，无毒。

【主治】除邪鬼中恶腹痛，去胃中热。别录。治痓忤心腹痛，解蛊毒，辟疫疠，疗黄疸身目如金，杀诸疮虫。时珍。

桃胶

【修治】〔时珍曰〕桃茂盛时，以刀割树皮，久则胶溢出，采收，以桑灰汤浸过，曝干用。如服食，当依本方修炼。

【气味】苦，平，无毒。

【主治】炼服，保中不饥，忍风寒。别录。下石淋，破血，治中恶痓忤。苏恭。主恶鬼邪气。孟诜。和血益气，治下痢，止痛。时珍。

【发明】〔颂曰〕《本草》言桃胶炼服，保中不饥。按仙方服胶法：取胶二十斤，绢袋盛，于栎木灰汁一石中，煮三五沸，取挂高处，候干再煮，如此三度，曝干研筛，蜜和丸梧子大，每空腹酒服二十丸。久服身轻不老。〔时珍曰〕按《抱朴子》云：桃胶以桑灰汁渍过服之，除百病，数月断谷，久则晦夜有光如月。又《列仙传》云：高丘公服桃胶得仙。古方以桃胶为仙药，而后人不复用之，岂其功亦未必如是之殊耶？

---

① 复：原作"坐"，据《本事方》卷入改。

桃符

【主治】中恶，精魅邪气，水煮汁服之。孟诜。

【发明】〔时珍曰〕《典术》云：桃乃西方之木，五木之精，仙木也。味辛气恶，故能厌伏邪气，制百鬼。今人门上用桃符以此。《玉烛宝典》云：户上着桃板辟邪，取山海经神荼、郁垒居东海蟠桃树下，主领众鬼之义。许慎云：羿死于桃桔。梧，杖也。故鬼畏桃，而今人用桃梗作杙橛以辟鬼也。《礼记》云：王吊则巫祝以桃茢前引，以辟不祥。茢者，桃枝作帚也。博物志云：桃根为印，可以召鬼。甄异传云：鬼但畏东南枝尔。据此诸说，则本草桃之枝、叶、根、核、桃枭、桃橛，皆辟鬼祟产件，盖有由来矣。钱乙小儿方，疏取积热及结胸，用巴豆、硇、汞之药，以桃符煎汤下，亦是厌之之义也。

桃橛拾遗〔时珍曰〕橛音掘，即杙也。人多钉于地上，以镇家宅，三载者良。

【主治】卒心腹痛，鬼疰，破血，辟邪恶气胀满，煮汁服之　与桃符同功。藏器。

桃寄生见木部。

桃蠹虫移入虫部。

栗（别录上品）

【释名】〔时珍曰〕栗，《说文》作㮚，从卤（音条），象花实下垂之状也。梵书名笃迦。

【集解】〔别录曰〕栗生山阴，九月采。〔弘景曰〕今会稽诸暨栗，形大皮厚，不美；剡及始丰栗，皮薄而甜，乃佳。〔颂曰〕栗处处有之，而兖州、宣州者最胜。木高二三丈，叶极类栎。四月开花青黄色，长条似胡桃花。实有房猬，大者若拳，中子三四；小者若桃李，中子惟一二。将熟则罅拆子出。栗类亦多。按陆玑《诗疏》云：栗，五方皆有之，周、秦、吴、扬特饶。惟濮阳及范阳栗甜美味长，他方者不及也。倭、韩国诸岛上栗大如鸡子，味短不美。桂阳有莘栗，丛生，实大如杏仁，皮、子形色与栗无异，但小耳。又有奥栗，皆与栗同，子圆而细，惟江湖有之，或云即莘也。莘音榛，诗云"树之莘栗"是矣。〔恭曰〕板栗、锥栗二树皆大。茅栗似板栗而细如橡子，其树虽小，叶亦不殊，但春生夏花、秋实冬枯为异耳。〔宗奭曰〕湖北一种旋栗，顶圆末尖，即橉栗，象榛子形也。栗欲干收，莫如曝之；欲生收，莫如润沙藏之，至夏初尚如新也。〔时珍曰〕栗但可种成，不可移栽。按《事类合璧》云：栗木高二三丈，苞生多刺如猬毛，每枝不下四五个苞，有青、黄、赤三色。中子或单或双，或三或四。其壳生黄熟紫，壳内有膜裹仁，九月霜降乃熟。其苞自裂而子坠者，乃可久藏，苞未裂者易腐也。其花

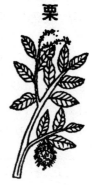

栗

作条，大如箸头，长四五寸，可以点灯。栗之大者为板栗，中心扁子为栗楔。稍小者为山栗。山栗之圆而末尖者为锥栗。圆小如橡子者为莘栗。小如指顶者为茅栗，即尔雅所谓栭栗也，一名栵栗，可炒食之。刘恂岭表录异云：广中无栗。惟勤①州山中有石栗，一年方熟，圆如弹子，皮厚而味如胡桃。得非栗乃水果，不宜于炎方耶？

实

【气味】咸，温，无毒。〔诜曰〕吴栗虽大味短，不如北栗。凡栗日中曝干食，即下气补益；不尔犹有木气，不补益令。火煨去汗，亦杀木气。生食则发气，蒸炒热食则壅气。凡患风水人不宜食，味咸生水也。〔恭曰〕栗作粉食，胜于菱、芡；但以饲孩儿，令齿不生。〔宗奭曰〕小儿不可多食。生则难化，熟则滞气，膈食生虫，往往致病。

【主治】益气，厚肠胃，补肾气，令人耐肌。别录。生食，治腰脚不遂。思邈。疗筋骨断碎，肿痛瘀血，生嚼涂之。有效。苏恭。

栗楔音屑。〔时珍曰〕一球三颗，其中扁者栗楔也。

【主治】筋骨风痛。士良。活血尤效。〔颂曰〕今衡山合活血丹用之。每日生食七枚，破冷痃癖。又生嚼，罯恶刺，出箭头。傅瘰疬肿毒痛。大明。

【发明】〔思邈曰〕栗，肾之果也。肾病宜食之。〔弘景曰〕相传有人患腰脚弱，往栗树下食数升，便能起行。此是补肾之义，然应生啖。若服饵则宜蒸曝之。〔宗奭曰〕栗之补肾，为其味咸，又滞其气也。〔时珍曰〕栗于五果属水。水潦之年则栗不熟，类相应也。有人内寒，暴泄如注，令食煨栗二三十枚，顿愈。肾主大便，栗能通肾，于此可验。《经验方》治肾虚腰脚无力，以袋盛生栗悬干，每旦吃十余颗，次吃猪肾粥助之，久必强健。盖风干之栗，胜于日曝，而火煨油炒，胜于煮蒸。仍须细嚼，连液吞咽，则有益。若顿食至饱，反致伤脾矣。按苏子由诗云：老去自添腰脚病，山翁服栗旧传方。客来为说晨兴晚，三咽徐收白玉浆。此得食栗之诀也。王祯《农书》云：史记载秦饥，应侯请发五苑枣、栗。则本草栗厚肠胃、补肾气、令人耐饥之说，殆非虚语矣。

栗莸音孚。〔恭曰〕栗内薄皮也。

【气味】甘，平，涩，无毒。

【主治】捣散，和蜜涂面，令光急去皱纹。苏恭。

栗壳栗之黑壳也。

【气味】同莸。

【主治】反胃消渴，煮汁饮之。孟诜。煮汁饮，止泻血。大明。

毛球栗外刺包也。

【主治】煮汁，洗火丹毒肿。苏恭。

花

【主治】瘰疬。吴瑞。

---

① 勤：原作"靳"，按广中无靳州，今据岭表录卷中改。

树皮

【主治】煮汁，洗沙虱、溪毒。苏恭。疗疮毒。苏颂。治丹毒五色无常。剥皮有刺者，煎水洗之。孟诜。出肘后方。

根

【主治】偏肾气，酒煎服之。汪颖。

天师栗（纲目）

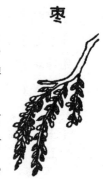

天师栗

娑罗子

【集解】〔时珍曰〕按宋祁《益州方物记》云：天师栗，惟西蜀青城山中有之，他处无有也。云张天师学道于此所遗，故名。似栗而味美，惟独房若橡为异耳。今武当山所卖娑罗子，恐即此物也。

【气味】甘，温，无毒。

【主治】久食，已风挛。时珍。出益州记。

枣（本经上品）

【释名】〔时珍曰〕按陆佃《埤雅》云：大曰枣，小曰棘。棘，酸枣也。枣性高，故重束；棘性低，故并束。束音次。枣、棘皆有刺针，会意也。

【集解】〔别录曰〕枣生河东平泽。〔弘景曰〕世传河东猗氏县枣特异。今青州出者形大而核细，多膏甚甜。郁州玄市者亦好，小不及耳。江东临沂、金城枣形大而虚，少脂，好者亦可用之。南枣大恶，不堪啖。〔颂曰〕近北州郡皆出枣，惟青州之种特佳。晋州、绛州者虽大，而不及青州肉厚也。江南出者，坚燥少脂。今园圃种莳者，其种甚多。美者有水菱枣、御枣之类，皆不堪入药，盖肌肉轻虚故也。南郡人煮而曝干，皮薄而皱，味更甘于他枣，谓之天蒸枣，亦不入药。按郭璞注《尔雅》云：壶枣大而锐，犹壶瓠也。边，腰枣也。细腰，今谓之辘轳枣。挤，白枣也，子白乃熟。洗，大枣也，出河东猗氏县，大如鸡卵。遵，羊枣也，实小紫黑，俗名羊矢枣。樲，酸枣也，木小而实酢。还味，捻枣也，其味短。蹶泄，苦枣也，其味苦。晰，无实枣也。〔宗奭曰〕大枣先青州，次晋州，皆可晒曝入药，益脾胃。余者止可充食用耳。青州人以枣去皮核，焙干为枣圈，以为奇果。有御枣，甘美轻脆，后众枣熟而易生虫，今人所谓扑落酥者是也。又有牙枣，先众枣熟，亦甘美，微酸而尖长。二枣皆可啖，不堪收曝。〔时珍曰〕枣木赤心有刺。四月生小叶，尖觥光泽。五月开小花，白色微青。

枣

南北皆有，惟青、晋所出者肥大甘美，入药为良。其类甚繁，《尔雅》所载之外，郭义恭《广志》有狗牙、鸡心、牛头、羊矢、称猴、细腰、赤心、三星、骈白之名，又有木枣、氏枣、桂枣、夕枣、灌枣、墟枣、蒸枣、白枣、丹枣、棠枣及安邑、信都诸枣。谷城紫枣长二寸，羊角枣长三寸。密云所出小枣，脆润核细，味亦甘美，皆可充果食、不堪入药。入药须用青州及晋地晒干大枣为良。按贾思勰《齐民要术》云：凡枣全赤时，日日撼而收曝，则红皱。若半赤收者，肉未充满，干即色黄而皮皱。将^①赤收者，味亦不佳。食经作干枣法：须治净地，铺菰箔之类承枣，日晒夜露，择去胖烂，曝干收之。切而晒干者为枣脯。煮熟榨出者为枣膏，亦曰枣瓤。蒸熟者为胶枣，加以糖、蜜拌蒸则更甜；以麻油叶同蒸，则色更润泽。捣枣胶晒干者为枣油，其法取红软干枣入釜，以水仅淹平，煮沸漉出，砂盆研细，生布绞取汁，涂盘上晒干，其形如油，以手摩刮为末收之。每以一匙，投汤碗中，酸甜味足，即成美浆，用和米籺，最止饥渴、益脾胃也。卢谌《祭法》云：春祀用枣油。即此。

生枣

【气味】甘、辛，热，无毒。多食令人寒热。凡羸瘦者不可食。〔思邈曰〕多食令人热渴膨胀，动脏腑，损脾元，助湿热。

大枣

【释名】干枣别录、**美枣**别录、**良枣**。〔别录曰〕八月采，曝干。〔瑞曰〕此即晒干大枣也。味最良美，故宜入药。今人亦有用胶枣之肥大者。

【气味】甘，平，无毒。〔思邈曰〕甘、辛，热，滑，无毒，〔杲曰〕温。〔大明曰〕有齿病、疳病、虫䘌人不宜啖枣，小儿尤不宜食。又忌与葱同食，令人五脏不和；与鱼同食，令人腰腹痛。〔时珍曰〕今人蒸枣多用糖、蜜拌过，久食最损脾、助湿热也。啖枣多，令人齿黄生蟹。故嵇康《养生论》云：齿处晋而黄，虱处头而黑。

【主治】心腹邪气，安中，养脾气，平胃气，通九窍，助十二经，补少气、少津液、身中不足，大惊四肢重，和百药。久服轻身延年。本经。〔宗奭曰〕**煮取肉，和脾胃药甚佳。补中益气，坚志强力，除烦闷，疗心下悬，除肠澼。久服不饥神仙。**别录。**润心肺，止嗽，补五脏，治虚损，除肠胃癖气。和光粉烧，治疳痢。**大明。**小儿患秋痢，与蛀枣食之良。**孟诜。**杀乌头、附子、天雄毒。**之才。**和阴阳，调荣卫，生津液。**李杲。

【发明】〔弘景曰〕道家方药，以枣为佳饵。其皮利，肉补虚，所以合汤皆擘之也。〔杲曰〕大枣气味俱厚。阳也。温以补不足，甘以缓阴血。〔成无己曰〕邪在荣卫者，辛甘以解之。故用姜、枣以和营卫，生发脾胃升腾之气。张仲景治奔豚，用大枣滋脾土以平肾气也。治水饮胁痛有十枣汤，益土而胜水也。〔震亨曰〕枣属土而有火。味甘性缓。甘先入脾，补脾者未尝甘。故今人食甘多者，脾必受病也。〔时珍曰〕《素问》言枣为脾之果，脾病宜食之。谓治病和药，枣为脾经血分药也。若无故频食，则生虫损齿，贻害多

---

① 而皮皱将：此四字原脱，今据齐民要术卷四第三十三补。

矣。按王好古云：中满者勿食甘，甘令人满。故张仲景建中汤心下痞者，减汤、枣、与甘草同例，此得用枣之方矣。又按许叔微《本事方》云：一妇病脏燥悲泣不止。祈祷备至。予忆古方治此证употребил用大枣汤遂治，与服尽剂而愈。古人识病治方，妙绝如此。又陈自明《妇人良方》云：程虎卿内人妊娠四五个月，遇昼则惨戚悲伤，泪下数欠，如有所凭，医巫兼治皆无益。管伯周说：先人曾语此，治须大枣汤乃愈。虎卿借方治药，一投而愈。方见下条。又摘玄方治此证，用红枣烧存性，酒服三钱，亦大枣汤变法也。

三岁陈枣核中仁

【气味】燔之，苦，平，无毒。

【主治】腹痛邪气。别录。恶气卒疰忤。孟诜。核烧研，掺胫疮良。时珍。

【发明】〔时珍曰〕按《刘根别传》云：道士陈孜如痴人，江夏袁仲阳敬事之。孜曰：今春当有疾，可服枣核中仁二十七枚。后果大病，服之而愈。又云：常服枣仁，百邪不复干也。仲阳服之有效，则枣果有治邪之说矣。又《道书》云：常含枣核治气，令口行津液，咽之佳。谢承《后汉书》亦云：孟节能含枣核，不食可至十年也。此皆藉枣以生津受气，而咽之又能达黄宫，以交离坎之义耳。

叶

【气味】甘，温，微毒。〔别录曰〕散服使人瘦，久即呕吐。

【主治】覆麻黄，能令出汗。本经。和葛粉，揩热痱疮，良。别录。治小儿壮热，煎汤浴之。大明。

木心

【气味】甘，涩，温，有小毒。

【主治】中蛊腹痛，面目青黄，淋露骨立。锉取一斛。水淹三寸，煮至二斗澄清，煎五升。旦服五合，取吐即愈。又煎红水服之，能通经脉。时珍。出小品方。

根

【主治】小儿赤丹从脚跌起，煎汤频浴之。时珍。出千金。

皮

【主治】同老桑树皮，并取北向者，等分，烧研。每用一合，井水煎，澄取清，洗目。一月三洗，昏者复明。忌荤、酒、房事。时珍。

仲思枣（宋开宝）

【释名】仙枣〔志曰〕北齐时有仙人仲思得此枣种之，因以为名。

【集解】〔志曰〕仲思枣形如大枣，长二寸，正紫色，细文小核，味甘。今亦少有。

〔时珍曰〕按杜宝《大业拾遗记》云：隋时信都郡献仲思枣，长四寸，围五寸，肉肥核小有味，胜手青州枣，亦名仙枣。观此，则《广志》之西王母枣、谷城紫枣，皆此类也。

【气味】甘，温，无毒。

【主治】补虚益气，润五脏，去痰嗽冷气。久服令人肥健，好颜色，神仙不饥。开宝。

苦枣（食性）

【释名】蹶泄尔雅。名义未详。

【集解】〔士良曰〕苦枣处处有之。色青而小，味苦不堪，人多不食。

实

【气味】苦，大寒，无毒。

【主治】伤寒热伏在脏腑，狂荡烦满，大小便闭涩。取肉煮研，和蜜丸服。士良。

第三十卷　果部二目录

果之二（山果类三十四种）

第三十卷　果部二

果之二（山果类三十四种）

梨（别录下品）

【释名】快果　果宗　玉乳　蜜父〔震亨曰〕梨者，利也。其性下行流利也。〔弘景曰〕梨种殊多，并皆冷利，多食损人，故俗人谓之快果，不入药用。

【集解】〔颂曰〕梨处处皆有，而种类殊别。医方相承，用乳梨、鹅梨。乳梨出宣城，皮厚而肉实，其味极长。鹅梨河之南北州郡皆有之，皮薄而浆多，味差短，其香则过之。其余水梨、消梨、紫糜梨、赤梨、青梨、茅梨、甘棠梨、御儿梨之类甚多，俱不入药也。一种桑梨，惟堪蜜煮食之，止口干，生食不益人，冷中。又有紫花梨，疗心热。唐武宗有此疾，百药不效。青城山邢道人以此梨绞汁进之，帝疾遂愈。复求之，不可得。常山郡忽有一株，因缄封以进。帝多食之，解烦躁殊效。岁久木枯，不复有种，今人不得而用之矣。〔时珍曰〕梨树高二三丈，尖叶光腻有细齿，二月开白花如雪六出。上巳无风则结实必佳。故古语云：上巳有风梨有蠹，中秋无月蚌无胎。贾思勰言梨核每颗有十余子，种之惟一二子生梨，余皆生杜，此亦一异也。杜即棠梨也。梨品甚多，必须棠梨、桑树接过者，则结子早而佳。梨有青、黄、红、紫四色。乳梨即雪梨，鹅梨即绵梨，消梨即香水梨也。俱为上品，可以治病。御儿梨即玉乳梨之讹。或云御儿一作语儿，地名也，在苏州嘉兴县，见《汉书》注。其他青皮、

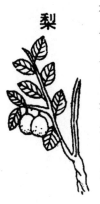

梨

早谷、半斤、沙糜诸梨，皆粗涩不堪，止可蒸煮及切烘为脯尔。一种醋梨，易水煮熟，则甜美不损人也。昔人言梨，皆以常山真定、山阳钜野、梁国睢阳、齐国临淄、钜鹿、弘农、京兆、邺都、洛阳为称。盖好梨多产于北土，南方惟宣城者为胜。故司马迁《史记》云：淮北、荥南、河济之间，千株梨其人与千户侯等也。又魏文帝诏云：真定御梨大如拳，甘如蜜，脆如菱，可以解烦释悁。辛氏《三秦记》云：含消梨大如五升器，坠地则破，须以囊承取之。汉武帝尝种于上苑。此又梨之奇品也。《物类相感志》言：梨与萝卜相间收藏，或削梨蒂种于萝卜上藏之，皆可经年不烂。今北人每于树上包裹，过冬乃摘，亦妙。

实

【气味】甘、微酸，寒，无毒。多食令人寒中萎困。金疮、乳妇、血虚者，尤不可食。〔志曰〕别本云：梨：甘寒，多食咸冷痢。桑梨：生食冷中，不益人。

【主治】热嗽，止渴。切片贴汤火伤，止痛不烂。苏恭。治客热，中风不语，治伤寒热发，解丹石热气、惊邪，利大小便。开宝。除贼风，止心烦气喘热狂。作浆，吐风痰。大明。卒暗风不语者，生捣汁频服。胸中痞塞热结者，宜多食之。孟诜。润肺凉心，消痰降火，解疮毒、酒毒。时珍。

【发明】〔宗奭曰〕梨多食动脾，少则不及病，用梨者当斟酌之。惟病酒烦渴人食之甚佳，终不能却疾。〔慎微曰〕孙光宪止梦琐言云：有一朝士见奉御梁新诊之，曰：风疾已深，请速归去。复见郴州马医赵鄂诊之。言与梁同，但请多吃消梨，咀龁不及，绞汁而饮。到家旬日，唯吃消梨顿爽也。〔时珍曰〕《别录》著梨，止言其害，不著其功。陶隐居言梨不入药。盖古人论病多主风寒，用药皆是桂、附，故不知梨有治风热、润肺凉心、消痰降火、解毒之功也。今人痰病、火病，十居六七。梨之有益，盖不为少，但不宜过食尔。按《类编》云：一士人状若有疾，厌厌无聊，往谒杨吉老诊之。杨曰：君热证已极，气血消铄，此去三年，当以疽死。士人不乐而去。闻茅山有道士医术通神，而不欲自鸣。乃衣仆衣，诣山拜之，愿执薪水之役。道士留置弟子中。久之以实白道士。道士诊之，笑曰：汝便下山，但日日吃好梨一颗。如生梨已尽，则取干者泡汤，食滓饮汁，疾自当平。士人如其戒，经一岁复见吉老。见其颜貌腴泽，脉息和平，惊曰：君必遇异人，不然岂有痊理？士人备告吉老。吉老具衣冠望茅山设拜，自咎其学之未至。此与琐言之说仿佛。观夫二条，则梨之功岂小补哉？然惟乳梨、鹅梨、消梨可食，余梨则亦不能去病也。

花

【主治】去面黑粉滓。时珍。方见李花下。

叶

【主治】霍乱吐利不止，煮汁服。作煎，治风。苏恭。治小儿寒疝。苏颂。捣汁服，解中菌毒。吴瑞。

木皮

【主治】解伤寒时气。时珍。

鹿梨（图经）

【校正】原附梨下，今分出。

【释名】鼠梨诗疏山梨毛诗杨檖尔雅罗。〔时珍曰〕《尔雅》云：檖，罗也。其木有纹如罗，故名。《诗》云：隰有树檖。毛苌注云：檖一名赤罗。一名山梨，一名树梨，今人谓之杨檖。陆玑《诗疏》云：檖即鹿梨也，一名鼠梨。

【集解】〔颂曰〕江宁府信州一种小梨名鹿梨，叶如茶，根如小拇指。彼人取皮治疮，八月采之。近处亦有，但采实作干，不知入药也。〔时珍曰〕山梨，野梨也，处处有之。梨大如杏，可食。其木文细密，赤者文急，白者文缓。按陆玑云：鹿梨，齐郡尧山、鲁国、河内皆有，人亦种之。实似梨而酢，亦有美脆者。

实

【气味】酸，涩，寒，无毒。

【主治】煨食治痢。苏颂。

根皮

【气味】同实。

【主治】疮疥，煎汁洗之。苏颂。

棠梨

【释名】甘棠〔时珍曰〕《尔雅》云：杜，甘棠也。赤者杜，白者棠。或云：牝曰杜，牡①曰棠。或云：涩者杜，甘者棠。杜者涩也，棠者糖也。三说俱通，未说近是。

【集解】〔时珍曰〕棠梨，野梨也。处处山林有之。树似梨而小。叶似苍术叶，亦有团者，三叉者，叶边皆有锯齿，色颇黪白。二月开白花，结实如小楝子大，霜后可食。其树接梨甚嘉。有甘、酢，赤、白二种。按陆玑《诗疏》云：白棠，甘棠也，子多酸美而滑。赤棠子涩而酢，木理亦赤，可作弓材。《救荒本草》云：其叶味微苦，嫩时炸熟，水浸淘净，油、盐调食，或蒸晒代茶。其花亦可炸食，或晒干磨面作烧饼食以济饥。又杨慎《丹铅录》言：尹伯奇采楟花以济饥。注者言楟即山梨，乃今棠梨也。未知是否？

实

【气味】酸、甘、涩，寒，无毒。

① 牡：原作"杜"，今据说文卷六上木部棠字改。

【主治】烧食，止滑痢。时珍。

枝叶

【气味】同实。

【主治】霍乱吐泻不止，转筋腹痛，取一握，同木瓜二两煎汁，细呷之，时珍。圣惠方。

海红（纲目）

【释名】海棠梨〔时珍曰〕按李德裕《草①木记》云：凡花木名海者，皆从海外来，如海棠之类是也。又李白诗注云：海红乃花名，出新罗国甚多。则海棠之自海外有据矣。

【集解】〔时珍曰〕《饮膳正要》果类有海红，不知出处，此即海棠梨之实也。状如木，瓜而小，二月开红花，实至八月乃熟。郑樵《通志》云：海棠子名海红，即尔雅赤棠也。沈立《海棠普》云：棠有甘棠、沙棠、棠梨，皆非海棠也。海棠盛于蜀中。其出江南者名南海棠，大抵相类，而花差小。棠性多类梨。其核生者长慢，数十年乃花。以枝接梨及木瓜者易茂。其根色黄而盘劲。且木坚而多节，外白中赤。其枝叶密而条畅。其叶类杜，大者缥绿色，小者浅紫色。二月开花五出，初如胭脂点点然，开则渐成缬晕，落则有若宿妆淡粉。其蒂长寸余，淡紫色，或三萼、五萼成丛。其蕊如金粟，中有紫须。其实状如梨，大如樱桃，至秋可食，味甘酸。大抵海棠花以紫绵色者为正，余皆棠梨耳。海棠花不香，惟蜀之嘉州者有香而木大。有黄海棠，花黄。贴干海棠，花小而鲜。垂丝海棠，花粉红向下。皆无子，非真海棠也。

子

【气味】酸、甘，平，无毒。

【主治】泄痢。时珍。出正要。

木瓜（别录中品）

【释名】楙音茂。〔时珍曰〕按尔雅云：楙，木瓜。郭璞注云：木实如小瓜，酢而可食。则木瓜之名，取此义也。或云：木瓜味酸，得木之正气故名。亦通。楙从林、矛，谐声也。

---

① 草：原作"花"，今据本书卷一引据经史百家书目录改。

木　瓜

【集解】〔弘景曰〕木瓜，山阴兰亭尤多，彼人以为良果。又有榠楂，大而黄。有楂子，小而涩。礼云：楂、梨钻之，古亦以楂为果，今则不也。〔保升曰〕其树枝状如柰，花作房生子，形似栝楼，火干甚香。楂子似梨而酢，江外常为果食。〔颂曰〕木瓜处处有之，而宣城者为佳。木状如柰。春末开花，深红色。其实大者如瓜，小者如拳，上黄似着粉。宣人种莳尤谨，遍满山谷。始实成则镟纸花粘于上，夜露日烘，渐变红，花色其文如生。本州以充土贡，故有宣城花木瓜之称。榠楂酷类木瓜，但看蒂间别有重蒂如乳者为木瓜，无者为榠楂也。〔敩曰〕真木瓜皮薄，色赤黄，香而甘酸不涩，其向里子头尖，一面方，食之益人。有和圆子，色微黄，蒂粗，其子小圆，味涩微酸，能伤人气。有蔓子，颗小，味绝涩，不堪用。有土伏子，味绝苦涩不堪，子如大样油麻，饵之令人目色，多赤筋痛也。〔宗奭曰〕西洛大木瓜，其味和美，至熟止青白色，入药绝有功，胜宣州者，味淡。〔时珍曰〕木瓜可种可接，可以枝压。其叶光而厚，其实如小瓜而有鼻。津润味不木者为木瓜。圆小于木瓜，味木而酢涩者为木桃。似木瓜而无鼻，大于木桃，味涩者为木李，亦曰木梨，即榠楂及和圆子也。鼻乃花脱处，非脐蒂也。木瓜性脆，可蜜渍之为果。去子蒸烂，捣泥入蜜与姜作煎，冬月饮尤佳。木桃、木李性坚，可蜜煎及作糕食之。木瓜烧灰散池中，可以毒鱼，说出淮南万毕术。又《广志》云：木瓜枝，一尺有百二十节，可为数号。

实

【修治】〔敩曰〕凡使木瓜，勿犯铁器，以铜刀削去硬皮并子，切片晒干，以黄牛乳汁拌蒸，从巳至未，待如膏煎，乃晒用也。〔时珍曰〕今人但切片晒干入药尔。按《大明会典》：宣州岁贡乌烂虫蛀木瓜人御药局。亦取其陈久无木气，如栗子去木气之义尔。

【气味】酸，温，无毒。〔思邈曰〕酸、咸，温，涩。〔诜曰〕不可多食，损齿及骨。

【主治】湿痹脚气，霍乱大吐下，转筋不止。别录。治脚气冲心，取嫩者一颗，去子煎服佳。强筋骨，下冷气，止呕逆，心膈痰唾，消食，止水利后渴不止，作饮服之。藏器。止吐泻奔豚，及水肿冷热痢，心腹痛。大明。调营卫，助谷气。雷敩。去湿和胃，滋脾益肺，治腹胀善噫，心下烦痞。好古。

【发明】〔杲曰〕木瓜入手、足太阴血分，气脱能收，气滞能和。〔弘景曰〕木瓜最疗转筋。如转筋时，但呼其名及书上作木瓜字皆愈，此理亦不可解。俗人挂木瓜杖，云利筋脉也。〔宗奭曰〕木瓜得木之正，酸能入肝，故益筋与血。病腰肾脚膝无力，皆不可缺。人以铅霜或胡粉涂之，则失酢味，且无渣，盖受金之制也。〔时珍曰〕木瓜所主霍乱吐利转筋脚气，皆脾胃病也，非肝病也。肝虽主筋，而转筋则由湿热、寒湿之邪袭伤脾胃所致，故筋转必起于足腓。腓及宗筋皆属阳明。木瓜治转筋，非益筋也，理脾而伐肝也。土病则金衰而木盛，故用酸温以收脾肺之耗散，而借其走筋以平肝邪，乃土中泻木以助金也。木平则土得令而金受荫矣。素问云：酸走筋，筋病无多食酸。孟诜云：多食木瓜，损齿及骨。皆伐肝之明验，而木瓜入手足太阴为脾、肺药，非肝药，益可证矣。又针经云：多食酸，令人癃。酸入于胃，其气涩以收，两焦之气，不能出入，流入胃中，下去膀胱，胞薄以软，得酸则缩卷，约而不通，故水道不利而癃涩也。罗天益《宝鉴》云：太保刘仲海日食蜜煎木瓜三五枚，同伴数人皆病淋疾，以问天益。天益曰：此食酸所致也，但夺食则已。阴之所生，本在五味；阴之所营，伤在五味。五味太过，皆能伤人，不独酸也。又陆佃《埤雅》云：俗言梨百损一益；楙百益一损。故诗云，投我以木瓜，取其有益也。

木风核

【主治】霍乱烦躁气急，每嚼七粒，温水咽之。时珍。出圣惠。

枝 叶 皮 根

【气味】并酸，涩，温，无毒。

【主治】煮汁饮，并止霍乱吐下转筋，疗脚气。别录。枝作杖，利筋脉。根、叶煮汤淋足，可以已蹶。木材作桶濯足，甚益人。苏颂。枝、叶煮汁饮，治热痢。时珍。出千金。

花

【主治】面黑粉滓。方见李花。

楂子（音渣食疗）

【校正】原附木瓜下，今分出。

【释名】木桃埤雅和圆子。〔时珍曰〕木瓜酸香而性脆。木桃酢涩而多渣，故谓之楂，雷公《炮炙论》和圆子即此也。

【集解】〔藏器曰〕楂子生中都，似榅桲而小，江外常为果食，北土无之。〔颂曰〕处处有之，孟州特多。〔弘景曰〕礼云：楂梨钻之。谓钻去核也。郑玄不识，以为梨之不臧者。郭璞以为似梨而酢涩。古以为果，今不入例矣。〔时珍曰〕楂子乃木瓜之酢涩者，小于木瓜，色微黄，蒂、核皆粗，核中之子小圆也。按王祯《农书》云：楂似小梨，西川、唐、邓间多种之。味劣于梨与木瓜，而入蜜煮汤，则香美过之。《庄子》云：楂、梨、橘、柚皆可于口。《淮南子》云：树楂、梨、橘，食之则美，嗅之则香。皆指此也。

【气味】酸，涩，平，无毒。〔诜曰〕多食伤气，损齿及筋。

【主治】断痢。弘景。去恶心咽酸，止酒痰黄水。藏器。煮汁饮，治霍乱转筋，功与木瓜相近。孟诜。

榠楂（音冥渣宋图经）

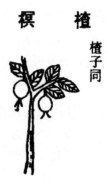

榠楂 楂子同

【校正】原附木瓜下，今分出。

【释名】蛮楂通志、瘙楂拾遗、木李诗经、木梨埤雅。〔时珍曰〕木李生于吴越，故郑樵《通志》谓之蛮楂。云俗呼为木梨，则榠楂盖蛮楂之讹也。

【集解】〔颂曰〕榠楂木、叶、花、实酷类木瓜，但比木瓜大而黄色。辨之惟看蒂间别有重蒂如乳者为木瓜，无此则榠楂也。可以进酒去痰。道家生压取汁，和甘松、玄参末作湿香，云甚爽神也。〔诜曰〕榠楂气辛香，致衣箱中杀蠹虫。〔时珍曰〕榠楂乃木瓜之大而黄色无重蒂者也。楂子乃木瓜之短小而味酢涩者也。温桲则楂类之生于北土者也。三物与木瓜皆是一类各种，故其形状功用不甚相远，但木瓜得木之正气为可贵耳。

【气味】酸，平，无毒。

【主治】解酒去痰。弘景。食之去恶心，止心中酸水。藏器。煨食，止痢。浸油梳头，治发白、发赤。大明。煮汁服，治霍乱转筋。吴瑞。

榲桲（音温孛宋开宝）

【释名】〔时珍曰〕榲桲性温而气馪，故名。馪（音孛），香气也。

【集解】〔志曰〕榲桲生北土，似楂子而小。〔颂曰〕今关陕有之，沙苑出者更佳。其实大抵类楂，但肤慢而多毛，味尤甘。其气芬馥，置衣笥中亦香。〔藏器曰〕树如林擒，花白绿色。〔宗奭曰〕食之须净去浮毛，不尔损人肺。花白色，亦香。最多生虫，少有不至者。〔时珍曰〕榲桲盖榠楂之类生于北土者，故其形状功用皆相仿佛。李珣《南海药录》言：关中谓林檎为榲桲。按《述征记》云：林檎佳美。微大而状丑有毛，其味香，关辅乃有，江南甚希。观此则林檎、榲桲，盖相似而二物也。李氏误矣。

榲桲

【气味】酸、甘，微温，无毒。〔士良曰〕发毒热，秘大小肠，聚胸中痰，塞涩血脉，不宜多食。〔瑞曰〕同车螯食，发疝气。

【主治】温中，下气消食，除心间酸水，去臭，辟衣鱼。开宝。去胸膈积食，止渴除烦。将卧时，啖一、两枚，生、熟皆宜。苏颂。〔宗奭曰〕卧时啖此太多，亦痞塞胃脘也。主水泻肠虚烦热，散酒气，并宜生食。李珣。

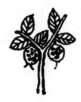

木皮

【主治】捣末，傅疮。苏颂。

山楂（音渣唐本草）

【校正】唐本草木部赤爪木，宋图经外类棠梂子，丹溪补遗山楂，皆一物也。今并于一，但以山楂标题。

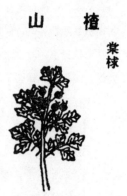

山 楂

棠梂

【释名】**赤爪子**侧巧切。唐本**鼠楂**唐本、**猴楂**危氏、**茅楂**日用、**杭子**音求、**鼗梅**音计。并尔雅。**羊梂**唐本、**棠梂子**图经、**山里果**食鉴。〔时珍曰〕山楂味似楂子，故亦名楂。世俗皆作查字，误矣。查（音槎）乃水中浮木，与楂何关？郭璞注尔雅云：杭（音求）树如梅。其子大如指头，赤色似小柰，可食。此即山楂也，世俗作梂字亦误矣。梂乃栎实，于杭何关？楂、杭之名，见于尔雅。自晋、宋以来，不知其原，但用查、梂耳。此物生于山原茅林中，猴、鼠喜食之，故又有诸名也。《唐本草》赤爪木当作赤枣，盖枣、爪音讹也，楂状似赤枣故尔。范成大《虞衡志》有赤枣子。王玙百一选方云：山里红果，俗名酸枣，又名鼻涕团。正合此义矣。

【集解】〔恭曰〕赤爪木，赤楂也。出山南、申、安、随诸州。小树高五六尺，叶似香菜。子似虎掌，大如小林檎，赤色。〔藏器曰〕赤爪草，即鼠楂梂也。生高原。梂似小楂而赤，人食之。〔颂曰〕棠梂子生滁州。三①月开白花，随便结实，采无时。彼人用治下痢及腰疼有效。他处亦有，不入药用。〔时珍曰〕赤爪、棠梂、山楂，一物也。古方罕用，故《唐本》虽有赤爪，后人不知即此也。自丹溪朱氏始著山楂之功，而后遂为要药。其类有二种，皆生山中。一种小者，山人呼为棠梂子、茅楂、猴楂，可入药用。树高数尺，叶有五尖，桠间有刺。三月开五出小白花。实有赤、黄二色，肥者如小林檎，小者如指头，九月乃熟，小儿采而卖之。闽人取熟者去皮核，捣和糖、蜜，作为楂糕，以充果物。其核状如牵牛子，黑色甚坚。一种大者，山人呼为羊杭子。树高丈余，花叶皆同，但实稍大而色黄绿，皮涩肉虚为异尔。初甚酸涩，经霜乃可食。功应相同，而采药者不收。

实

【修治】〔时珍曰〕九月霜后取带熟者，去核曝干，或蒸熟去皮核，捣作饼子，日干用。

【气味】酸，冷，无毒。〔时珍曰〕酸、甘，微温。生食多令人嘈烦易饥，损齿，齿龋人尤不宜也。

---

① 三：原作"二"，今据大观本草卷三十一及政和本草卷三十棠梂子条改，与上濒湖自说一致。

【主治】煮汁服，止水痢。沐头洗身，治疮痒。唐本。煮汁洗漆疮，多瘥。弘景。治腰痛有效。苏颂。消食积，补脾，治小肠疝气，发小儿疮疹。吴瑞。健胃，行结气。治妇人产后儿枕痛，恶露不尽，煎汁入沙糖服之，立效。震亨。化饮食，消肉积症瘕，痰饮痞满吞酸，滞血痛胀。时珍。化血块气块，活血。宁原。

【发明】〔震亨曰〕山楂大能克化饮食。若胃中无食积，脾虚不能运化，不思食者，多服之，则反克伐脾胃生发之气也。〔时珍曰〕凡脾弱食物不克化，胸腹酸刺胀闷者，于每食后嚼二三枚，绝佳。但不可多用，恐反克伐也。按《物类相感志》言：煮老鸡、硬肉，入山楂数颗即易烂。则其消肉积之功，盖可推矣。珍邻家一小儿，因食积黄肿，腹胀如鼓。偶往羊机树下，取食之至饱。归而大吐痰水，其病遂愈。羊机乃山楂同类，医家不用而有此效，则其功应相同矣。

核

【主治】吞之，化食磨积，治癞疝。时珍。

赤爪木

【气味】苦，寒，无毒。

【主治】水痢，头风身痒。唐本。

根

【主治】消积，治反胃。时珍。

茎叶

【主治】煮汁，洗漆疮。时珍。出肘后。

庵罗果（宋开宝）

【释名】庵摩罗迦果出佛书。香盖〔时珍曰〕庵罗，梵音二合者也。庵摩罗，梵音三合者也。华言清净是也。

【集解】〔志曰〕庵罗果树生，若林檎而极大。〔宗奭曰〕西洛甚多，梨之类也。其状亦梨，先诸梨熟，七夕前后已堪啖，色黄如鹅梨，才熟便松软，入药亦希。〔时珍曰〕按《一统志》云：庵罗果俗名香盖，乃果中极品。种出西域，亦奈类也。叶似茶叶。实似北梨，五六月熟，多食亦无害。今安南诸地亦有之。

庵罗果

【气味】甘，温，无毒。〔士良曰〕酸，微寒。〔志曰〕动风疾。凡天行病及食饱后，俱不可食。同大蒜、辛物食，令人患黄病。

【主治】食之止渴。开宝。主妇人经脉不通，丈夫营卫中血脉不行。久食，令人不饥。士良。

叶

【主治】渴疾，煎汤饮。士良。

柰（别录下品）

【释名】频婆音波。〔时珍曰〕篆文柰字，象子缀于木之形。梵言谓之频婆，今北人亦呼之，犹云端好也。

【集解】〔弘景曰〕柰，江南虽有，而北国最丰。作脯食之，不宜人。林檎相似而小，俱不益人。〔士良曰〕此有三种：大而长者为柰，圆者为林檎，皆夏熟；小者味涩为梣，秋熟，一名楸子。〔时珍曰〕柰与林檎，一类二种也。树、实皆似林檎而大，西土最多，可栽可压。有白、赤、青三色。白者为素柰，赤者为丹柰，亦曰朱柰，青者为绿柰，皆夏熟。凉州有冬柰，冬熟，子带碧色。《孔氏六帖》言：凉州白柰，大如兔头。《西京杂记》言：上林苑紫柰，大如升，核紫花青。其汁如漆，著衣不可浣，名脂衣柰。此皆异种也。郭义恭《广志》云：西方例多柰，家家收切，暴干为脯，数十百斛，以为蓄积，谓之频婆粮。亦取柰汁为豉用。其法：取熟柰纳瓮中，勿令蝇入。六七日待烂，以酒腌，痛拌令如粥状，下水更拌，滤去皮子。良久去清汁，倾布上，以灰在下引汁尽，划开日干为末，调物甘酸得所也。刘熙释名载：柰油，以柰捣汁涂缯上，暴燥取下，色如油也。今关西人以赤柰、楸子取汁涂器中，暴干名果单是矣。味甘酸，可以馈远。杜恕《笃论》云：日给之花似柰，柰实而日给零落，虚伪与真实相似也。则日给乃柰之不实者。而王羲之帖云：来禽、日给，皆囊盛为佳果。则又似指柰为日给矣。木槿花亦名曰及，或同名耳。

实

【气味】苦，寒，有小毒。多食令人肺壅胪胀，有病人尤甚。别录。〔思邈曰〕酸、苦，寒，涩，无毒。〔时珍曰〕案正要云：频婆：甘，无毒。

【主治】补中焦诸不足气，和脾。治卒食饱气壅不通者，捣汁服。孟诜，益心气，耐饥。千金。生津止渴。正要。

林檎（宋开宝）

【校正】并入拾遗文林郎果。

【释名】来禽法帖、文林郎果。〔藏器曰〕文林郎生渤海间。云其树从河中浮来，有文林郎拾得种之，因以为名。〔珣曰〕文林郎，南人呼为榅桲是矣。〔时珍曰〕案洪玉

柰林檎
林檎圆小

父云：此果味甘，能来众禽于林，故有林禽、来禽之名。又唐高宗时，纪王李谨得五色林檎似朱柰以贡。帝大悦，赐谨为文林郎。人因呼林檎为文林郎果。又《述征记》云：林檎实佳美。其楸梓微大而状丑，有毛而香，关辅乃有，江南甚希。据此，则林檎是文林郎，非楸梓矣。

【集解】〔志曰〕林檎在处有之。树似柰，皆二月开粉红花。子亦如柰而差圆，六月、七月熟。〔颂曰〕亦有甘、酢二种：甘者早熟而味脆美；酢者差晚，须烂熟乃堪啖。今医家干之入治伤寒药，谓之林檎散。〔时珍曰〕林檎即柰之小而圆者。其味酢者，即楸子也。其类有金林檎、红林檎、水林檎、蜜林檎、黑林檎，皆以色味立名。黑者色似紫柰。有冬月再实者。林檎熟时，晒干研末点汤服甚美，谓之林檎䴵。僧赞宁《物类相感志》云：林檎树生毛虫，埋蚕蛾于下，或以洗鱼水浇之即止。皆物性之妙也。

【气味】酸、甘，温，无毒。〔思邈曰〕酸、苦，平，涩，无毒。多食令人百脉弱。〔志曰〕多食发热及冷痰涩气，令人好睡，或生疮疖，闭百脉。其子食之，令人烦心。

【主治】下气消痰，治霍乱肚痛。大明。消渴者，宜食之。苏颂。疗水谷痢、泄精。孟诜。小儿闪癖。时珍。

东行根

【主治】白虫、蛔虫，消渴好睡。孟诜。

柿（音士别录中品）

【释名】〔时珍曰〕柿从𠂤（音淬），谐声也。俗作柿非矣。柿（音肺），削木片也。胡名镇头迦。

【集解】〔颂曰〕柿南北皆有之，其种亦多。红柿所在皆有。黄柿生汴、洛诸州。朱柿出华出，似红柿而圆小，皮薄可爱，味更甘珍。椑柿色青，可生啖。诸柿食之皆美而益人。又有一种小柿，谓之软枣，俗呼为牛奶柿。世传柿有七绝：一多寿，二多阴，三无鸟巢，四无虫蠹，五霜叶可玩，六嘉实，七落叶肥滑，可以临书也。〔宗奭曰〕柿有数种：着盖柿，于蒂下别有一重。又有牛心柿，状如牛心。蒸饼柿，状如市卖蒸饼。华州朱柿，小而深红。塔柿，大于诸柿。去皮挂木①上，风日干之佳。火干者味不甚佳。其生者可以温水养去涩味也。〔时珍曰〕柿高树大叶，圆而光泽。四月开小花，黄白色。结实青绿色，八九月乃熟。生柿置器中自红者谓之烘柿，日干者谓之白柿，火干者谓之乌柿，水浸藏者谓之醂柿。其核形扁，状如木鳖子仁而硬坚。其根甚固，谓之柿盘。案《事类合璧》云：柿，朱果也。大者如碟，八棱稍扁；其次如拳；小或如鸡子、鸭子、牛心、鹿心之状。一种小而如拆二钱者，谓之猴枣。皆以核少者为佳。

---

① 木：原作"本"，今据本草衍义卷十八及政和本草卷二十三柿条改。

烘柿〔时珍曰〕烘柿，非谓火烘也。即青绿之柿，收置器中，自然红熟如烘成，涩味尽去，其甘如蜜。欧阳修《归田录》言襄、邓人以榠楂或榲桲或橘叶于中则熟，亦不必。

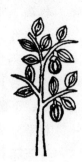

【气味】甘，寒，涩，无毒。〔弘景曰〕生柿性冷，鹿心柿尤不可食，令人腹痛。〔宗奭曰〕凡柿皆凉，不至大寒。食之引痰，为其味甘也。日干者食多动风。凡柿同蟹食，令人腹痛作泻，二物俱寒也。〔时珍曰〕按王璆百《一选方》云：一人食蟹，多食红柿，至夜大吐，继之以血，昏不省人。一道者云：惟木香可解。乃磨汁灌之，即渐苏醒而愈也。

【主治】通耳鼻气，治肠澼不足。解酒毒，压胃间热，止口干。别录。续经脉气。诜。

【发明】〔藏器曰〕饮酒食红柿，令人易醉或心痛欲死。别录言解酒毒，失之矣。

白柿柿霜

【修治】〔时珍曰〕白柿即干柿生霜者。其法用大柿去皮捻扁，日晒夜露至干，内瓮中，待生白霜乃取出。今人谓之柿饼，亦曰柿花。其霜谓之柿霜。

【气味】甘，平，涩，无毒。〔弘景曰〕日干者性冷，生柿弥冷，火熏者性热。

【主治】补虚劳不足，消腹中宿血，涩中厚肠，健脾胃气。诜。开胃涩肠，消痰止渴，治吐血，润心肺，疗肺痿心热咳嗽，润声喉，杀虫。大明。温补。多食，去面䵟。藏器。治反胃咯血，血淋肠澼，痔漏下血。时珍。霜，清上焦心肺热，生津止渴，化痰宁嗽，治咽喉口舌疮痛。时珍。

【发明】〔震亨曰〕干柿属金而有土，属阴而有收意。故止血治咳，亦可为助也。〔时珍曰〕柿乃脾、肺血分之果也。其味甘而气平，性涩而能收，故有健脾涩肠、治嗽止血之功。盖大肠者，肺之合而胃之子也。真正柿霜，乃其精液，入肺病上焦药尤佳。按方勺泊宅编云：外兄刘掾云：病脏毒下血，凡半月，自分必死。得一方，只以干柿烧灰，饮服二钱，遂愈。又王璆百一方云：曾通判子病下血十年，亦用此方一服而愈，为散、为丸皆可，与本草治肠游、消宿血、解热毒之义相合。则柿为太阴血分之药，益可征矣。又经验方云：有人三世死于反胃病，至孙得一方：用干柿饼同干饭日日食之，绝不用水饮。如法食之，其病遂愈。此又一征也。

乌柿火熏干者

【气味】甘，温，无毒。

【主治】杀虫，疗金疮、火疮，生肉止痛。别录。治狗啮疮，断下痢。弘景。服药口苦及呕逆者，食少许即止。藏器。

醂柿音览

【修治】〔瑞曰〕水藏者性冷，盐藏者有毒。〔时珍曰〕醂，藏柿也。水收、盐浸之外，又有以熟柿用灰汁澡三四度，令汁尽着器中，经十余日即可食，治病非宜。

【主治】涩下焦，健脾胃，消宿血。诜。

柿糕

【修治】〔时珍曰〕按《李氏食经》云：用糯米（洗净）一斗，大干柿五十个，同捣粉蒸食。如干，入煮枣泥和拌之。

【主治】作饼及糕与小儿食，治秋痢。诜。黄柿和米粉作糗蒸，与小儿食，止下痢、下血有效。藏器。

柿蒂

【气味】涩，平，无毒。

【主治】咳逆哕气，煮汁服。诜。

【发明】〔震亨曰〕人之阴气，依胃为养。土伤则木挟相火，直冲清道而上作咳逆。古人以为胃寒，既用丁香、柿蒂，不知其孰为补虚，孰为降火？不能清气利痰，惟有助火而已。〔时珍曰〕咳逆者，气自脐下冲脉直上至咽膈，作呃忔塞逆之声也。朱肱《南阳书》以哕为咳逆，王履溯洄集以咳嗽为咳逆，皆误矣。哕者干呕有声也。咳逆有伤寒吐下后，及久病产后，老人虚人，阴气大亏，阳气暴逆，自下焦逆至上焦而不能出者。有伤寒失下，及平人痰气抑遏而然者。当视其虚实阴阳，或温或补，或泄热，或降气，或吐或下可也。古方单用柿蒂煮汁饮之，取其苦温能降逆气也。济生柿蒂散，加以丁香、生姜之辛热，以开痰散郁，盖从治之法，而昔人亦常用之收效矣。至易水张氏又益以人参，治病厄虚人咳逆，亦有功绩。丹溪朱氏但执以寒治热之理，而不及从治之法，矫枉之过矣。若陈氏三因又加以良姜之类，是真以为胃寒而助其邪火者也。

木皮

【主治】下血。晒焙研末，米饮服二钱，两服可止。颂。汤火疮，烧灰，油调傅。时珍。

根

【主治】血崩，血痢，下血。时珍。

椑柿（音卑上宋开宝）

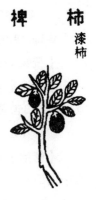

椑 柿
漆柿

【释名】漆柿日华、绿柿日用、青椑广志、乌椑开宝、花椑日用、赤棠〔时珍曰〕椑乃柿之小而卑者，故谓之椑。他柿至熟则黄赤，惟此虽熟亦青黑色。捣碎浸汁谓之柿漆，可以染罾、扇诸物，故有漆柿之名。

【集解】〔志曰〕椑柿生江淮以南，似柿而青黄。潘岳《闲居赋》所谓梁侯乌椑之柿是也。〔颂曰〕椑柿出宣歙、荆襄、闽广诸州。柿大如杏，惟堪生啖，不可为干也。

【气味】甘，寒，涩，无毒。〔弘景曰〕椑生啖性冷，服石家宜之，不入药用。不可与蟹同食。

【主治】压丹石药发热，利水，解酒毒，去胃中热。久食，令人寒中。开宝。止烦渴，润心肺，除腹脏冷热。日华。

君迁子（拾遗）

【释名】㮕枣千金作软枣。椑枣广志音逞。牛奶柿名苑、丁香柿日用、红蓝枣齐民要术。〔时珍曰〕君迁之名，始见于左思《吴都赋》，而著其状于刘欣期交州记，名义莫详。㮕枣，其形似枣而软也。司马光《名苑》云：君迁子似马奶，即今牛奶柿也，以形得名。崔豹《古今注》云：牛奶柿即㮕枣，叶如柿，子亦如柿而小。唐宋诸家，不知君迁、㮕枣、牛奶柿皆一物，故详证之。

【集解】〔藏器曰〕君迁子生海南。树高丈余。子中有汁，如乳汁甜美。《吴都赋》"平仲君迁"是也。〔时珍曰〕君迁即㮕枣，其木类柿而叶长。但结实小而长，状如牛奶，干熟则紫黑色。一种小圆如指顶大者，名丁香柿，味尤美。《救荒本草》以为羊矢枣，误矣。其树接大柿最佳。《广志》云：㮕枣，小柿也。肌细而厚，少核，可以供御。即此。

君迁子
牛奶柿
丁香柿圆

【气味】甘，涩，平，无毒。

【主治】止消渴，去烦热，令人润泽。藏器。镇心。久服，悦人颜色，令人轻健。珣。

安石榴（别录下品）

【释名】若榴广雅、丹若古今注、金罂。〔时珍曰〕榴者，瘤也，丹实垂垂如赘瘤也。《博物志》云：汉张骞出使西域，得涂林安石国榴种以归，故名安石榴。又按《齐民要术》云：凡植榴者须安僵石枯骨于根下，即花实繁茂。则安石之名义或取此也。若木乃扶桑之名，榴花丹颊似之，故亦有丹若之称。傅玄榴赋所谓"灼若旭日栖扶桑"者是矣，《笔衡》云：五代吴越王钱镠改榴为金罂。《酉阳杂俎》言，榴甜者名天浆。道家书谓榴为三尸酒，言三尸虫得此果则醉也。故范成大诗云：玉池咽清肥，三彭迹如扫。

【集解】〔弘景曰〕石榴花赤可爱，故人多植之，尤为外国所重。有甜、酢二种，医家惟用酢者之根、壳。榴子乃服食者所忌。〔颂曰〕安石榴本生西域，今处处有之。

木不甚高大，枝柯附干，自地便生作丛。种极易息，折其条盘土中便生也。花有黄、赤二色。实有甘、酢二种，首者可食，酢者入药。又一种山石榴，形颇相类而绝小，不作房生，青齐间甚多，不入药，但蜜渍以当果甚美。〔宗奭曰〕石榴有酸、淡二种。旋开单叶花，旋结实，实中子[①]红，孙枝甚多。秋后经霜，则自坼裂。一种子白，莹澈如水晶者，味亦甘，谓之水晶石榴。惟酸石榴入药，须老木所结，收留陈久者乃佳。〔时珍曰〕榴五月开花，有红、黄、白三色。单叶者结实。千叶者不结实，或结亦无子也。实有甜、酸、苦三种。《抱朴子》言苦者出积石山，或云即山石榴也。酉阳杂俎言南诏石榴皮薄如纸。《琐碎录》言河阴石榴名三十八者，其中只有三十八子也。又南中有四季榴，四时开花，秋月结实，实方绽，随复开花。有火石榴赤色如火。海石榴高一二尺即结实。皆异种也。按《事类含璧》云：榴大如杯，赤色有黑斑点，皮中如蜂窠，有黄膜隔之，子形如人齿，淡红色，亦有洁白如雪者。又潘岳赋云：榴者，天下之奇树，九州之名果。千房同膜，千子如一。御饥疗渴，解醒止醉。

安石榴

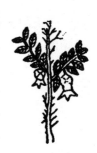

甘石榴

【气味】甘、酸，温，涩，无毒。**多食损人肺**。别录。〔诜曰〕多食损齿令黑。凡服食药物人忌食之。〔震亨曰〕榴者留也。其汁酸性滞，恋膈[②]成痰。

【主治】咽喉燥渴。别录。**能理乳石毒**。孟诜。**制三尸虫**。时珍。

酸石榴

【气味】酸，温，涩，无毒。

【主治】**赤白痢腹痛，连子捣汁，顿服一枚**。孟诜。**止泻痢崩中带下**。时珍。

【发明】〔时珍曰〕榴受少阳之气，而荣于四月，盛于五月，实于盛夏，熟于深秋。丹花赤实，其味甘酸，其气温涩，具木火之象。故多食损肺、齿而生痰涎。酸者则兼收敛之气，故入断下、崩中之药。或云白榴皮治白痢，红榴皮治红痢，亦通。

酸榴皮

【修治】〔敩曰〕凡使榴皮、叶、根勿犯铁，并不计干湿，皆以浆水浸一夜，取出用，其水如墨汁也。

【气味】同实。

【主治】**止下痢漏精**。别录。**治筋骨风，腰脚不遂，行步挛急疼痛，涩肠**。**取汁点目，止泪下**。权。**煎服，下蛔虫**。藏器。**止泻痢，下血脱肛，崩中带下**。时珍。

---

① 子：原脱，今据本草衍义卷十八及政和本草卷二十三安石榴条补。

② 膈：原脱，今据本草衍义补遗石榴条补。

酸榴东行根

【气味】同皮。

【主治】蛔虫、寸白。别录。青者，入染须用。权。治口齿病。颂。止涩泻痢、带下，功与皮同。时珍。

榴花

【主治】阴干为末，和铁丹服，一年变白发如漆。藏器。铁丹，飞铁为丹也，亦铁粉之属。千叶者，治心热吐血。又研末吹鼻，止衄血立效。亦傅金疮出血。苏颂。

橘（本经上品）

【校正】〔志曰〕自木部移入此。

【释名】〔时珍曰〕橘从矞（音鹬），谐声也。又云：五色为庆，二色为矞。矞云外赤内黄，非烟非雾，郁郁纷纷之象。橘实外赤内黄，剖之香雾纷郁，有似乎矞云。橘之从矞，又取此意也。

【集解】〔别录曰〕橘柚生江南及山南山谷，十月采。〔恭曰〕柚之皮厚味甘，不似橘皮味辛苦。其肉亦如橘，有甘有酸。酸者名胡柑。今俗谓橙为柚，非矣。案郭璞云：柚似橙而实酢，大于橘。孔安国云：小曰橘，大曰柚，皆为柑也。〔颂曰〕橘柚今江浙、荆襄、湖岭皆有之。木高一二丈，叶[①]与枳无辨，刺出茎间。夏初生白花，六七月成实，至冬黄熟。旧说小为橘，大为柚。今医家乃用黄橘、青橘，不言柑。岂青橘是柚之类乎？〔宗奭曰〕橘、柚自是两种。《本草》云：一名橘皮。后人误加柚字，妄生分别。且青橘、黄橘治疗尚殊，况柚为别种乎？惟郭璞所言，乃真识橘、柚者。若不如此分别，误以柚皮为橘皮，是贻无穷之患矣。〔时珍曰〕橘、柚苏恭所说甚是。苏颂不知青橘即橘之未黄者，乃以为柚，误矣。夫橘、柚、柑三者相类而不同。橘实小，其瓣味微酢，其皮薄而红，味辛而苦。柑大于橘，其瓣味甘，其皮稍厚而黄，味辛而甘。柚大小皆如橙，其瓣味酢，其皮最厚而黄，味甘而不甚辛。如此分之，即不误矣。按《事类合璧》云：橘树高丈许，枝多生刺。其叶两头尖。绿色光面，大寸余，长二寸许。四月着小白花，甚香，结实至冬黄熟，大者如杯，包中有瓣，瓣中有核也。宋韩彦直著橘谱三卷甚详，其略云：柑橘出苏州、台州，西出荆州，南出闽、广、抚州，皆不如温州者为上也。柑品有八，橘品十有四，多是接成。惟种成者，气味尤胜。黄橘扁小而多香雾，乃橘之上品也。朱橘小而色赤如火。绿色绀碧可爱，不待霜后，色味已佳。隆冬采之，生意如新。乳橘状似乳柑，皮坚瓣多，味绝酸芳。塌橘状大

① 叶：原脱，据大观、政和本草卷二十三橘抽条补。

而扁，外绿心红，瓣巨多液，经春乃甘美。包橘外薄内盈，其脉瓣隔皮可数。绵橘微小，极软美可爱，而不多结。沙橘细小甘美。油橘皮似油饰，中坚外黑，乃橘之下品也。早黄橘秋半已丹。冻橘八月开花，冬结春采。穿心橘实大皮光，而心虚可穿。荔枝橘出横阳，肤理皱密如荔子也。俗传橘下埋鼠，则结实加倍。故《物类相感志》云：橘见尸而实繁。《涅经》云：如橘见鼠，其果实多。周礼言橘逾淮而北^①，变为枳，地气然也。余见柑下。

橘实

【气味】甘、酸、温，无毒。〔弘景曰〕食之多痰，恐非益也。〔原曰〕多食恋膈生痰，滞肺气。〔瑞曰〕同螃蟹食，令人患软痈。

【主治】甘者润肺，酸者聚痰。 藏器。**止消渴，开胃，除胸中膈气。** 大明。

【发明】〔时珍曰〕橘皮下气消痰，其肉生痰聚饮，表里之异如此，凡物皆然。今人以蜜煎橘充果食甚佳，亦可酱菹也。

黄橘皮

【释名】红皮 汤液 **陈皮** 食疗。〔弘景曰〕橘皮疗气大胜。以东橘为好，西江者不如。须陈久者为良。〔好古曰〕橘皮以色红日久者为佳，故曰红皮、陈皮。去白者曰橘红也。

【修治】〔敩曰〕凡使勿用柚皮、皱子皮，二件用不得。凡修事，须去白膜一重，锉细，以鲤鱼皮裹一宿，至明取用。〔宗奭曰〕《本草》橘柚作一条，盖传误也。后世不知，以柚皮为橘皮，是贻无穷之患矣。此乃六陈之一，天下日用所须。今人又多以乳柑皮乱之，不可不择也。柑皮不甚苦，橘皮极苦，至熟亦苦。或以皮之紧慢分别，又因方土不同。亦互有紧慢也。〔时珍曰〕橘皮纹细色红而薄，内多筋脉，其味苦辛。柑皮纹粗色黄而厚，内多白膜，其味辛甘。柚皮最厚而虚，纹更粗，色黄，内多膜无筋，其味甘多辛少。但以此别之，即不差矣。橘皮性温，柑、柚皮性冷，不可不知。今天下多以广中来者为胜，江西者次之。然亦多以柑皮杂之。柑皮犹可用，柚种则悬绝矣。凡橘皮人和中理胃药则留白，入下气消痰药则去白，其说出于圣济经。去白者，以白汤入盐洗润透，刮去筋膜，晒干用。亦有煮焙者，各随本方。

【气味】苦、辛，温，无毒。

【主治】胸中瘕热逆气，利水谷。久服去臭，下气通神。 本经。**下气，止呕咳，治气冲胸中，吐逆霍乱，疗脾不能消谷，止泄，除膀胱留热停水，五淋，利小便，去寸白虫。** 别录。**清痰涎，治上气咳嗽，开胃，主气痢，破症瘕痃癖。** 甄权。**疗呕哕反胃嘈杂，时吐清水，痰痞阂疟，大肠闷塞，妇人乳痈。入食料，解鱼腥毒。** 时珍。

【发明】〔杲曰〕橘皮气薄味厚，阳中之阴也。可升可降，为脾、肺二经气分药。留白则补脾胃，去白则理肺气。同白术则补脾胃，同甘草则补肺。独用则泻肺损脾。其体轻浮，一能导胸中寒邪，二破滞气，三益脾胃。加青皮减半用之去滞气，推陈致新。但多

---

① 北：原作"白"，今据周礼考工记改。

用久服，能损元气也。〔原曰〕橘皮能散能泻，能温能补能和，化痰治嗽，顺气理中，调脾快膈，通五淋，疗酒病，其功当在诸药之上。〔时珍曰〕橘皮，苦能泄能燥，辛能散，温能和。其治百病，总是取其理气燥湿之功。同补药则补，同泻药则泻，同升药则升，同降药则降，脾乃元气之母，肺乃摄气之籥，故橘皮为二经气分之药，但随所配而补泻升降也。洁古张氏云，陈皮、枳壳利其气而痰自下，盖此义也。同杏仁治大肠气闭，同桃仁治大肠血闭，皆取其通滞也。详见杏仁下，按方勺泊宅编云：橘皮宽膈降气，消痰饮，极有殊功。他药贵新，惟此贵陈。外舅莫强中令丰城时得疾，凡食已辄胸满不下，百方不效。偶家人合橘红汤，因取尝之，似相宜，连日饮之。一日忽觉胸中有物坠下，大惊目瞪，自汗如雨。须臾腹痛，下数块如铁弹子，臭不可闻。自此胸饮廓然，其疾顿愈，盖脾之冷积也。其方：用橘皮去穰一斤，甘草、盐花各四两，水五碗，慢火煮干，焙研为末，白汤点服。名二贤散，治一切痰气特验。世医徒知半夏、南星之属，何足以语此哉？珍按：二贤散，丹溪变之为润下丸，用治痰气有效。惟气实人服之相宜，气不足者不宜用之也。

青橘皮

【修治】〔时珍曰〕青橘皮乃橘之未黄而青色者，薄而光，其气芳烈。今人多以小柑、小柚、小橙伪为之，不可不慎辨之。入药以汤浸去瓤，切片醋拌，瓦炒过用。

【气味】苦、辛，温，无毒。

【主治】**气滞，下食，破积结及膈气。**颂。**破坚癖，散滞气，去下焦诸湿，治左胁肝经积气。**元素。**治胸膈气逆，胁痛，小腹疝痛，消乳肿，疏肝胆，泻肺气。**时珍。

【发明】〔元素曰〕青橘皮气味俱厚，沉而降，阴也，入厥阴、少阳经，治肝胆之病。〔杲曰〕青皮乃足厥阴引经之药，能引食入太阴之仓。破滞削坚，皆治在下之病。有滞气则破滞气，无滞气则损真气。〔好古曰〕陈皮治高，青皮治低，与枳壳治胸膈，枳实治心下同意。〔震亨曰〕青皮乃肝胆二经气分药，故人多怒有滞气，胁下有郁积，或小腹疝疼，用之以疏通二经，行其气也。若二经实者，当先补而后用之。又云：疏肝气加青皮，炒黑则入血分也。〔时珍曰〕青橘皮古无用者，至宋时医家始用之。其色青气烈，味苦而辛，治之以醋，所谓肝欲散，急食辛以散之，以酸泄之，以苦降之也。陈皮浮而升，入脾、肺气分。青皮沉而降，入肝、胆气分。一体二用，物理自然也。小儿消积多用青皮，最能发汗，有汗者不可用此。说出杨仁斋《直指方》，人罕知之。〔嘉谟曰〕久疟热甚，必结癖块，宜多服清脾汤。内有青皮疏利肝邪，则癖自不结也。

橘瓤上筋膜

【主治】口渴、吐酒，炒熟煎汤饮，甚效。大明。

橘核

【修治】〔时珍曰〕凡用须以新瓦焙香，去壳取仁，研碎入药。

【气味】苦，平，无毒。

【主治】肾痿腰痛，膀胱气痛，肾冷。炒研，每温酒服一钱，或酒煎服之。大明。治酒齄风鼻赤。炒研，每服一钱，胡桃肉一个，擂酒服，以知为度。宗奭。小肠疝气及阴核肿痛。炒研五钱，老酒煎服，或酒糊丸服。甚效。时珍。

【发明】〔时珍曰〕橘核入足厥阴，与青皮同功，故治腰痛疝在下之病，不独取象于核也。和剂局方治诸疝痛及内癀，卵肿偏坠，或硬如石，或肿至溃，有橘核丸，用之有效。品味颇多，详见本方。

叶

【气味】苦，平，无毒。

【主治】导胸膈逆气，入厥阴，行肝气，消肿散毒，乳痈胁痛，用之行经。震亨。

柑（宋开宝）

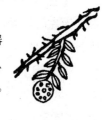

柑

【释名】木奴。〔志曰〕柑未经霜时犹酸，霜后甚甜，故名柑子。〔时珍曰〕汉李衡种柑于武陵洲上，号为木奴焉。

【集解】〔炳[①]曰〕乳柑出西戎者佳。〔志曰〕柑生岭南及江南。树似橘，实亦似橘而圆大，皮色生青，熟黄。惟乳柑皮入药，山柑皮疗咽痛，余皆不堪用。又有沙柑、青柑，体性相类。〔藏器曰〕柑有朱柑、黄柑、乳柑、石柑、沙柑。橘有朱橘、乳橘、塌橘、山橘、黄淡子。此辈皮皆去气调中，实俱堪食，就中以乳柑为上也。〔时珍曰〕柑，南方果也，而闽、广、温、台、苏、抚、荆州为盛，川蜀虽有不及之。其树无异于橘，但刺少耳。柑皮比橘色黄而稍厚，理稍粗而味不苦。橘可久留，柑易腐败。柑树畏冰雪，橘树略可。此柑、橘之异也。柑、橘皮今人多混用，不可不辨，详见橘下。按韩彦直《橘谱》云：乳柑，出温州诸邑，惟泥山者为最，以其味似乳酪故名。彼人呼为真柑，似以它柑为假矣。其木婆娑，其叶纤长，其花香韵，其实圆正，肤理如泽蜡，其大六七寸，其皮薄而味珍，脉不粘瓣，实不留滓，一颗仅二三核，亦有全无者，譬之香雾噀人，为柑中绝品也。生枝柑，形不圆，色青肤粗，味带微酸，留之枝间，可耐久也，俟味变甘，乃带叶折，故名。海红柑，树小而颗极大，有围及尺者，皮厚色红，可久藏，今狮头柑亦是其类也。洞庭柑，种出洞庭山，皮细味美，其熟最早也。甜柑，类洞庭而大，每颗必八瓣，不待霜而黄也。木柑，类洞庭，肤粗顽，瓣大而少液，故谓之木也。朱柑，类洞庭而大，色绝嫣红，其味酸，人不重之。馒头柑，近蒂起如馒头尖，味香美也。

---

① 炳：原作“颂”，据大观、政和本草卷二十三乳柑子条改。

【气味】甘，大寒，无毒。〔颂曰〕冷。〔志曰〕多食令人肺冷生痰，脾冷发瘤癖，大肠泻利，发阴汗。

【主治】利肠胃中热毒，解丹石，止暴渴，利小便。开宝。

皮

【气味】辛、甘，寒，无毒。〔时珍曰〕橘皮苦辛温，柑皮辛甘寒。外形虽似，而气味不同。〔诜曰〕多食令肺燥。

【主治】下气调中。藏器。解酒毒及酒渴，去白焙研末，点汤入盐饮之。大明。治产后肌浮，为末酒服。雷敩。伤寒饮食劳复者，浓煎汁服。时珍。山柑皮：治咽喉痛效。开宝。

核

【主治】作涂面药。苏颂。

叶

【主治】耳流水或脓血。取嫩头七个，入水数滴，杵取汁滴之，即愈。蔺氏。

橙（宋开宝）

【释名】金球　鹄壳〔时珍曰〕案陆佃埤雅云：橙，柚属也。可登而成之，故字从登。又谐声也。

【集解】〔志曰〕橙，树似橘而叶大，其形圆，大于橘而香，皮厚而皱，八月熟。〔时珍曰〕橙产南土，其实似柚而香，叶有两刻缺如两段，亦有一种气臭者。柚乃柑属之大者，早黄难留；橙乃橘属之大者，晚熟耐久。皆有大小二种。案事类合璧云：橙树高枝，叶不甚类橘，亦有刺。其实大者如碗，颇似朱栾，经霜早熟，色黄皮厚，蹙衄如沸，香气馥郁。其皮可以熏衣，可以笔鲜，可以和菹醢，可以为酱菹，可以蜜煎，可以糖制为橙丁，可以蜜制为橙膏。嗅之则香，食之则美，诚佳果也。〔宗奭曰〕橙皮今止以为果，或合汤待宾，未见入药。宿酒未解者，食之速醒。

【气味】酸，寒，无毒。〔士良曰〕暖。多食伤肝气，发虚热。与猴肉同食，发头旋恶心。〔时珍曰〕猴乃水獭之属也。诸家本草皆作槟榔，误矣。

【主治】洗去酸汁，切和盐、蜜，煎成贮食，止恶心，能去胃中浮风恶气。开宝。行风气，疗瘿气，发瘰疬，杀鱼、蟹毒。士良。

皮

【气味】苦、辛，温，无毒。

橙

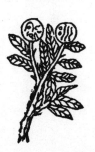

【主治】作酱、醋香美，散肠胃恶气，消食下气，去胃中浮风气。开宝。和盐贮食，止恶心，解酒病。孟诜。糖作橙丁，甘美，消痰下气，利膈空中，解酒。时珍。

核

【主治】面野粉刺，湿研，夜夜涂之。时珍。

柚（音又　日华）

【释名】櫾与柚同。条尔雅、壶柑唐本、臭橙食性、朱栾。〔时珍曰〕柚，色油然，其状如卣，故名。壶亦象形。今人呼其黄而小者为蜜筒，正此意也。其大者谓之朱栾，亦取团栾之象。最大者谓之香栾。《尔雅》谓之櫠（音废），又曰（椵音贾）。《广雅》谓之镭柚，镭亦壶也。《桂海志》谓之臭柚，皆一物。但以大小古今方言称呼不同耳。

【集解】〔恭曰〕柚皮厚味甘，不似橘皮薄味辛而苦。其肉亦如橘，有甘有酸，酸者名壶柑。今俗人谓橙为柚，非矣。按《吕氏春秋》云：果之美者，江浦之橘，云梦之柚。郭璞云：柚出江南，似橙而实酢，大如橘。《禹贡》云：扬州厥包橘、柚。孔安国云：小曰橘，大曰柚，皆为柑也。〔颂曰〕闽中、岭外、江南皆有柚，比橘黄白色而大。襄、唐间柚，色青黄而实小，其味皆酢，皮厚，不堪入药。〔时珍曰〕柚，树、叶皆似橙。其实有大、小二种：小者如柑如橙；大者如瓜如升，有围及尺余者，亦橙之类也。今人呼为朱栾，形色圆正，都类柑、橙。但皮厚而粗，其味甘，其气臭，其瓣坚而酸恶不可食，其花甚香，南人种其核，长成以接柑、橘，云甚良也。盖橙乃橘属，故其皮皱厚而香，味苦而辛，柚乃柑属，故其皮粗厚而臭，味甘而辛。如此分柚与橙、橘自明矣。郭璞云：椵，大柚也。实大如盏，皮厚二三寸，子似枳，食之少味。范成大云：广南臭柚大如瓜，可食，其皮甚厚，染墨打碑，可代毡刷，且不损纸也。《列子》云：吴越之间有木焉，其名为櫾。碧树而冬青，实丹而味酸。食其皮汁，已愤厥之疾。渡淮而北，化而为枳。此言地气之不同如此。

【气味】酸，寒，无毒。

【主治】消食，解酒毒，治饮酒人口气，去肠胃中恶气，疗妊妇不思食口淡。大明。

皮

【气味】甘、辛，平，无毒。

【正误】〔时珍曰〕案沈括《笔谈》云：本草言橘皮苦，柚皮甘，误矣。柚皮极苦，不可入口，甘者乃橙也。此说似与今柚不同，乃沈氏自误也，不可为据。

【主治】下气。宜食，不入药。弘景。消食快膈，散愤懑之

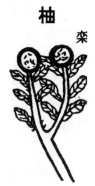

柚

栾

气，化痰。时珍。

叶

【主治】头风痛，同葱白捣，贴太阳穴。时珍。

花

【主治】蒸麻油作香泽面脂，长发润燥。时珍。

枸橼（音矩员　宋图经）

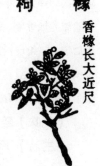

枸橼
香橼长大近尺

【校正】原附豆蔻下，今分出。

【释名】香橼俗作圆。佛手柑〔时珍曰〕义未详。佛手，取象也。

【集解】〔藏器曰〕枸橼生岭南，柑、橘之属也。其叶大，其实大如盏，味辛酸。〔颂曰〕今闽广、江南皆有之，彼人呼为香橼子。形长如小瓜状，其皮若橙而光泽可爱，肉甚厚，白如萝卜而松虚。虽味短而香芬大胜，置衣笥中，则数日香不歇。寄至北方，人甚贵重。古作五和糁用之。〔时珍曰〕枸橼产闽广间。木似朱栾而叶尖长，枝间有刺。植之近水乃生。其实状如人手，有指，俗呼为佛手柑。有长一尺四五寸者。皮如橙柚而厚，皱而光泽。其色如瓜，生绿熟黄。其核细。其味不甚佳而清香袭人。南人雕镂花鸟，作蜜煎果食。置之几案，可供玩赏。若安芋片于蒂而以湿纸围护，经久不瘪。或捣蒜罨其蒂上，则香更充溢。《异物志》云：浸汁浣葛纻，胜似酸浆也。

皮瓤

【气味】辛、酸、无毒。〔弘景曰〕性温。〔恭曰〕性冷，陶说误矣。〔藏器曰〕性温不冷。

【主治】下气，除心头痰水。藏器。煮酒饮，治痰气咳嗽。煎汤，治心下气痛。时珍。

根叶

【主治】同皮。橘谱。

金橘（纲目）

【释名】金柑橘谱、卢橘汉书、夏橘广州志、山橘北户录、给客橙魏王花木志。〔时珍曰〕此橘生时青卢色，黄熟则如金，故有金橘、卢橘之名。卢，黑色也。或云卢，酒器之名，其形肖之故也。注《文选》者以枇杷为卢橘，误矣。按司马相如《上林赋》云：

金 橘

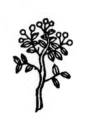

卢橘夏熟，枇杷㮕柿。以二物并列，则非一物明矣。此橘夏冬相继，故云夏熟，而裴渊《广州志》谓之夏橘。给客橙者，其芳香如橙，可供给客也。

【集解】〔时珍曰〕金橘生吴粤、汪浙、川广间。或言出营道者为冠，而江浙者皮甘肉酸，次之。其树似橘，不甚高大，五月开白花结实，秋冬黄熟，大者径寸，小者如指头，形长而皮坚，肌理细莹，生则深绿色，熟乃黄如金。其睬酸甘，而芳香可爱，糖造、蜜煎皆佳。按魏王《花木志》云：蜀之成都、临邛、江源诸处，有给客橙，一名卢橘。似橘而非，若柚而香。夏冬花实常相继，或如弹丸，或如樱桃，通岁食之。又刘询《岭表录》云：山橘子大如土瓜，次如弹丸，小树绿叶，夏结冬熟，金色薄皮而味酸，偏能破气。容、广人连枝藏之，入脍醋尤加香美。韩彦直《橘谱》云：金柑出江西，北人不识。景祐中始至汴都，因温成皇后嗜之，价遂贵重。藏绿豆中可经时不变，盖橘性热、豆性凉也。又有山金柑，一名山金橘，俗名金豆。木高尺许，实如樱桃，内止一核。俱可蜜渍，香味清美。已上诸说，皆指令之金橘，但有一类数种之异耳。

【气味】酸、甘，温，无毒。

【主治】下气快膈，止渴解酲，辟臭。皮尤佳。时珍。

枇杷（别录中品）

【释名】〔宗奭曰〕其叶形似琵琶，故名。

【集解】〔颂曰〕枇杷旧不著所出州土，今襄、汉、吴、蜀、闽、岭、江西南、湖南北皆有之。木高丈余，肥枝长叶，大如驴耳，背有黄毛，阴密婆娑可爱，四时不凋。盛冬开白花，至三四月成实作㮌，生大如弹丸，熟时色如黄杏，微有毛，皮肉甚薄，核大如茅栗，黄褐色。四月采叶，暴干用。〔时珍曰〕按郭义恭《广志》云：枇杷易种，叶微似栗，冬花春实。其于簇结有毛，四月熟，大者如鸡子，小者如龙眼，白者为上，黄者次之。无核者名焦子，出广州。又杨万里诗云：大叶耸长耳，一枝堪满盘。荔支分与核，金橘却无酸。颇尽其状。注文选者以枇杷为卢橘，误矣。详金橘。

枇 杷

实

【气味】甘、酸，平，无毒。〔志曰〕寒。〔诜曰〕温。多食发痰热，伤脾。同炙肉及热面食，令人患热黄疾。

【主治】止渴下气，利肺气，止吐逆，主上焦热，润五脏。大明。

叶

【修治】〔恭曰〕凡用须火炙，以布拭去毛。不尔射入肺，令咳不已。或以粟秆作刷刷之，尤易洁净。〔敩曰〕凡采得秤，湿叶重一两，干者三叶重一两，乃为气足，堪用。粗布拭去毛，以甘草汤洗一遍，用绵再拭干。每一两以酥二钱半涂上，炙过用。〔时珍曰〕治胃病以姜汁涂炙，治肺病以蜜水涂炙，乃良。

【气味】苦，平，无毒。〔权曰〕甘、微辛，〔弘景曰〕煮汁饮之，则小冷。

【主治】卒哕不止，下气，煮汁服。别录。〔弘景曰〕若不暇煮，但嚼汁咽，亦瘥。治呕哕不止，妇人产后口干。大明。煮汁饮，主渴疾，治肺气热嗽，及肺风疮，胸面上疮。诜。和胃降气，清热解暑毒，疗脚气。时珍。

【发明】〔时珍曰〕枇杷叶气薄味厚，阳中之阴。治肺胃之病，大部取其下气之功耳。气下则火降痰顺，而逆者不逆，呕者不呕，渴者不渴，咳者不咳矣。〔宗奭曰〕治肺热嗽甚有功。一妇人患肺热久嗽，身如火炙，肌瘦将成劳。以枇杷叶、木通、款冬花、紫菀、杏仁、桑白皮各等分，大黄减半，如常治讫，为末，蜜丸樱桃大。食后、夜卧各含化一丸，未终剂而愈矣。

花

【主治】头风，鼻流清涕。辛夷等分，研末，酒服二钱，日二服。时珍。

木白皮

【主治】生嚼咽汁，止吐逆不下食，煮汁冷服尤佳。思邈。

杨梅（宋开宝）

【释名】杭子音求。〔时珍曰〕其形如水杨子而味似梅，故名。段氏《北户录》名杭子。扬州人呼白杨梅为圣僧。

【集解】〔志曰〕杨梅生江南、岭南山谷。树若荔枝树，而叶细阴青。子形状水杨子，而生青熟红，肉在核上，无皮壳。四月、五月采之。南人腌藏为果，寄至北方。〔时珍曰〕杨梅树叶如龙眼及紫瑞香，冬月不凋。二月开花结实，形如楮实子，五月熟，有红、白、紫三种，红胜于白，紫胜于红，颗大而核细，盐藏、蜜渍、糖收皆佳。东方朔《林邑记》云：邑有杨梅，其大如杯碗，青时极酸，熟则如蜜。用以酿酒，号为梅香酎，甚珍重之。赞宁《物类相感志》云：桑上接杨梅则不酸。杨梅树生癞，以甘草钉钉之则无。皆物理之妙也。〔藏器曰〕张华《博物志》言地瘴处多生杨梅，验之信然。

杨　梅

实

【气味】酸、甘，温，无毒。〔诜曰〕热，微毒。久食令人发热，损齿及筋。忌生葱同食。〔瑞曰〕发疮致痰。

【主治】盐藏食，去痰止呕哕，消食下酒。干作屑，临饮酒时服方寸匕，止吐酒。开宝。止渴，和五脏，能涤肠胃，除烦愦恶气。烧灰服，断下痢甚验。盐者常含一枚，咽汁，利五脏下气。诜。

核仁

【主治】脚气。〔时珍曰〕按王性之《挥尘录》云：会稽杨梅为天下冠。童贯苦脚气，或云杨梅仁可治之。郡守王巘馈五十石，贯用之而愈。取仁法：以柿漆拌核暴之，则自裂出也。

树皮及根

【主治】煎汤，洗恶疮疥癣。大明。煎水，漱牙痛。服之，解砒毒。烧灰油调，涂汤火伤。时珍。

樱桃（别录上品）

【释名】莺桃礼注、含桃月令、荆桃。〔宗奭曰〕孟诜《本草》言此乃樱，非桃也。虽非桃类，以其形肖桃，故曰樱桃，又何疑焉？如沐猴梨、胡桃之类，皆取其形相似耳。《礼记》仲春，天子以含桃荐宗庙即此。故王维诗云：才是寝园春荐后，非干御苑鸟衔残。药中不甚用。〔时珍曰〕其颗如璎珠，故谓之樱。而许慎作莺桃，云莺所含食，故又曰含桃，亦通。案尔雅云：楔（音戛），荆桃也。孙炎注云：即今樱桃。最大而甘者，谓之崖蜜。

【集解】〔颂曰〕樱桃处处有之，而洛中者最胜。其木多阴，先百果熟，故古人多贵之。其实熟时深红色者，谓之朱樱。紫色，皮里有细黄点者，谓之紫樱，味最珍重。又有正黄明者，谓之蜡樱；小而红者，谓之樱珠，味皆不及。极大者，有若弹丸，核细而肉厚，尤难得。〔时珍曰〕樱桃树不甚高。春初开白花，繁英如雪。叶团，有尖及细齿。结子一枝数十颗，三月熟时须守护，否则鸟食无遗也。盐藏、蜜煎皆可，或同蜜捣作糕食，唐人以酪荐食之。林洪《山家清供》云：樱桃经雨则虫自内生，人莫之见。用水浸良久，则虫皆出，乃可食也。试之果然。

【气味】甘，热，涩，无毒。〔大明曰〕平，微毒。多食令人吐。〔诜曰〕食多无损，但发虚热耳。有暗风人不可食，食之立发。〔李廷飞曰〕伤筋骨，败血气。有寒热病人不可食。

樱　桃

【主治】调中，益脾气，令人好颜色，美志。别录。止泄精、水谷痢。孟诜。

【发明】〔宗奭曰〕小儿食之过多，无不作热。此果三月末、四月初熟，得正阳之气，先诸果熟，故性热也。〔震亨曰〕樱桃属火而有土，性大热而发湿。旧有热病及喘嗽者，得之立病，且有死者也。〔时珍曰〕案张子和《儒门事亲》云：舞水一富家有二子，好食紫樱，每日啖一二升。半月后，长者发肺痿，幼者发肺痈，相继而死。呜呼！百果之生，所以养人，非欲害人。富贵之家，纵其嗜欲，取死是何？天耶命耶？邵尧夫诗云"爽口物多终作疾"，真格言哉。观此，则寇、朱二氏之言，益可证矣。王维诗云：饱食不须愁内热，大官还有蔗浆寒。盖谓寒物同食，犹可解其热也。

叶

【气味】甘，平，无毒。煮老鹅，易软熟。

【主治】蛇咬，捣汁饮，并傅之。颂。

东行根

【主治】煮汁服，立下寸白蛔虫，大明。

枝

【主治】雀卵斑䵟，同紫萍、牙皂、白梅肉研和，日用洗面。时珍。

花

【主治】面黑粉滓。方见李花。

山婴桃（别录上品）

【校正】唐本退入有名未用，今移入此。

【释名】朱桃别录、麦樱吴普、英豆别录、李桃。〔诜曰〕此婴桃俗名李桃，又名柰桃。前樱桃名樱，非桃也。

【集解】〔别录曰〕婴桃实大如麦，多毛。四月采，阴干。〔弘景曰〕樱桃即今朱樱，可煮食者。婴桃形相似而实乘异，山间时有之，方药不用。〔时珍曰〕树如朱婴，但叶长尖不团。子小而尖，生青熟黄赤，亦不光泽，而味恶不堪食。

实

【气味】辛，平，无毒。

【主治】止泄、肠澼，除热，调中益脾气，令人好颜色，美志。别录。止泄精。孟诜

银杏（日用）

【释名】白果日用、鸭脚子。〔时珍曰〕原生江南，叶似鸭掌，因名鸭脚。宋初

始入贡，改呼银杏，因其形似小杏而核色白也。今名白果。梅尧臣诗：鸭脚类绿李，其名因叶高。欧阳修诗：绛囊初入贡，银杏贵中州。是矣。

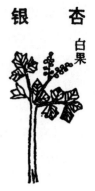

银杏 白果

【集解】〔时珍曰〕银杏生江南，以宣城者为胜。树高二三丈。叶薄纵理，俨如鸭掌形，有刻缺，面绿背淡。二月开花成簇，青白色，二更开花，随即卸落，人罕见之。一枝结子百十，状如楝子，经霜乃熟烂，去肉取核为果。其核两头尖，三棱为雄，二棱为雌。其仁嫩时绿色，久则黄。须雌雄同种，其树相望，乃结实；或雌树临水亦可；或凿一孔，内雄木一块，泥之，亦结。阴阳相感之妙如此。其树耐久，肌理白腻。术家取刻符印，云能召使也。《文选·吴都赋》注：平仲果，其实如银。未知即此果否？

核仁

【气味】甘、苦，平，涩，无毒。〔时珍曰〕熟食，小苦微甘，性温有小毒。多食令人胪胀。〔瑞曰〕多食壅气动风。小儿食多昏霍，发惊引疳。同鳗鲡鱼食，患软风。

【主治】生食引疳解酒，熟食益人。李廷飞。**熟食温肺益气，定喘嗽，缩小便，止白浊。生食降痰，消毒杀虫。嚼浆涂鼻面手足，去皶疱䵟䵏皴皱，及疥癣疳䘌阴虱。**时珍。

【发明】〔时珍曰〕银杏宋初始著名，而修《本草》者不收。近时方药亦时用之。其气薄味厚，性涩而收，色白属金。故能入肺经，益肺气，定喘嗽，缩小便。生捣能浣油腻，则其去痰浊之功，可类推矣。其花夜开，人不得见，盖阴毒之物，故又能杀虫消毒。然食多则收令太过，令人气壅胪胀昏顿。故《物类相感志》言银杏能醉人，而三元延寿书言白果食满千个者死。又云：昔有饥者，同以白果代饭食饱，次日皆死也。

胡桃（宋开宝）

【释名】羌桃名物志、**核桃。**〔颂曰〕此果本出羌胡，汉时张骞使西域始得种还，植之秦中，渐及东土，故名之。〔时珍曰〕此果外有青皮肉包之，其形如桃，胡桃乃其核也。羌①音呼核如胡，名或以此。或作核桃。梵书名播罗师。

【集解】〔颂曰〕胡桃生北土，今陕、洛间甚多。大株厚叶多阴。实亦有房，秋冬熟时采之。出陈仓者，薄厌多肌。出阴平者，大而皮肥，急捉则碎。汴州虽有而实不佳。江表亦时有之，南方则无。〔时珍曰〕胡桃树高丈许。春初生叶，长四五寸，微似大青叶，两两相对，颇作恶气。三月开花如栗花，穗苍黄色。结实至秋如青桃状，熟时沤烂皮肉，取核为果。人多以榉柳接之。按刘恂《岭表录异》云：南方有山胡桃，底平如槟榔，皮厚而大坚，多肉少穰。其壳甚厚，须椎之方破。然则南方亦有，但不佳耳。

---

① 羌：原作"尤"，今从张本改。

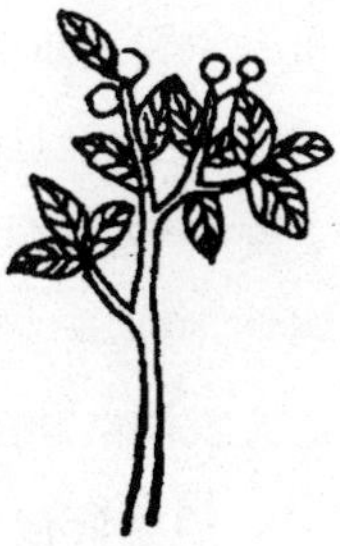

核仁

【气味】 甘，平、温，无毒。〔颂曰〕性热，不可多食。〔思邈曰〕甘冷滑。多食动痰饮，令人恶心、吐水、吐食物。〔志曰〕多食动风，脱人眉。同酒食，多令人咯血。〔颖曰〕多食生痰，动肾火。

【发明】〔震亨曰〕胡桃属土而有火，性热。《本草》云甘平，是无热矣。然又云动风脱人眉，非热何以伤肺耶？〔时珍曰〕胡桃仁味甘气热，皮涩肉润。孙真人言其冷滑，误矣。近世医方用治痰气喘嗽醋心及疬风诸病，而酒家往往醉后嗜之。则食多吐水吐食脱眉，及酒同食咯血之说，亦未必尽然也。但胡桃性热，能入肾肺，惟虚寒者宜之。而痰火积热者，不宜多食耳。

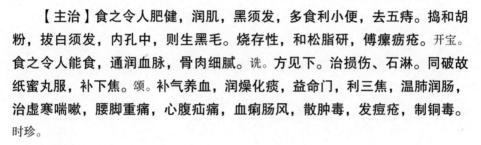

胡桃

【主治】 食之令人肥健，润肌，黑须发，多食利小便，去五痔。捣和胡粉，拔白须发，内孔中，则生黑毛。烧存性，和松脂研，傅瘰疬疮。开宝。食之令人能食，通润血脉，骨肉细腻。诜。方见下。治损伤、石淋。同破故纸蜜丸服，补下焦。颂。补气养血，润燥化痰，益命门，利三焦，温肺润肠，治虚寒喘嗽，腰脚重痛，心腹疝痛，血痢肠风，散肿毒，发痘疮，制铜毒。时珍。

油胡桃

【气味】 辛，热，有毒。

【主治】 杀虫攻毒，治痈肿、疬风、疥癣、杨梅、白秃诸疮，润须发。时珍。

【发明】〔韩�曰〕破故纸属火，能使心包与命门之火相通。胡桃属木，主润血养血，血属阴，阴恶燥，故油以润之。佐破故纸，有木火相生之妙。故古有云：黄柏无知母，破故纸元胡桃，犹水母之无虾也。〔时珍曰〕三焦者，元气之别使，命门者，三焦之本原。盖一原一委也。命门指所居之府而名，为藏精系胞之物。三焦指分治之部而名，为出纳腐熟之司。盖一以体名，一以用名。其体非脂非肉，白膜裹之，在七节之旁，两肾之间。二系著脊，下通二肾，上通心肺，贯属于脑。为生命之原，相火之主，精气之府。人物皆有之，生人生物，皆由此出。《灵枢本脏论》已著其厚薄缓急直①结之状。而扁鹊难经不知原委体用之分，以右肾为命门，谓三焦有名无状。而高阳生伪譔脉诀，承其谬说，以误后人。至朱肱南阳活人书、陈言三因方论、戴起宗脉诀刊误，始著说辟之，而知之者尚鲜。胡桃仁颇类其状，而外皮水汁皆青黑。故能入北方，通命门、利三焦，益气养血，与破故纸同为补下焦肾命之药。夫命门气与肾通，藏精血丽恶燥。若肾、命不燥，精气内充，则饮食自健，肌肤光泽，肠腑润而血脉通。此胡桃佐补药，有令人肥健能食，润肌黑发固精，治燥调血之功也。命门既通则三焦利，故上通于肺而虚寒喘嗽者宜之，下通于肾而腰脚虚痛者宜之，内而心腹诸痛可止，外而疮肿之毒可散矣。洪氏《夷坚志》止言胡桃治痰嗽能

---

① 急直：原脱，今据灵枢本脏第四十七补。

敛肺，盖不知其为命门三焦之药也。油胡桃有毒，伤人咽肺，而疮科取之，用其毒也。胡桃制铜，此又物理之不可晓者。洪迈云：迈有痰疾，因晚对，上遣使谕令以胡桃肉三颗，生姜三片，卧时嚼服，即饮汤两三呷，又再嚼桃、姜如前数，即静卧，必愈。迈还玉堂，如旨服之，及旦而痰消嗽止。又溧阳洪辑幼子，病痰喘，凡五昼夜不乳食。医以危告。其妻夜梦观音授方，令服人参胡桃汤。辑急取新罗人参寸许，胡桃肉一枚，煎汤一蚬壳许，灌之，喘即定。明日以汤剥去胡桃皮用之，喘复作。仍连皮用，信宿而瘳。此方不载书册，盖人参定喘，胡桃连皮能敛肺故也。

胡桃青皮

【气味】苦，涩，无毒。

【主治】染髭及帛，皆黑。〔志曰〕《仙方》取青皮压油，和詹糖香，涂毛发，色如漆也。

皮

【主治】止水痢。春月斫皮汁，沐头至黑。煎水，可染褐。开宝。

壳

【主治】烧存性，入下血、崩中药。时珍。

榛（宋开宝）

【释名】亲古榛字。〔时珍曰〕按罗氏《尔雅翼》云：《礼记》郑玄注言：关中甚多此果。关中，秦地也。榛之从秦，盖取此意。《左传》云：女贽不过榛、栗、枣、修，以告虔也。则榛有臻至之义，以其名告己之虔也。古作亲，从辛，从木。俗作莘，误矣。亲音诜。

榛 子

【集解】〔志曰〕榛生辽东山谷。树高丈许。子如小栗，军行食之当粮。中土亦有。郑玄云：关中鄜、坊甚多。〔颂曰〕桂阳有亲而[①]丛生，实大如杏子中仁，皮子形色与栗无异，但小耳。〔大明曰〕新罗榛子肥白，最良。〔时珍曰〕榛树低小如荆，丛生。冬末开花如栎花，成条下垂，长二三寸。二月生叶如初生樱桃叶，多皱文而有细齿及尖。其实作苞，三五相粘，一苞一实。实如栎实，下壮上锐，生青熟褐，其壳厚而坚，其仁白而圆，大如杏仁，亦有皮尖。然多空者，故谚云十榛九空。按陆玑《诗疏》云：榛有两种：一种大小枝叶皮树皆如栗，而子小，形如橡子，味亦如栗，枝茎可以为烛，诗所谓"树之榛、栗"者也；一种高丈余，枝叶如木蓼，子作胡桃味，辽、代、上党甚多，久留亦易油坏者也。

---

① 而：原作"栗"，今据大观、政和本草卷二十三栗条改。

仁

【气味】甘，平，无毒。

【主治】益气力，实肠胃，令人不饥，健行。开宝。止饥，调中开胃，甚验。
大明。

阿月浑子（拾遗）

【校正】自木部移入此，并入海药无名木皮。

【释名】胡榛子拾遗、无名子海药。

【集解】〔藏器曰〕阿月浑子生西国诸番，与胡榛子同树，一岁胡榛子，二岁阿月
浑子也。〔珣曰〕按徐表《南州记》云：无名木生岭南山谷，其实状若榛子，号无名子，
波斯家呼为阿月浑子也。

仁

【气味】辛，温，涩，无毒。

【主治】诸痢，去冷气：令人肥健。藏器。治腰冷，阴肾虚痿弱，房中
术多用之，得木香、山茱萸良。李珣。

无名木皮海药。

【气味】辛，大温，无毒。

【主治】阴肾萎弱，囊下湿痒，并煎汁小浴，极妙。珣。

槠子（拾遗）

【校正】原附钩栗，今析出。

【集解】〔藏器曰〕槠子生江南。皮、树如栗，冬月不凋，子
小于橡子。〔颖曰〕槠子有苦、甜二种，治作粉食、糕食，褐色甚佳。
〔时珍曰〕槠子处处山谷有之。其木大者数抱，高二三丈。叶长大如
栗，叶稍尖而厚坚光泽，锯齿峭利，凌冬不凋。三、四月开白花成穗，
如栗花。结实大如槲子，外有小苞，霜后苞裂子坠。子圆褐而有尖，
大如菩提子。内仁如杏仁，生食苦涩，煮、炒乃带甘，亦可磨粉。甜
槠子粒小，木文细白，俗名面槠。苦槠子粒大，木文粗赤，俗名血槠。
其色黑者名铁槠。按《山海经》云：前山有木，其名曰槠。郭璞注曰：
槠子似柞子可食，冬月采之。木作屋柱、棺材，难腐也。

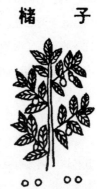

槠　子

仁

【气味】苦，涩，平，无毒。〔时珍曰〕按《正要》云：酸、甘、微寒。不可多食。

【主治】食之不饥，令人健行，止泄痢，破恶血，止渴。藏器。

皮叶

【主治】煮汁饮，止产妇血。藏器。嫩叶，贴臁疮，一日三换，良。吴瑞。

钩栗（拾遗）

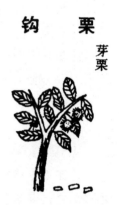

钩 栗

芽
栗

【释名】巢钩子拾遗、甜槠子。〔瑞曰〕钩栗即甜槠子。〔时珍曰〕钩、槠二字，方音相近。其状如栎，当作钩砾。

【集解】〔藏器曰〕钩栗生江南山谷。木大数围，冬月不凋，其子似栗而圆小。又有雀子，相似而圆黑，久食不饥。详槠子下。

仁

【气味】甘，平，无毒。

【主治】食之不饥，厚肠胃，令人肥健。藏器。

橡实（音象唐本草）

【校正】自木部移入。

【释名】橡斗说文、皂斗同、栎梂音历求。柞子音作。芋抒同。序、暑二音。栩音许。〔禹锡曰〕按《尔雅》云：栩，杼也。又曰：栎，其实梂。孙炎注云：栩，一名抒也。栎，似樗之木也。梂，盛实之房也。其实名橡，有梂猬自裹之。诗唐风云：集于苞栩。秦风云：山有苞栎。陆玑注云：即柞栎也。秦人谓之栎，徐人谓之杼，或谓之栩。其子谓之皂，亦曰皂斗。其壳煮汁可染皂也。今京洛、河内亦谓之杼。盖五方通语，皆一物也。〔时珍曰〕栎，柞木也。实名橡斗、皂斗，谓其斗刓剜象斗，可以染皂也。南人呼皂如柞，音相近也。

【集解】〔颂曰〕橡实，栎木子也。所在山谷皆有。木高二三丈。三四月开花黄色，八九月结实。其实为皂斗，槲、栎皆有斗，而以栎为胜。〔宗奭曰〕栎叶如栗叶，所在有之。木坚而不堪充材，亦木之性也。为炭则他木皆不及。其壳虽可染皂，若曾经雨水者，其色淡。槲亦有壳，但小而不及栎也。〔时珍曰〕栎有二种：一种不结实者，其名曰棫，其木心赤，诗云"瑟彼柞棫"是也；一种结实者，其名曰栩，其实为橡。二者树小则耸枝，大则偃蹇。其叶如槠叶，而文理皆斜勾。四五月开花如栗花，黄色。结实如荔枝核而有尖。

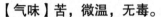

其蒂有斗，包其半截。其仁如老莲肉，山人俭岁采以为饭，或捣浸取粉食，丰年可以肥猪。北人亦种之。其木高二三丈，坚实而重，有斑纹点点。大者可作柱栋，小者可为薪炭。《周礼》职方氏"山林宜皂物，柞、栗之属"即此也。其嫩叶可煎饮代茶。

实

【修治】〔雷曰〕霜后收采，去壳蒸之，从巳至未，锉作五片，日干用。〔周定王曰〕取子换水，浸十五次，淘去涩味，蒸极熟食之，可以济饥。

【气味】苦，微温，无毒。

【主治】下痢，厚肠胃，肥健人。苏恭。涩肠止泻。煮食，止饥，御歉岁。大明。

【发明】〔思邈曰〕橡子非果非谷而最益人，服食未能断谷，啖之尤佳。无气而受气，无味而受味，消食止痢，令人强健不极。〔时珍曰〕木实为果，像盖果也。俭岁，人皆取以御饥，昔挚虞入南山，饥甚拾遗橡实而食；唐杜甫客秦州，采橡、栗自给，是矣。

斗壳

【修治】〔大明曰〕入药并宜捣细，炒焦或烧存性研用。

【气味】涩，温，无毒。

【主治】为散及煮汁服，止下痢。并可染皂。恭。止肠风崩中带下、冷热泻痢。并染须发。大明。

木皮　根皮拾遗

【气味】苦，平，无毒。

【主治】恶疮，因风犯露致肿者，煎汁日洗，令脓血尽乃止。亦治痢。藏器。止水痢，消瘰疬。大明。

槲实（音斛　唐本草）

【校正】自木部移附此。

【释名】槲樕音速。朴樕并尔雅大叶栎俗栎橿子。〔时珍曰〕槲樕犹觳觫也。栗子绽悬，有颤栗之象，故谓之栗。槲叶摇动，有觳觫之态，故曰槲樕也。朴樕者，婆娑、蓬然之貌。其树偃塞，其叶芃芃故也。俗称衣物不整者为朴樕，本此。其实木橿，故俗谓之栎橿子。史言武后挂赦书于槲树，人遂呼为金鸡树云。

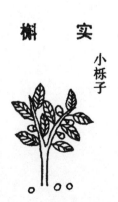

槲　实　小栎子

【集解】〔颂曰〕槲，处处山林有之。木高丈余，与栎相类。亦有斗，但小不中用耳。不拘时采。其皮、叶入药。〔宗奭曰〕槲亦有斗，木虽坚而不堪充材，止宜作柴，为炭不及栎木。〔时珍曰〕槲有二种：一种丛生小者名枹（音孚），见《尔雅》。一种高者名大叶栎。树、叶俱似栗，长大粗厚，冬月凋落。三四月开花亦如栗，八九月结实似橡子而稍短小，其蒂亦有斗。其实僵涩味恶，荒岁人亦食之。其木理粗不及橡木，所谓樗栎之材者指此。

仁

【气味】苦，涩，平，无毒。

【主治】蒸煮作粉，涩肠止痢，功同橡子。时珍。

槲若

【修治】〔颂曰〕若即叶之名也。入药须微炙令焦。

【气味】甘、苦，平，无毒。

【主治】疗痔，止血及血痢，止渴。恭。**活血，利小便，除面上黯赤**。时珍。

木皮俗名赤龙皮。

【气味】苦，涩，无毒。

【主治】煎服，除虫及漏，甚效。恭。煎汤，洗恶疮，良。权。**能吐瘰疬，涩五脏**。大明。**止赤白痢，肠风下血**。时珍。

第三十一卷　果部三目录

果之三（夷果类三十一种）

本草纲目

无花果食物 文光果 天仙果附

阿勒勃拾遗

沙棠果纲目

㮈子拾遗

麂目拾遗

都桷子拾遗

都念子拾遗

都咸子拾遗

摩厨子拾遗 齐墩果、德庆果附

韶子拾遗

马槟榔会编

枳椇唐本

上附方旧二十一，新四十一。

第三十一卷 果部三

第三十一卷　果部三

果之三（夷果类三十一种，）

荔枝（宋开宝）

【释名】离枝纲目、丹荔。〔颂曰〕按朱应《扶南记》云：此木结实时，枝弱而蒂牢，不可摘取，必以刀斧劙取其枝、故以为名。劙（音利）与刕同。〔时珍曰〕司马相如《上林赋》作离支。按白居易云：若离本枝，一日色变，三日味变。则离支之名，又或取此义也。

【集解】〔颂曰〕荔枝生岭南及巴中。今闽之泉、福、漳州、兴化军，蜀之嘉、蜀、渝、涪州，及二广州郡皆有之。其品以闽中为第一，蜀州次之。岭南为下。其木高二三丈，自径尺至于合抱，类桂木、冬青之属。绿叶蓬蓬然，四时荣茂不雕。其木性至坚劲，土人取其根，作阮咸槽及弹棋局。其花青白，状若冠之蕤绥。其子喜双实，状如初生松球。壳有皱纹如罗，初青渐红。肉色淡白如肪玉，味甘而多汁。夏至将中，则子翕然俱赤，乃可食也。大树下子至百斛，五六月盛熟时，彼方皆燕会其下以赏之，极量取啖，虽多亦不伤人，少过则饮蜜浆便解。荔枝始传于汉世，初惟出岭南，后出蜀中。故左思《蜀都赋》云：旁挺龙目，侧生荔枝。唐·白居易《图序》论之详矣。今闽中四郡所出特奇，蔡襄谱其种类至三十余品，肌肉甚厚，甘香莹白，非广、蜀之比也。福唐岁贡白曝荔枝、蜜煎荔枝肉，俱为上方珍果。白曝须嘉实乃堪，其市货者，多用杂色荔枝入盐、梅曝成，皮色深红。味亦少酸，殊失本真。经曝则可经岁，商贩流布，遍及华夏，

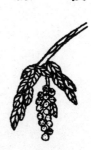

荔枝

味犹不歇，百果之盛，皆不及此。又有焦核荔枝，核如鸡舌香，味更甜美。或云是木生背阳，结实不完就者。又有绿色、蜡色，皆其品之奇者，本土亦自难得。其蜀、岭荔枝，初生小醉，肉薄核大，不堪白曝。花及根亦入药。〔藏器曰〕顾微《广州记》云：荔枝冬夏常青，其实大如鸡卵，壳朱肉白，核黄黑色，似半熟莲子，精者核如鸡舌香，甘美多汁，极益人也。〔时珍曰〕荔枝炎方之果，性最畏寒，易种而根浮。其木甚耐久，有经数百年犹结实者。其实生时肉白，干时肉红。日晒火烘，卤浸蜜煎，皆可致远。成朵晒干者谓之荔锦。按白居易《荔枝图》序云：荔枝生巴、峡间。树形团团如帷盖，叶如冬青。花如橘而春荣，实如丹而夏熟。朵如蒲桃，核如枇杷。壳如红缯，膜如紫绡。瓤肉洁白如冰雪，浆液甘酸如醴酪。大略如彼，其实过之。若离本枝，一日而色变，二日而香变，三日而味变，四五日外，色香味尽去矣。又蔡襄《荔枝谱》云：广、蜀所出，早熟而肉薄，味甘酸，不及闽中下等者。闽中惟四郡有之，福州最多，兴化最奇，泉、漳次之。福州延亘原野，一家甚至万株，兴化上品，大径寸余，香气清远，色紫壳薄，瓤厚膜红，核如丁香母。剥之如水精，食之如绛雪。荔枝以甘为味。虽百千树莫有同者，过甘与淡，皆失于中。若夫厚皮尖刺[1]，肌理黄色、附核而赤，食之有渣，食已而涩，虽无酢味，亦自下等矣。最忌麝香，触之花、实尽落也。又洪迈《夷坚志》云：莆田荔枝名品，皆出天成，虽以其核种之，亦失本体，形状百出，不可以理求也。沈括《笔谈》谓焦核荔枝[2]，乃土人去其大根，燔焦种成者，大不然也。〔珣曰〕荔枝树似青木香。熟时人未采，则百虫不敢近。人才采之，乌鸟、蝙蝠之类，无不伤残之也。故采荔枝者，必日中而众采之。一日色变，二日味变，三日色味俱变。故古诗云：色味不逾三日变也。

实

【气味】甘，平，无毒，〔诜曰〕甘、酸，热。多食令人发虚热。〔李廷飞曰〕生荔枝多食，发热烦渴，口干衄血。〔颂曰〕多食不伤人。如少过度，饮蜜浆一杯便解也。〔时珍曰〕荔枝气味纯阳，其性畏热。鲜者食多，即龈肿口痛，或衄血也。病齿及火病人尤忌之。《开宝本草》言其性平，苏氏谓多食无伤，皆谬说也。按《物类相感志》云：食荔枝多则醉，以壳浸水饮之即解。此即食物不消，还以本物消之之意。

【主治】止渴，益人颜色。 开宝。**食之止烦渴，头重心躁，背膊劳闷。** 珣。**通神，益智，健气。** 孟诜。**治瘰疬瘤赘，赤肿疔肿，发小儿痘疮。** 时珍。

【发明】〔震亨曰〕荔枝属阳，主散无形质之滞气，故瘤赘赤肿者用之。苟不明此，虽用之无应。

核

【气味】甘，温，涩，无毒。

【主治】心痛，小肠气痛，以一枚煨存性，研末，新酒调服。 宗奭。**治癞**

---

① 刺：原作"斜"，据蔡襄荔枝谱第二改。

② 枝：原作"子"，今据梦溪笔谈卷二十四改。

疝气痛，妇人血气刺痛。时珍。

【发明】〔时珍曰〕荔枝核入厥阴，行散滞气，其实双结而核肖睾丸，故其治癫疝卵肿，有述类象形之义。

壳

【主治】痘疮出不爽快，煎汤饮之。又解荔枝热，浸水饮。时珍。

花及皮根

【主治】喉痹肿痛，用水煮汁，细细含咽，取瘥止。苏颂，出崔元亮海上方。

龙眼（别录中品）

【校正】自木部移入此。〔宗奭曰〕龙眼专为果，未见入药。本草编入木部，非矣。

【释名】**龙目**吴普、**圆眼**俗名、**益智**别录、**亚荔枝**开宝、**荔枝奴**　**骊珠**　**燕卵**　**蜜脾**　**鲛泪**川弹子南方草木状。〔时珍曰〕龙眼、龙目、象形也。吴普《本草》谓之龙目，又固比目。曹宪《博雅》谓之益智。〔弘景曰〕广州有龙眼，非益智也，恐彼人别名耳。〔志曰〕甘味归脾，能益人智，故名益智，非今之益智子也。〔颂曰〕荔枝才过，龙眼即熟，故南人目为荔枝奴。又名木弹。晒干寄远，北人以为佳果，目为亚荔枝。

【集解】〔别录曰〕龙眼生南海山谷。一名益智。其大者似槟榔。〔恭曰〕龙眼树似荔枝，叶若林檎，花白色。子如槟榔，有鳞甲，大如雀卵。〔颂曰〕今闽、广、蜀道出荔枝处皆有之。嵇含南方草木状云：木高一二丈，似荔枝而枝叶微小，凌冬不凋。春末夏初，开细白花。七月实熟，壳青黄色，文作鳞甲，形圆，大如弹丸，核若木梳子而不坚，肉薄于荔枝，白而有浆，其甘如蜜。实极繁，每枝三二十颗，作穗如蒲桃。汉时南海常贡之，大为民害。临武长唐羌上书言状。和帝感其言，下诏止之。〔时珍曰〕龙眼正圆，《别录》、苏恭比之槟榔，殊不类也。其木性畏寒，白露后方可采摘，晒焙令干，成朵干者名龙眼锦。按范成大《桂海志》有山龙眼，出广中，色青，肉如龙眼，夏月实熟可啖，此亦龙眼之野生者欤？

实

【气味】甘，平，无毒。〔恭曰〕甘、酸，温。〔李廷飞曰〕生者沸汤瀹过食，不动脾。

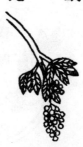

龙　眼

【主治】五脏邪气，安志厌食。除蛊毒，去三虫。久服强魂聪明，轻身不老，通神明。别录。开胃益脾，补虚长智。时珍。

【发明】〔时珍曰〕食品以荔枝为贵，而资益则龙眼为良。盖荔枝性热，而龙眼性和平也。严用和济生方，治思虑劳伤心脾有归脾汤。取甘味归脾、能益人智之义。

核

【主治】胡臭。六枚，同胡椒二七枚研，遇汗出即擦之。时珍。

龙荔（纲目）

龙　荔

【释名】见下。

【集解】〔时珍曰〕按范成大《桂海志》云：龙荔出岭南。状如
小荔枝，而肉味如龙眼，其木之身、叶亦似二果，故名曰龙荔。三月开
小白花，与荔枝同时熟，不可生啖，但可蒸食。

实

【主治】甘，热，有小毒。生食令人发病，或见鬼物。时珍。
出桂海志。

橄榄（宋开宝）

【释名】**青果**梅圣俞集、**忠果**记事珠、**谏果**出农书。〔时珍曰〕橄榄名义未详。
此果虽熟，其色亦青，故俗呼青果。其有色黄者不堪，病物也。王祯云：其味苦涩，久之
方回甘味。王元之作诗，比之忠言逆耳，世乱乃思之，做人名为谏果。

【集解】〔志曰〕橄榄生岭南。树似木樬子树而高，端直可爱。结子形如生河子，
无棱瓣，八月、九月采之。又有一种波斯橄榄，生邕州。色类相似，但核作两瓣，蜜渍食
之。〔诜曰〕其树大数围。实长寸许，先生者向下，后生者渐高。熟时生食味鲜，蜜渍极
甜。〔珣曰〕按《南州异物志》云：闽、广诸郡及缘海浦屿间皆有之。树高丈余，叶似榉
柳。二月开花，八月成实，状如长枣，两头尖，青色。核亦两头尖而有棱，核内有三窍，
窍中有仁，可食。〔颂曰〕按刘恂《岭表录异》云：橄榄树枝皆高耸。其子深秋方熟，南
人重之，生咀嚼之，味虽苦涩，而芬香胜于含鸡舌香也。有野生者，
子繁而树峻不可梯缘，但刻根下方寸许，纳盐入内，一夕子皆自落，
木亦无损。其枝节间有脂膏如桃胶，南人采取和皮、叶煎汁，熬如黑锡，
谓之榄糖，用泥船隙，牢如胶漆，着水益干也。〔时珍曰〕橄榄树高，
将熟时以木钉钉之，或纳盐少许于皮内，其实一夕自落，亦物理之妙也。
其子生食甚佳，蜜渍、盐藏皆可致远。其木枝状如黑胶者，土人采取，
燕之清烈，谓之榄香。杂以牛皮胶者，即不佳矣。又有绿榄，色绿。
乌榄，色青黑，肉烂而甘。取肉捶碎干放，自有霜如白盐，谓之榄酱。

橄　榄

木威子同

青榄核内仁干小。惟乌榄仁最肥大，有文层叠如海螵蛸状，而味甘美，谓之榄仁。又有一种方榄，出广西两江峒中，似橄榄而有三角或四角，即是波斯橄榄之类也。

实

【气味】酸、甘，温，无毒。〔宗奭曰〕味涩，良久乃甘。〔震亨曰〕味涩而甘，醉饱宜之。然性热，多食能致上垂。〔时珍曰〕橄榄盐过则不苦涩，同栗子食甚香。按延寿书云：凡食橄榄必去两头，其性热也。过白露摘食，庶不病痁。

【主治】生食、煮饮，并消酒毒，解缒鲐鱼毒。开宝。嚼汁咽之，治鱼鲠。宗奭。生啖、煮汁，能解诸毒。苏颂。开胃下气，止泻。大明。生津液，止烦渴，治咽喉痛。咀嚼咽汁，能解一切鱼、鳖毒。时珍。

【发明】〔志曰〕鯸鲐鱼，即河豚也。人误食其肝及子，必迷闷至死，惟橄榄及木煮汁能解之。其木作舟楫，拨着鱼皆浮出，故知物有相畏如此者。〔时珍曰〕按《名医录》云：吴江一富人，食鳜鱼被鲠，横在胸中，不上不下，痛声动邻里，半月余几死。忽遇渔人张九，令取橄榄与食。时无此果，以核研末，急流水调服，骨遂下而愈。张九云：我父老相传，橄榄木作取鱼掉篦，鱼触着即浮出，所以知鱼畏橄榄也。今人煮河豚、团鱼，皆用橄榄，乃知橄榄能治一切鱼、鳖之毒也。

榄仁

【气味】甘，平，无毒。

【主治】唇吻燥痛，研烂傅之。开宝。

核

【气味】甘，涩，温，无毒。

【主治】磨汁服，治诸鱼骨鲠，及食鲙成积，又治小儿痘疮倒靥。烧研服之，治下血。时珍。

木威子（拾遗）

【集解】〔藏器曰〕木威生岭南山谷。树高丈余，叶似楝叶。子如橄榄而坚，亦似枣，削去皮可为粽食。〔时珍曰〕木威子，橄榄之类也。陈氏说出顾微广州记中。而梁元帝《金楼子》云：橄榄树之南向者为橄榄，东向者为木威。此亦传闻谬说也。

实

【气味】酸、辛，无毒。〔时珍曰〕按《广州记》云：苦，涩。

【主治】心中恶水，水气。藏器。

庵摩勒（唐附）

【校正】自木部移入此。

【释名】余甘子唐本、庵摩落迦果。〔藏器曰〕梵书名庵摩勒，又名摩勒落迦果。其味初食苦涩，良久更甘，故曰余甘。

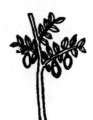

庵摩勒

【集解】〔恭曰〕庵摩勒生岭南交、广、爱等州。树叶细似合昏。其花黄。实似李、奈，青黄色，核圆有棱，或六或七，其中仁亦入药用。〔珣曰〕生西国者，大小如枳橘子状〔颂曰〕余甘子，今二广诸郡及西川、戎、沪、蛮界山谷皆有之。木高一二丈，枝条甚软。叶青细密，朝开暮敛如夜合，而叶微小，春生冬雕。三月有花，着条而生，如粟粒，微黄。随即结实作逴，每条三两子，至冬而熟，如李子状，青白色，连核作五六瓣，干即并核皆裂，俗作果子啖之。〔时珍曰〕余甘，泉州山中亦有之。状如川楝子，味类橄榄，亦可蜜渍、盐藏。其木可制器物。按陈祈畅《异物志》云：余甘树叶如夜合及槐叶，其枝如柘，其花黄。其子圆，大如弹丸，色微黄，有文理如定陶瓜，核有五六棱，初入口苦涩，良久饮水更甘，盐而蒸之尤美。其说与两苏所言相合。而临海《异物志》云：余甘子如梭形，大如梅子，其核两头锐，与橄榄一物异名也。然橄榄形长尖，余甘形圆，稍有不同，叶形亦异，盖二物也。又苏恭言其仁可入药，而未见主治何病，岂亦与果同功耶？

实

【气味】甘寒，无毒。〔珣曰〕苦、酸、甘，微寒，涩。

【主治】风虚热气。唐本。补益强气。合铁粉一斤用，变白不老。取子压汁，和油涂头，生发去风痒，令发生如漆黑也。藏器。主丹石伤肺，上气咳嗽。久服，轻身延年长生。服乳石人，宜常食之。李珣。为末点汤服，解金石毒。宗奭。解硫黄毒。时珍。出益部方物图。

【发明】〔宗奭曰〕黄金得余甘则体柔，亦物类相感相伏也，故能解金石之毒云。

毗梨勒（唐本草）

【校正】自木部移入此。

【释名】三果〔珣曰〕木似诃梨勒，而子亦相似，但圆而毗，故以名之。毗即脐也。

【集解】〔恭曰〕毗梨勒出西域及南海诸国、岭南交、爱等州，戎人谓之三果。树似胡桃，子形亦似胡桃。核似诃梨勒，而圆短无棱，用亦同法。番人以此作浆甚热。

实

【气味】苦，寒，无毒。〔珣曰〕味苦带涩，微温无毒。作浆性热。

【主治】风虚热气，功同庵摩勒。唐本。暖肠腹，去一切冷气。作浆染须发，变黑色。甄权。下气，止泻痢。大明。烧灰，干血有效。李珣。

【发明】〔时珍曰〕毗梨勒古方罕用，惟《千金方》补肾鹿角丸，用三果浆吞之，云无则以酒代之。则此果亦余甘之类，而性稍温涩也。

五敛子（纲目）

【择名】五棱子桂海志、阳桃。〔时珍曰〕按嵇含草木状云：南人呼棱为敛，故以为名。

【集解】〔时珍曰〕五敛子出岭南及闽中，闽人呼为阳桃。其大如拳，其色青黄润绿，形甚诡异，状如田家碌碡，上有五棱如刻起，作剑脊形。皮肉脆软，其味初酸久甘，其核如柰。五月熟，一树可得数石，十月再熟。以蜜渍之，甘酢而美，俗亦晒干以充果食。又有三廉子，盖亦此类也。陈祈畅《异物志》云：三廉出熙安诸郡。南人呼棱为廉，虽名三廉，或有五六棱者。食之多汁，味甘且酸，尤宜与众果参食。

实

【气味】酸，甘，涩，平，无毒。

【主治】风热，生津止渴。时珍。

五子实（纲目）

【集解】〔时珍曰〕五子树今潮州有之。按裴渊《广州记》云：五子实，大如梨而内有五核，故名。

实

【气味】甘，温，无毒。

【主治】霍乱金疮，宜食之。时珍。潮州志。

榧实（别录中品）

【校正】〔时珍曰〕《别录》木部有榧实，又有华。《神农本草》鱼虫部有被子，《宋开宝本草》退子入有名未用。今据苏恭之说，合并于二。

【释名】**被子**音彼。神农。**赤果**日用、**玉榧**日用、**玉山果**。〔时珍曰〕榧亦作棑，其木名文木，斐然章采，故谓之榧。信州玉山县者为佳。故苏东坡诗云：彼美玉山果，粲为金盘实。被子见下。〔瑞曰〕土人呼为赤果，亦曰玉榧。

【集解】〔别录曰〕榧实生永昌。被子生永昌山谷。〔弘景曰〕被子亦名黑子，从来无用者，古今诸医不复识之。榧实出东阳诸郡。〔恭曰〕彼子当从木作被子，误入虫部也。《尔雅》被亦名粘。其叶似杉，木如柏而微软。子名榧子，宜入果部。又注榧实云：即虫部彼子也。其木大连抱，高数仞，其叶似杉，其木如柏，其理似松，肌细软，堪为器用。〔宗奭曰〕榧实大如橄榄，壳色紫褐而脆，其中子有一重黑粗衣，其仁黄白色，嚼久渐甘美也。〔藏器曰〕棑华即榧子之华也。棑与榧同。榧树似杉，子如长槟榔，食之肥美。本经虫部有彼子，陶氏复于木部出榧实、棑华，皆一物也。〔颖曰〕榧有一种粗榧。其木与榧相似，但理粗色赤耳。其子稍肥大，仅圆不尖。神农本草被子即粗榧也。〔时珍曰〕榧生深山中，人呼为野杉。按罗愿《尔雅翼》云：枝似杉而异于杉。彼有美实而木有文采，其木似桐而叶似杉，绝难长。木有牝牡，牡者华而牝者实，冬月开黄圆花，结实大小如枣。其核长如橄榄核，有尖者、不尖者，无棱而壳薄，黄白色。其仁可生啖，亦可焙收。以小而心实者为佳，一树不下数十斛。陶氏不识被子，惟苏恭能辨为一物也。

榧实别录

【气味】甘，平，涩，无毒。〔瑞曰〕性热，同鹅肉食，生断节风，又上壅人，忌火气。〔时珍曰〕按《物类相感志》云：榧煮素羹，味更甜美。猪脂炒榧，黑皮自脱。榧子同甘蔗食，其渣自软。又云：榧子皮反绿豆，能杀人也。

【主治】常食，治五痔，去三虫蛊毒，鬼疰恶毒。别录。食之，疗寸白虫。弘景。消谷，助筋骨，行营卫，明目轻身，令人能食。多食一二升，亦不发病。孟诜。多食滑肠，五痔人宜之。宗奭。治咳嗽白浊，助阳道。生生编。

被子本经。旧作彼。

【气味】甘，温，有毒。

【主治】腹中邪气，去三虫，蛇螫蛊毒，鬼疰伏尸。本经。

【发明】〔震亨曰〕榧子，肺家果也。火炒食之，香酥甘美。但多食则引火入肺，大肠受伤尔。〔原曰〕榧子杀腹间大小虫，小儿

榧实
野杉

黄瘦有虫积者直食之。苏东坡诗云："驱除三彭虫，已我心腹疾，是矣。〔时珍曰〕榧实、被子治疗相同，当为一物无疑。但《本经》被子有毒，似有不同，亦因其能杀虫蛊尔。汪颖以粗榧为被子，终是一类，不甚相远也。

柙华别录。春月生采之。〔藏器曰〕即榧子华也。

【气味】苦。

【主治】水气，去赤虫，令人好色，不可久服。别录。

海松子（宋开宝）

【释名】新罗松子。

【集解】〔志曰〕海松子，状如小栗，三角。其中仁香美，东夷当果食之，亦代麻腐食之，与中国松子不同。〔炳曰〕五粒松一丛五叶如钗，道家服食绝粒，子如巴豆，新罗往往进之。〔颂曰〕五粒字当作五鬣，音传讹也。五鬣为一丛，或有两鬣、七鬣者。松岁久则实繁。中原虽有，小而不及塞上者佳好也。〔瑞曰〕松子有南松、北松。华阴松形小壳薄，有斑极香；新罗者肉甚香美。〔时珍曰〕海松子出辽东及云南，其树与中国松树同，惟五叶一丛者，球内结子，大如巴豆而有三棱，一头尖尔，久收亦油。马志谓似小栗，殊失本体。中国松子大如柏子，亦可入药，不堪果食，详见木部松下。按段成式《酉阳杂俎》云：予种五鬣松二株，根大如碗，结实与新罗、南诏者无别。其三鬣者，俗呼孔雀松。亦有七鬣者。或云：三针者为栝子松，五针者为松子松。

仁

【气味】甘，小温，无毒。〔珣曰〕新罗松子甘美大温，去皮食之甚香，与云南松子不同（云南松子似巴豆，其味不及），与卑占国偏桃仁相似。多食发热毒。〔时珍曰〕按《医说》云：食胡羊肉不可食松子；而《物类相感志》云：凡杂色羊肉入松子则无毒。其说不同，何哉？

【主治】骨节风，头眩，去死肌，变白，散水气，润五脏，不饥。开宝。逐风痹寒气，虚羸少气，补不足，润皮肤，肥五脏。别录。主诸风，温肠胃。久服，轻身延年不老。李珣。润肺，治燥结咳嗽。时珍。同柏子仁，治虚秘。宗奭。

【发明】〔时珍曰〕服食家用松子皆海松子。曰：中国仙子，肌细力薄，只可入药耳。按《列仙传》云：偓佺好食松实，体毛数寸，走及奔马。又犊子少在黑山食松子、茯苓，寿数百岁。又赤松子好食松实、天门冬、石脂，齿落更生，发落更出，莫知所终。皆指此松子也。

槟榔（别录中品）

【校正】自木部移入此。

【释名】宾门李当之药对、仁频音宾。洗瘴丹〔时珍曰〕宾与郎皆贵客之称。稽含《南方草木状》言：交广人凡贵胜族客，必先呈此果。若邂逅不设，用相嫌恨。则槟榔名义，盖取于此。雷敩《炮炙论》谓尖者为槟，圆者为榔，亦似强说。又颜师古注《上林赋》云：仁频即槟榔也。〔诜曰〕闽中呼为橄榄子。

【集解】〔别录曰〕槟榔生南海。〔弘景曰〕此有三四种。出交州者，形小味甘。广州以南者，形大味涩。又有大者名猪槟榔。皆可作药。小者名蒳子，俗呼为槟榔孙，亦可食。〔恭曰〕生交州、爱州及昆仑。〔颂曰〕今岭外州郡皆有之。木大如桄榔，而高五七丈，正直无枝，皮似青桐，节似桂枝。叶生木颠，大如盾头，又似芭蕉叶。其实作房，从叶中出，旁有刺若棘针，重叠其下。一房数百实，如鸡子状，皆有皮壳。其实春生，至夏乃熟，肉满壳中，色正白。苏恭言其肉极易烂，不经数日，今入北者，皆先以灰煮熟，焙熏令干，始可留久也。小而味甘者，名山槟榔。大而味涩核亦大者，名猪槟榔。最小者名蒳子。雷氏言尖长而有紫文者名槟，圆大而矮者名榔，榔力大而槟力小。今医家亦不细分，但以作鸡心状、正稳心不虚、破之作锦文者为佳尔。岭南人啖之以当果食，言南方地湿，不食此无以祛瘴疠也。生食其味苦涩，得扶留藤与瓦屋子灰同咀嚼之，则柔滑甘美也。刘恂《岭表录异》云：真槟榔来自舶上，今交广生者皆大腹子也，彼中悉呼为槟榔。或云：槟榔难得真者，今贾人所货者，皆是大腹槟榔也，与槟榔相似，但茎、叶、干小异尔，连皮收之。〔时珍曰〕槟榔树初生若笋竿积硬，引茎直上。茎干颇似桄榔、椰子而有节，旁元枝柯，条从心生。端顶有叶如甘蕉，条派开破，风至则如羽扇扫天之状。三月叶中肿起一房，因自拆裂，出穗凡数百颗，大如桃李。又生刺重累于下，以护卫其实。五月成熟，剥去其皮，煮其肉而干之。皮皆筋丝，与大腹皮同也。按汉喻益期与韩康伯笺云：槟榔，子既非常，木亦特异。大者三围，高者九丈。叶丛树端，房结叶下。华秀房中，子结房外。

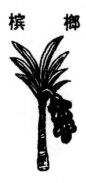

其擢穗似黍，其缀实似谷。其皮似桐而厚，其节似竹而概。其内空，其外劲。其屈如伏虹，其中如缒绳。本不大，末不小。上不倾，下不斜。调直亭亭，千百如一。步其林则寥朗，庇其阴则萧条。信可长吟远想。但性不耐霜，不得北植。必当遐树海南，辽然万里。弗遇长者之目，令人恨深也。又竺法真《罗山疏》云：山槟榔一名蒳子，生日南，树似栟榈而小，与槟榔同状。一丛十余干，一干十余房，一房数百子。子长寸余，五月采之，味近苦甘。观此，则山槟榔即蒳子，猪槟榔即大腹子也。苏颂以味甘者为山槟榔，涩者为猪槟榔，似欠分明。

槟榔子

【修治】〔𢽾曰〕头圆矮毗者为榔，形尖紫文者为挨。槟力小，榔力大。凡使用白槟及存坐稳正、心坚有锦纹者为妙。半白半黑并心虚者，不入药用。以刀刮去底，细切之。勿令经火，恐无力。若熟使，不如不用。〔时珍曰〕近时方药亦有以火煨焙用者。然初生白槟榔，须本境可得。若他处者，必经煮熏，安得生者耶？又槟榔生食，必以扶留藤、古贲灰为使，相合嚼之，吐去红水一口，乃滑美不涩，下气消食。此三物相去甚远，为物各异，而相成相合如此，亦为异矣。俗谓"槟榔为命赖扶留"以此。古贲灰即蛎蚌灰也。贲乃蚌字之讹。瓦屋子灰亦可用。

【气味】苦、辛、温，涩，无毒。〔甄权曰〕味甘，大寒。〔大明曰〕味涩。〔弘景曰〕交州者味甘，广州者味涩。〔珣曰〕白者味甘，赤者味苦。〔元素曰〕味辛而苦，纯阳也。无毒。〔诜曰〕多食亦发热。

【主治】消谷逐水，除痰澼，杀三虫、伏尸，寸白。别录。治腹胀，生捣末服，利水谷道。傅疮，生肌肉止痛，烧灰，傅口吻白疮。苏恭。宣利五脏六腑壅滞，破胸中气，下水肿，治心痛积聚。甄权。除一切风，下一切气，通关节，利九窍，补五劳七伤，健脾调中，除烦，破症结。大明。主贲豚膀胱诸气，五膈气，风冷气，脚气，宿食不消。李珣。治冲脉为病，气逆里急。好古。治泻痢后重，心腹诸痛，大小便气秘，痰气喘急，疗诸疟，御瘴病。时珍。

【发明】〔元素曰〕槟榔味厚气轻，沉而降，阴中阳气。苦以破滞，辛以散邪，泄胸中至高之气，使之下行，性如铁石之沉重，能坠诸药至于下极，故治诸气、后重如神也。〔时珍曰〕按罗大经《鹤林玉露》云：岭南人以槟榔代茶御瘴，其功有四：一曰醒能使之醉，盖食之久，则熏然颊赤，若饮酒然，苏东坡所谓"红潮登颊醉槟榔"也。二曰醉能使之醒，盖酒后嚼之，则宽气下痰，余醒顿解，朱晦庵所谓"槟榔收得为祛痰"也。三曰饥能使之饱。四曰饱能使之饥。盖空腹食之，则充然气盛如饱；饱后食之，则饮食快然易消。又且赋性疏通而不泄气，禀味严正而更有余甘，有是德故有是功也。又按吴兴章杰瘴说云：岭表之俗，多食槟榔，日至十数。夫瘴疠之作，率因饮食过度，气痞积结，而槟榔最能下气消食去痰，故人狃于近利，而暗于远患也。夫峤南地热，四时出汗，人多黄瘠，食之则脏器疏泄，一旦病瘴，不敢发散攻下，岂尽气候所致，槟榔盖亦为患，殆未思尔。又东阳卢和云：闽广人常服槟榔，云能祛瘴。有瘴服之可也，无瘴而服之，宁不损正气而有开门延寇之祸乎？南人喜食此果，故备考诸说以见其功过焉。又朱晦庵《槟榔诗》云：忆昔南游日，初尝面发红。药囊知有用，茗碗讵能同？蠲疾收殊效，修真录异功。三彭如不避，麋烂七非中。亦与其治疾杀虫之功，而不满其代茶之俗也。

大腹子（宋开宝）

【校正】自木部移入此。

【释名】**大腹槟榔**图经、**猪槟榔**。〔时珍曰〕大腹以形名，所以别鸡心槟榔也。

【集解】〔志曰〕大腹生南海诸国，所出与槟榔相似，茎、叶、根、干小异耳。〔弘景曰〕向阳者为槟榔，向阴者为大腹。〔时珍曰〕大腹子出岭表、滇南，即槟榔中一种腹大形扁而味涩者，不似槟榔尖长味良耳，所谓猪槟榔者是矣。盖亦土产之异，今人不甚分别。陶氏分阴阳之说，亦是臆见。按刘恂岭表录云：交广生者，非舶上槟榔，皆大腹子也。彼中悉呼为槟榔。自嫩及老，采实啖之。以扶留藤、瓦屋灰同食之，以祛瘴疠。收其皮入药，皮外黑色，皮内皆筋丝如椰子皮。又云南记云：大腹槟榔每枝有三二百颗，青时剖之，以一片萎叶及蛤粉卷和食之，即减涩味。观此二说，则大腹子与槟榔皆可通用，但力比槟榔稍劣耳。

大腹子

【气味】辛，涩，温，无毒。

【主治】与槟榔同功。时珍。

大腹皮

【修治】〔思邈曰〕鸩鸟多集槟榔树上。凡用槟榔皮，宜先用酒洗，后以大豆汁再洗过，晒干入灰火烧煨，切用。

【气味】辛，微温，无毒。

【主治】冷热气攻心腹，大肠虫毒，痰膈醋心。并以姜、盐同煎，入疏气药用之，良。开宝。下一切气，止霍乱，通大小肠，健脾开胃调下。大明。降逆气，消肌肤中水气浮肿，脚气壅逆，瘴疟痞满，胎气恶阻胀闷。时珍。

椰子（宋开宝）

【校正】自木部移入此。

【释名】**越王头**纲目、**胥余**。〔时珍曰〕按嵇含《南方草木状》云：相传林邑王与越王有怨，使刺客乘其醉，取其首，悬于树，化为椰子，其核犹有两眼，故俗谓之越王头，而其浆犹如酒也。此说虽谬，而俗传以为口实。南人称其君长为爷，则椰名盖取于爷义也。相如《上林赋》作胥余，或作胥耶。

【集解】〔志曰〕椰子生安南，树如棕榈，子中有浆，饮之得醉。〔颂曰〕椰子岭南州郡皆有之。郭义恭《广志》云：木似桄榔无枝条，高余丈。叶在木末如束蒲。其实大如瓠，垂于枝间，如挂物然。实外有粗皮，如棕包。皮内有坚壳，圆而微长。壳内有肤，自如猪肤，厚半寸许，味如胡桃。肤内裹浆四五合如乳，饮之冷而动气醺人，壳可为器。肉可糖煎寄远，作果甚佳。〔珣曰〕按刘欣期交州记云：椰树状若海棕。实大如碗，外有粗皮，如大腹子、豆蔻之类。内有浆似酒，饮之不醉。生云南者亦好。〔宗奭曰〕椰子开之，有汁白色如乳，如酒极香，别是一种气味，强名为酒。中有白瓠，形圆如栝楼，上起细垅，亦白色而微虚，其纹若妇人裙褶，味亦如汁。与着壳一重白肉，皆可糖煎为果。其壳可为酒器，如酒中有毒，则酒沸起或裂破。今人漆其里，即失用椰子之意。〔时珍曰〕椰子乃果中之大者。其树初栽时，用盐置根下则易发。

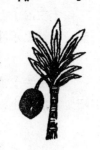

木至斗大方结实，大者三四围，高五六丈，木似桄榔、槟榔之属，通身无枝。其叶在木顶，长四五尺，直耸指天，状如棕榈，势如凤尾。二月着花成穗，出于叶间，长二三尺，大如五斗器。仍连着实，一穗数枚，小者如栝楼，大者如寒瓜，长七八寸，径四五寸，悬着树端。六、七月熟，有粗皮包之。皮内有核，圆而黑润，甚坚硬，厚二三分。壳内有白肉瓤如凝雪，味甘美如牛乳。瓤肉空处，有浆数合，钻蒂倾出，清美如酒。若久者，则混浊不佳矣。其壳磨光，有斑缬点纹，横破之可作壶爵，纵破之可作瓢杓也。又《唐史》言番人以其花造酒，饮之亦醉也。类书有青田核、树头酒、严树酒，皆椰酒、椰花之类，并附于下：

【附录】青田核崔豹《古今注》云：乌孙国有青田核，状如桃核，不知其树。核大如数斗，剖之盛水，则变酒味，甚醇美。饮尽随即注水，随尽随成。但不可久，久则苦涩尔。谓之青田酒，汉末蜀王刘璋曾得之。**树头酒**《寰宇志》云：缅甸在滇南，有树头棕，高五六丈，结实如椰子。土人以罐盛曲悬于实下，划其实，汁流于罐中以成酒，名树头酒。或不用曲，惟取汁熬为白糖。其树即贝树也，缅人取其叶写书。**严树酒**《一统志》云：琼州有严树，捣其皮叶，浸以清水，和以粳酿（或入石榴花叶），数日成酒，能醉人。又《梁书》云：顿逊国有酒树，似安石榴，取花汁贮杯中，数成酒。盖此类也。又有文章草。可以成酒。

椰子瓤

【气味】甘，平，无毒。

【主治】益气。开宝。治风。汪颖。**食之不饥，令人面泽**。时珍。出异物志。

椰子浆

【气味】甘，温，无毒。〔珣曰〕多食，冷而动气。〔时珍曰〕其性热，故饮之者多昏如醉状。《异物志》云：食其肉则不饥，饮其浆则增渴。

【主治】止消渴。涂头，益发令黑。开宝。**治吐血水肿，去风热**。李珣。

【发明】〔震亨曰〕椰子生海南极热之地，土人赖此解夏月毒渴，天之生物，各因其材也。

椰子皮

【修治】〔颂曰〕不拘时月采其根皮，入药炙用。一云：其实皮亦可用。

【气味】苦，平，无毒。

【主治】止血，疗鼻衄，吐逆霍乱，煮汁饮之。开宝。治卒心痛，烧存性，研，以新汲水服一钱，极验。时珍。出龚氏方。

壳

【主治】杨梅疮筋骨痛。烧存性，临时炒热，以滚酒泡服二三钱，暖覆取汗，其痛即止，神验。时珍。

无漏子（拾遗）

【释名】**千年枣**开宝、**万年枣**一统志、**海枣**草木状、**波斯枣**拾遗、**番枣**岭表录异、**金果**辍耕录、**木名海棕**岭表录、**凤尾蕉**。〔时珍曰〕无漏，名义未详。千年、万岁，言其树性耐久也。曰海、曰波斯、曰番，言其种自外国来也。金果，贵之也。曰棕、曰蕉，象其干、叶之形也。番人名其木曰窟莽，名其实曰苦鲁麻枣。苦麻、窟莽，皆番音相近也。

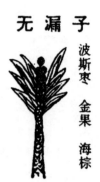

无漏子

波斯枣 金果 海棕

【集解】〔藏器曰〕无漏子即波斯枣，生波斯国，状如枣。〔珣曰〕树若栗木。其实若橡子，有三角。〔颂曰〕按刘恂《岭表录》云：广州有一种波斯枣，木无旁枝，直耸三四丈，至巅四向，共生十余枝，叶如棕榈，彼土人呼为海棕木。三五年一着子，每朵约三二十颗，都类北方青枣，但小尔。舶商亦有携本国者至中国，色类沙糖，皮肉软烂，味极甘，似北地天蒸枣，而其核全别，两头不尖，双卷而圆，如小块紫矿，种之不生，盖蒸熟者也。〔时珍曰〕千年枣虽有枣名，别是一物，南番诸国皆有之，即杜甫所赋海棕也。按段成式《酉阳杂俎》云：波斯枣生波斯国，彼人呼为窟莽。树长三四丈，围五六尺。叶似土藤，不凋。二月生花。状如蕉花。有两甲①渐渐开罅，中有十余房。子长二寸，黄白色，状如楝子，有核。六七月熟则子黑，状类于枣，食之味甘如饴也。又陶九成《辍耕录》云：四川成都有金果树六株，相传汉时物也。高五六十丈，围三四寻，挺直如矢，木无枝柯。顶上有叶如棕榈，皮如龙鳞，叶如凤尾，实如枣而大。每岁仲冬，有司具祭收采，令医工以刀剥去青皮，石灰汤瀹过，入冷熟蜜浸换四次，瓶封进献。不如此法，则生涩不可食。番人名为苦鲁麻枣，盖凤尾焦也。一名万岁枣，泉州有万年枣，即此物也。又稽含《草木状》云：海枣大如杯碗，以比安期海上如瓜之枣，似未得其详也。巴旦杏亦名忽鹿麻，另是一物也。

实

【气味】甘，温，无毒。

【主治】补中益气，除痰嗽，补虚损，好颜色，令人肥健。藏器。消食止咳，治虚羸，悦人，久服无损。李珣

---

① 甲：原作"脚"，今据酉阳杂俎前集卷十八波斯本条改。

桄榔子（宋开宝）

【校正】自木部移入此。

【释名】木名姑榔木临海异物志、面木伽蓝记、董棕杨慎厄言、铁木。〔时珍曰〕其木似槟榔而光利，故名桄榔。姑榔，其音讹也。面言其粉也，铁言其坚也。

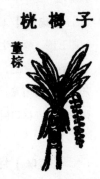

桄 榔 子

董棕

【集解】〔颂曰〕桄榔木，岭南二广州郡皆有之，人家亦植之庭院间。其木似棕榈而坚硬，斫其内取面，大者至数石，食之不饥。其皮至柔，坚韧可以作绠。其子作穗生木端，不拘时月采之。按刘恂《岭表录》云：桄榔木枝叶并著茂，与槟榔小异。然叶下有须如粗马尾，广人采之以织巾子；得咸水浸，即粗胀而韧，彼人以缚海舶，不用钉线。木性如竹，紫黑色，有文理而坚，工人解之，以制博弈局。其树皮中有屑如面，可作饼食。〔藏器曰〕按《临海异物志》云：姑榔木生祥山谷。外皮有毛如棕榈而散生。其木刚利如铁，可作衫锄，中湿更利，惟中焦则易败尔，物之相伏如此。皮中有白粉，似稻米粉及麦面，可作饼饵食，名桄榔面。彼土少谷，常以牛酪食之。〔时珍曰〕桄榔，二广、交、蜀皆有之。按郭义恭《广志》云：木大者四五围，高五六丈，拱直无旁枝。巅顶生叶数十，破似棕叶，其木肌坚，斫人数寸，得粉赤黄色，可食。又顾玠《海槎录》云：桄榔木身直如杉，又如棕榈、椰子、槟榔、波斯枣、古散诸树而稍异，有节似大竹。树杪挺出数枝，开花成穗，绿色。结子如青珠，每条不下百颗，一树近百余条，团团悬挂若伞，极可爱。其木最重，色类花梨而多纹，番舶用代铁枪，锋铓甚利。古散亦木名，可为杖，又名虎散。

子

【气味】苦，平，无毒。

【主治】破宿血。开宝。

面

【气味】甘，平，无毒。

【主治】作饼炙食腴美，令人不饥，补益虚羸损乏，腰脚无力。久服轻身辟谷。李珣。

莎木面（莎音梭 海药）

【校正】自木部移入此。

【释名】欀木音襄。〔时珍曰〕莎字韵书不载，惟孙愐《唐韵》莎字注云：树似桄榔。

则莎字当作莎衣之莎。其叶离披如莎衣之状，故谓之莎也。张勃《吴录·地理志》言，交趾欀木，皮中有白粉如米屑，干之捣末，以水淋过似面，可作饼食者，即此木也。后人讹欀为莎，音相近尔。杨慎厄言乃谓欀木即桄榔，误矣。按左思《吴都赋》云：面有桄榔。又曰：文、欀、帧、橺既是一物，不应两用矣。

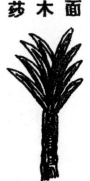

莎木面

【集解】〔珣曰〕按《蜀记》云：莎木生南中八郡。树高十许丈，阔四五围。峰头生叶，两边行列如飞鸟翼。皮中有白面石许，捣筛作饼，或磨屑作饭食之，彼人呼为莎面，轻滑美好，胜于桄榔面也。〔藏器曰〕莎木生岭南山谷。大者木皮内出面数斛，色黄白。〔时珍曰〕按刘欣期《交州记》云：都勾树似棕榈，木中出屑如桄榔面，可作饼饵。恐此即欀木也。

面

【气味】甘，平、温，无毒。

【主治】补益虚冷，消食。李珣。温补。久食不饥，长生。藏器。

波罗蜜（纲目）

【释名】曩伽结〔时珍曰〕波罗蜜，梵语也。因此果味甘，故借名之。安南人名曩伽结，波斯人名婆那裟，拂林人名阿萨摔，皆一物也。

波罗蜜

【集解】〔时珍曰〕波罗蜜生交趾、南邦诸国，今岭南、滇南亦有之。树高五六丈，树类冬青而黑润倍之。叶极光净，冬夏不凋。树至斗大方结实，不花而实，出于枝间，多者十数枚，少者五六枚，大如冬瓜，外有厚皮裹之，若栗球，上有软刺磈砢。五六月熟时，颗重五六斤，剥去外皮壳，内肉层叠如橘囊，食之味至甜美如蜜，香气满室。一实凡数百核，核大如枣。其中仁如栗黄，煮炒食之甚佳。果中之大者，惟此与椰子而已。

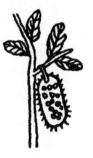

瓤

【气味】甘、香、微酸，平，无毒。

【主治】止渴解烦，醒酒益气，令人悦泽。时珍。

核中仁

【气味】同瓤。

【主治】补中益气，令人不饥轻健。时珍。

无花果（食物）

【释名】映日果便民图纂、**优昙钵**广州志、**阿驵**音楚。〔时珍曰〕无花果凡数种，此乃映日果也。即广中所谓优昙钵，乃波斯所谓阿驵也。

【集解】〔时珍曰〕无花果出扬州及云南，今吴、楚、闽、越人家，亦或折枝插成。枝柯如枇杷树，三月发叶如花构叶。五月内不花而实，实出枝间，状如木馒头，其内虚软。采以盐渍，压实令扁，日干充果食。熟则紫色，软烂甘味如柿而无核也。按《方舆志》云：广西优昙钵不花而实，状如枇杷。又段成式《酉阳杂俎》云：阿驵出波斯，拂林人呼为底珍树。长丈余，枝叶繁茂，有丫如蓖麻，无花而实，色赤类柿，一月而熟，味亦如柿。二书所说，皆即此果也。又有文光果、天仙果、古度子，皆无花之果，并附于下：

【附录】文光果出景州。形如无花果，肉味如栗，五月成熟。**天仙果**出四川。树高八九尺，叶似荔枝而小，无花而实，子如樱桃，累累缀枝间，六七月熟，其味至甘。宋祁方物赞云：有子孙枝，不花而实。薄言采之，味埒蜂蜜。**古度子**出交广诸州。树叶如栗，不花而实，枝柯间生子，大如石榴及楂子而色赤，味醋，煮以为粽食之，若数日不煮，则化作飞蚁，穿皮飞去也。

实

【气味】甘，平，无毒。

【主治】开胃，止泄痢。汪颖。**治五痔，咽喉痛。**时珍。

叶

【气味】甘、微辛，平，有小毒。

【主治】五痔肿痛，煎汤频熏洗之，取效。震亨。

阿勃勒（拾遗）

【校正】自木部移入此。

【释名】婆罗门皂荚拾遗、**波斯皂荚**。〔时珍曰〕婆罗门，西域国名；波斯，西南国名也。

【集解】〔藏器曰〕阿勃勒生拂林国。状似皂荚而圆长，味甘好吃。〔时珍曰〕此即波斯皂荚也。按段成式《酉阳杂俎》云：波斯皂荚，彼人呼为忽野檐，拂林人呼为阿梨。

树长三四丈，围四五尺。叶似枸橼而短小，经寒不凋。不花而实，荚长二尺，中有隔。隔内各有一子，大如指头，赤色至坚硬，中黑如墨，味甘如饴可食，亦入药也。

【附录】**罗望子**〔时珍曰〕按《桂海志》云：出广西。壳长数寸，如肥皂及刀豆，色正丹，内有二三子，煨食甘美。

子

【气味】苦，大寒，无毒。

【主治】心膈间热风，心黄，骨蒸寒热，杀三虫。藏器。炙黄入药，治热病，下痰，通经络，疗小儿疳气。李珣。

沙棠果（纲目）

沙 棠 果

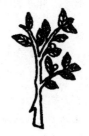

【集解】〔时珍曰〕按《吕氏春秋》云：果之美者，沙棠之实。今岭外宁乡、泷水、罗浮山中皆有之。木状如棠，黄花赤实，其味如李而无核。

实

【气味】甘，平，无毒。

【主治】食之，却水病。时珍。山海经。

椋子（音赡 拾遗）

【集解】〔藏器曰〕椋子似梨，生江南。左思《吴都赋》"椋、留御霜"是也。〔时珍曰〕椋、留，二果名。按薛莹《荆阳异物志》云：椋子树，南越、丹阳诸郡山中皆有之。其实如梨，冬熟味酢。刘子树生交广、武平、兴古诸郡山中。三月着花，结实如梨，七八月熟，色黄，味甘、酢，而核甚坚。

实

【气味】甘，涩，平，无毒。

【主治】生食之，止水痢。熟和蜜食之，去嗽。藏器。

麂目（拾遗）

【校正】自木部移入此。

【释名】**鬼目**。〔藏器曰〕此出岭南，状如麂目，故名。陶氏注豆蔻引麂目小冷，即此也。后人讹为鬼目。

【集解】〔时珍曰〕鬼目有草木三种：此乃木生者，其草鬼目别见草部白英下，又羊蹄菜亦名鬼目，并物异名同也。按刘欣期《交州记》云：鬼目出交趾、九真、武平、兴古诸处。树高大似棠梨，叶似楮而皮白，二月生花，仍连着子，大者如木瓜，小者如梅李，而小斜不周正。七八月熟，色黄味酸，以蜜浸食之佳。

【气味】酸、甘，小冷，无毒。多食，发冷痰。藏器。

都桷子（拾遗）

【释名】构子。〔时珍曰〕桷音角。《太平御览》作桶子（音同上声），盖传写之讹也。亦与楮构之构，名同实异，陈祈畅《异物志》赞云：构子之树，枝叶四布。名同种异，实味甜酢。果而无核，里面如素。析酒止醒，更为遗略。

【集解】〔珣曰〕按徐表《南州记》云：都桷子生广南山谷。树高丈余，二月开花，连着实，大如鸡卵，七月熟。〔时珍曰〕按魏王《花木志》云：都桶树出九真、交趾，野生。二三月开花，赤色。子似木瓜，八九月熟，里民取食之，味酢，以盐、酸沤食，或蜜藏皆可。一云状如青梅。

实

【气味】酸，涩，平，无毒。

【主治】久食，益气止泄。藏器。安神温肠，治痔。久服无损。李珣。解酒，止烦渴。时珍。

都念子（拾遗）

【释名】倒捻子详下文。

【集解】〔藏器曰〕杜宝《拾遗·录异》云：都念子生岭南。隋炀帝时进百株，植于西苑。树高丈余，叶如白杨，枝柯长细。花心金色，花赤如蜀葵而大。子如小枣，蜜渍食之，甘美益人。〔时珍曰〕按刘恂《岭表录异》云：倒捻子窠丛不大，叶如苦李。花似蜀葵，小而深紫，南中妇女多用染色。子如软柿，外紫内赤，无核，头上有四叶如柿蒂。食之必捻其蒂，故谓之倒捻子，讹而为都念子也。味甚甘软。

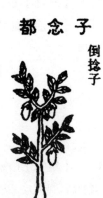

都念子 倒捻子

实

【气味】甘、酸，小温，无毒。

【主治】痰嗽哕气。藏器。暖腹脏，益肌肉。时珍。岭表录异。

都咸子（拾遗）

【校正】自木部移入此。

【集解】〔藏器曰〕都咸子生广南山谷。按徐表《南州记》云：其树如李，子大如指。取子及皮、叶曝干，作饮极香美也。〔时珍曰〕按嵇含《南方草木状》云：都咸树出日南。三月生花，仍连着实，大如指，长三寸，七八月熟，其色正黑。

子及皮、叶

【气味】甘，平，无毒。

【主治】火干作饮，止渴润肺，去烦除痰。藏器。去伤寒清涕，咳逆上气，宜煎服之。李珣。

摩厨子（拾遗）

【集解】〔藏器曰〕摩厨子生西域及南海并斯调国。子如瓜，可为茹。其汁香美，如中国用油。陈祈畅《异物志》赞云：木有摩厨，生自斯调。厥汁肥滑，其泽如膏。馨香馥郁，可以煎熬。彼州之人，以为嘉肴。〔珣曰〕摩厨二月开花，四五月结实，如瓜状。〔时珍曰〕又有齐墩果、德庆果，亦其类也。今附于下：

【附录】**齐墩果**《酉阳杂俎》云：剂墩树生波斯及拂林国。高二三丈，皮青白，花似柚极香。子似杨桃，五月熟，西域人压为油以煎饼果，如中国之用巨胜也。**德庆果**《一统志》云：广之德庆州出之。其树冬荣，子大如杯，炙而食之，味如猪肉也。

实

【气味】甘，香，平，无毒。

【主治】益气，润五脏。久服令人肥健。藏器。安神养血生肌，久服轻健。李珣。

韶子（拾遗）

【集解】〔藏器曰〕韶子生岭南。按裴渊《广州志》云：韶叶如栗，赤色。子大如栗，有棘刺。破其皮，内有肉如猪肪，着核不离，味甘酢，核如荔枝。〔时珍曰〕按范成大《虞衡志》云：广南有山韶子，夏熟，色红，肉如荔枝。又有藤韶子，秋熟，大如兔卵柿也。

实

【气味】甘，温，无毒。

【主治】暴痢，心腹冷气。藏器。

马槟榔（会编）

【释名】马金囊云南志、马金南记事珠、紫槟榔纲目。

【集解】〔时珍曰〕马槟榔生滇南金齿、沅江诸夷地，蔓生。结
实大如葡萄，紫色味甘。内有核，颇似大枫子而壳稍薄，团长斜扁不等。
核内有仁，亦甜。

马 槟 榔

实

【气味】甘，寒，无毒。

核仁

【气味】苦、甘，寒，无毒。〔机曰〕凡嚼之者，以冷水一口送下，其甜如蜜，
亦不伤人也。

【主治】产难，临时细嚼数枚，井华水送下。须臾立产。再以四枚去壳，
两手各握二枚，恶水自下也。欲断产者，常嚼二枚，水下。久则子宫冷，自
不孕矣。汪机。伤寒热病，食数枚，冷水下。又治恶疮肿毒，内食一枚，冷水下；
外嚼涂之，即无所伤。时珍。

枳椇（音止矩 唐本草）

【校正】自木部移入此，并入拾遗木蜜。

【释名】蜜樏橾音止矩。蜜屈律广记、木蜜拾遗、木饧同上、木珊瑚广志、
鸡距子苏文、鸡爪子俗名、木名白石木唐注、金钩木地志、枅栱音鸡拱。交加枝
〔时珍曰〕枳椇，徐锴注《说文》作樏橾，又作枳枸，皆屈曲不伸之意。此树多枝而曲，
其子亦卷曲，故以名之。曰蜜、曰饧，因其味也。曰珊瑚、曰鸡距、曰鸡爪，象其形也。
曰交加、曰枅栱，言其实之纽屈枅栱也。枅梁之名。按雷公《炮炙序》云：弊箅淡卤，如
酒沾交。注云：交加枝，即蜜樏橾也。又《诗话》云：子生枝端，横折歧出。状若枅栱，
故土人谓之枅栱也。珍谓枅栱及俗称鸡矩，蜀人之称桔枸、棘枸，滇人之称鸡橘子，巴人
之称金钩，广人之称结留子，散见书记者，皆枳椇、鸡矩之字，方音转异尔。俗又讹鸡爪

为曹公爪，或谓之梨枣树，或谓之癫汉指头，崔豹《古今注》一名树蜜，一名木石，皆一物也。

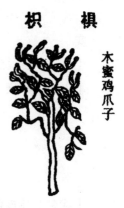

枳 椇

木蜜鸡爪子

【集解】〔恭曰〕枳椇子其树径尺，木名白石，叶如桑柘。其子作房似珊瑚，核在其端，人皆食之。〔颂曰〕此《诗·小雅》所谓南山有枸也。陆玑《疏义》云：枸树高大如白杨，所在皆有，枝柯不直。子着枝端，啖之甘美如饴，八九月熟，江南特美之，谓之木蜜。能败酒味，若以其木为柱，则屋中之酒皆薄也。〔诜曰〕昔有南人修舍用此木，误落一片入酒瓮中，酒化为水也。〔藏器曰〕木蜜树生南方，人呼白石木，枝、叶俱甜。嫩叶可生啖，味如蜜。老枝细破，煎汁成蜜，倍甜，止渴解烦也。〔时珍曰〕枳椇木高三四丈，叶圆大如桑柘，夏月开花。枝头结实，如鸡爪形，长寸许，纽曲，开作二三歧，俨若鸡之足距。嫩时青色，经霜乃黄，嚼之味甘如蜜。每开歧尽处，结一二小子，状如蔓荆子，内有扁核赤色，如酸枣仁形。飞鸟喜巢其上，故宋玉赋云：枳枸来巢。曲礼云：妇人之贽，椇、榛、脯脩。即此也。盐藏荷裹，可以备冬储。

实

【气味】甘，平，无毒。〔诜曰〕多食发蛔虫。

【主治】头风，小腹拘急。唐本。止渴除烦，去膈上热，润五脏，利大小便，功用同蜂蜜。枝、叶煎膏亦同。藏器。止呕逆，解酒毒，辟虫毒。时珍。

【发明】〔震亨曰〕一男子年三十余，因饮酒发热，又兼房劳虚乏。乃服补气血之药，加葛根以解酒毒。微汗出，人反懈怠，热如故。此乃气血虚，不禁葛根之散也。必须鸡距子解其毒，遂煎药中加而服之，乃愈。〔时珍曰〕枳椇，《本草》止言木能败酒，而丹溪朱氏治酒病往往用其实，其功当亦同也。按苏东坡集云：眉山揭颖臣病消渴，日饮水数斗，饭亦倍常，小便频数。服消渴药逾年，疾日甚，自度必死。予令延蜀医张肱诊之。笑曰：君几误死。乃取麝香当门子以酒濡湿，作十许丸，用棘枸子煎汤吞之，遂愈。问其故。肱曰：消渴消中皆脾弱肾败，土不制水而成疾。今颖臣脾脉极热而肾气不衰，当由果实、酒物过度，积热在脾，所以食多而饮水。水饮既多，溺不得不多，非消非渴也。麝香能制酒果花木。棘枸亦胜酒，屋外有此木，屋内酿酒多不佳。故以此二物为药，以去其酒果之毒也，棘枸实如鸡距，故俗谓之鸡距，亦曰癫汉指头。食之如牛乳，本草名枳椇，小儿喜食之。吁！古人重格物，若肱盖得此理矣，医云乎哉。

木汁

【气味】同枳椇。

本皮

【气味】甘，温，无毒。

【主治】五痔，和五脏。唐本。

第三十二卷　果部四目录

果之四（味类一十三种）

第三十二卷　果部四

果之四（味类一十三种）

秦椒（本经中品）

【校正】自木部移入此。

【释名】大椒尔雅、椴毁、花椒。

【集解】〔别录曰〕秦椒生泰山山谷及秦岭上，或琅琊。八月、九月采实。〔弘景曰〕今从西来。形似椒而大，色黄黑，味亦颇有椒气。或云即今樆树子。樆乃猪椒，恐谬。〔恭曰〕秦椒树、叶及茎、子都似蜀椒，但味短实细尔。蓝田、秦岭间大有之。〔颂曰〕今秦、凤、明、越、金、商州皆有之。初秋生花，秋末结实，九月、十月采之。《尔雅》云：椴，大椒。郭璞注云：椒丛生，实大者为椴也。《诗·唐风》云：椒聊之实，繁衍盈升。陆玑《疏义》云：椒树似茱萸，有针刺。叶坚而滑泽，味亦辛香。蜀人作茶，吴人作茗，皆以其叶合煮为香。今成皋诸山有竹叶椒，其木亦如蜀椒，小毒热，不中合药也，可入饮食中及蒸鸡、豚用。东海诸岛上亦有椒，枝、叶皆相似。子长而不圆，甚香，其味似橘皮。岛上獐、鹿食其叶，其肉自然作椒、橘香。今南北所生一种椒，其实大于蜀椒，与陶氏及郭、陆之说正相合，当以实大者为秦椒也。〔宗奭曰〕此秦地所产者，故言秦椒。大率椒株皆相似，但秦椒叶差大，粒亦大而纹低，不若蜀椒皱纹为高异也。然秦地亦有蜀椒种。〔时珍曰〕秦椒，花椒也。始产于秦，今处处可种，最易蕃衍。其叶对生，

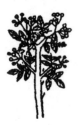

椒

尖而有刺。四月生细花。五月结实，生青熟红，大于蜀椒，其目亦不及蜀椒目光黑也。范子计然云：蜀椒出武都，赤色者善；秦椒出陇西天水，粒细者善。苏颂谓其秋初生花，盖不然也。

【修治】同蜀椒。

椒红

【气味】**辛，温，有毒。**〔别录曰〕生温、熟寒，有毒。〔权曰〕苦、辛。〔之才曰〕恶栝楼、防葵，畏雌黄。

【主治】**除风邪气，温中，去寒痹，坚齿发，明目。久服，轻身好颜色，耐老增年通神。**本经。**疗喉痹吐逆疝瘕，去老血，产后余疾腹痛，出汗，利五脏。**别录。**上气咳嗽，久风湿痹。**孟诜。**治恶风遍身，四肢瘰痹，目齿浮肿摇动，女人月闭不通，产后恶血痢，多年痢，疗腹中冷痛，生毛发，灭瘢。**甄权。**能下肿湿气。**震亨。

蜀椒（本经下品）

【校正】自木部移入此。

【释名】**巴椒**别录、**汉椒**日华、**川椒**纲目、**南椒**炮炙论、**蓎藙**唐毅、**点椒。**〔时珍曰〕蜀，古国名。汉，水名。今川西成都、广汉、潼川诸处是矣。巴亦国名，又水名。今川东重庆、夔州、顺庆、阆中诸处是矣。川则巴蜀之总称，因岷、沱、黑、白四大水，分东、西、南、北为四川也。

【集解】〔别录曰〕蜀椒生武都山谷及巴郡。八月采实，阴干。〔弘景曰〕蜀郡北郡人家种之。皮肉厚，腹里白，气味浓。江阳、晋康及建平间亦有而细赤，辛而不香，力势不如巴郡者。〔恭曰〕今出金州西域者最佳。〔颂曰〕今归、峡及蜀川、陕洛间人家多作园圃种之。木高四五尺，似茱萸而小，有针刺。叶坚而滑，可煮饮食。四月结子元花，但生于枝叶间，颗如小豆而圆，皮紫赤色，八月采实，焙干。江淮、北上亦有之，茎叶都相类，但不及蜀中者良而皮厚、里白、味烈也。〔时珍曰〕蜀椒肉厚皮皱，其子光黑，如人之瞳仁，故谓之椒目。他椒子虽光黑，亦不似之。若土椒，则子无光彩矣。

【修治】〔敩曰〕凡使南椒须去目及闭口者，以酒拌湿蒸，从巳至午，放冷密盖，无气后取出，便入瓷器中，勿令伤风也。〔宗奭曰〕凡用秦椒、蜀椒，并微炒使出汗，乘热入竹筒中，以梗捣去里面黄壳，取红用，未尽再捣。或只炒热，隔纸铺地上，以碗覆，待冷碾取红用。

椒红

【气味】**辛，温，有毒。**〔别录曰〕大热。多食，令人乏气喘促。口闭者杀人。

〔诜曰〕五月食椒，损气伤心，令人多忘。〔李廷飞曰〕久食，令人失明，伤血脉。〔之才曰〕杏仁为之使，得盐味佳，畏款冬花、防风、附子、雄黄。可收水银。中其毒者，凉水、麻仁浆解之。

【主治】邪气咳逆，温中，逐骨节皮肤死肌，寒热痹痛，下气。久服头不白，轻身增年。本经。除六腑寒冷，伤寒温疟大风汗不出，心腹留饮宿食，肠澼下痢，泄精，女子字乳余疾，散风邪瘕结，水肿黄疸，鬼疰蛊毒，杀虫、鱼毒。久服开腠理，通血脉，坚齿发，明目，调关节，耐寒暑，可作膏药。别录。治头风下泪，腰脚不遂，虚损留结，破血，下诸石水，治咳嗽，腹内冷痛，除齿痛。甄权。破症结开胸，治天行时气，产后宿血，壮阳，疗阴汗，暖腰膝，缩小便，止呕逆。大明。通神去老，益血，利五脏，下乳汁，灭症，生毛发。孟诜。散寒除湿，解郁结，消宿食，通三焦，温脾胃，补右肾命门，杀蛔虫，止泄泻。时珍。

【发明】〔颂曰〕服食方。单服椒红补下，宜用蜀椒乃佳。段成式言椒气下达，饵之益下，不上冲也。〔时珍曰〕椒纯阳之物，乃手足太阴、右肾命门气分之药。其味辛而麻，其气温以热。禀南方之阳，受西方之阴。故能入肺散寒，治咳嗽；入脾除湿，治风寒湿痹，水肿泻痢；入右肾补火，治阳衰溲数，足弱久痢诸证。一妇年七十余，病泻五年，百药不效。予以感应丸五十丸投之，大便二日不行。再以平胃散加椒红、茴香，枣肉为丸与服，遂瘳。每因怒食举发，服之即止。此除湿消食，温脾补肾之验也。按《岁时记》言：岁旦饮椒柏酒以辟疫疠。椒乃玉衡星精，服之令人体健耐老；柏乃百木之精，为仙药，能伏邪鬼故也。吴猛真人服椒诀云：椒禀五行之气而生，叶青、皮红、花黄、膜白、子黑。其气馨香，其性下行，能使火热下达，不致上薰，芳草之中，功皆不及（其方见下）。时珍窃谓椒红丸虽云补肾，不分水火，未免误人。大抵此方惟脾胃及命门虚寒有湿郁者相宜。若肺胃素热者，大宜远之。故丹溪朱氏云：椒属火，有下达之能。服之既久，则火自水中生。故世人服椒者，无不被其毒也。又上清诀云：凡人吃饭伤饱，觉气上冲，心胸痞闷者，以水吞生椒一二十颗即散。取其能通三焦，引正气，下恶气，消宿食也。又戴原礼云：凡人呕吐，服药不纳者，必有蛔在隔间。蛔闻药则动，动则药出而蛔不出。但于呕吐药中，加炒川椒十粒良，盖蛔见椒则头伏也。观此，则张仲景治蛔厥乌梅丸用蜀椒，亦此义也。许叔微云：大凡肾气上逆，须以川椒引之归经则安。

椒目

【气味】苦，寒，无毒。〔权曰〕苦，辛，有小毒。

【主治】水腹胀满，利小便。苏恭。治十二种水气，及肾虚耳卒鸣聋，膀胱急。甄权。止气喘。震亨。

【发明】〔权曰〕椒气下达，故椒目能治肾虚耳鸣。用巴豆、菖蒲同碾细，以松脂、黄蜡溶和为挺，纳耳中抽之。治肾气虚，耳中如风水鸣，或如打钟磬之声，卒暴聋者。一日一易，神验。〔宗奭曰〕椒目治盗汗有功。将目微炒碾细，用半钱，以生猪上唇煎汤一合，睡时调服，无不效。盖椒目能行水，又治水蛊也。〔震亨曰〕诸喘不止，用椒目炒碾二钱，白汤调服二三服以上劫之，后乃随痰、火用药。〔时珍曰〕椒目下达，能行渗道，不行谷道，所以能下水燥湿、定喘消蛊也。

叶

【气味】辛，热，无毒。

【主治】奔豚、伏梁气，及内外肾钓，并霍乱转筋，和艾及葱碾，以醋拌罨之。大明。杀虫，洗脚气及漆疮。时珍。

根

【气味】辛，热，微毒。

【主治】肾与膀胱虚冷，血淋色瘀者，煎汤细饮。色鲜者勿服。时珍。出证治要诀。

崖椒（宋图经）

【释名】野椒。

【集解】〔颂曰〕施州一种崖椒。叶大于蜀椒，彼土人四季采皮入药。〔时珍曰〕此即俗名野椒也。不甚香，而子灰色不黑，无光。野人用炒鸡、鸭食。

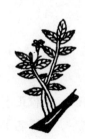

椒红

【气味】辛，热，无毒。忌盐。〔时珍曰〕有毒。

【主治】肺气上喘，兼咳嗽。并野姜为末，酒服一钱匕。苏颂。

蔓椒（本经下品）

【校正】自木部移入此。

【释名】猪椒别录、琢椒别录、彘椒别录、豨椒弘景、狗椒别录、金椒图经。〔时珍曰〕此椒蔓生，气臭如狗、彘，故得诸名。

【集解】〔别录曰〕蔓椒生云中山谷及丘冢间。采茎根，煮酿酒。〔弘景曰〕山野处处有之，俗呼为樛子。榄似椒、而小不香，一名豨椒，可以蒸病出汗。〔时珍曰〕蔓椒野生林箐间，枝软如蔓，子、叶皆似椒，山人亦食之。《尔雅》云，椒、榝丑梂，谓其子丛生也。陶氏所谓樛子，

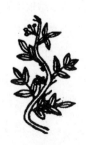

当作梜子，诸椒之通称，非独蔓椒也。

实、根、茎

【气味】苦，温，无毒。

【主治】风寒湿痹，历节疼，除四肢厥气，膝痛，煎汤蒸浴，取汗。本经。根主痔，烧末服，并煮汁浸之。藏器。贼风挛急。孟诜。通身水肿，用枝叶煎汁，熬如饧状，每空心服一匙，日三服。时珍。出千金。

地椒（宋嘉祐）

【校正】自草部移入此。

【集解】〔禹锡曰〕地椒出上党郡。其苗覆地蔓生，茎、叶甚细，花作小朵，色紫白，因旧茎而生。〔时珍曰〕地椒出北地，即蔓椒之小者。贴地生叶，形小，味微辛。土人以煮羊肉食，香美。

地　椒

实

【气味】辛，温，有小毒。

【主治】淋渫肿痛。可作杀蛀虫药。嘉祐。

胡椒（唐本草）

【校正】自木部移入此。

【释名】**味履支**〔时珍曰〕胡椒，因其辛辣似椒，故得椒名，实非椒也。

【集解】〔恭曰〕胡椒生西戎。形如鼠李子，调食用之，味甚辛辣。〔慎微曰〕按段成式酉阳杂俎云：胡椒出摩伽陀国，呼为味履支。其苗蔓生，茎极柔弱，叶长寸半。有细条与叶齐，条条结子，两两相对。其叶晨开暮合，合则裹其子于叶中。形似汉椒，至辛辣，六月采，今食料用之。〔时珍曰〕胡椒，今南番诸国及交趾、滇南、海南诸地皆有之。蔓生附树及作棚引之。叶如扁豆、山药辈。正月开黄白花，结椒累累，缠藤而生，状如梧桐子，亦无核，生青熟红，青者更辣。四月熟，五月采收，曝干乃皱。今遍中国食品，为日用之物也。

胡　椒

实

【气味】辛，大温，无毒。〔时珍曰〕辛热纯阳，走气助火，昏目发疮。〔珣曰〕多食损肺，令人吐血。

【主治】**下气温中去痰，除脏腑中风冷。**唐本。**去胃口虚**

冷气，宿食不消，霍乱气逆，心腹卒痛，冷气上冲。李珣。**调五脏，壮肾气，治冷痢，杀一切鱼、肉、鳖、蕈毒**。大明。**去胃寒吐水，大肠寒滑**。宗奭。**暖肠胃，除寒湿，反胃虚胀，冷积阴毒，牙齿浮热作痛**。时珍。

【发明】〔宗奭曰〕胡椒去胃中寒痰，食已则吐水甚验。大肠寒滑亦可用，须以他药佐之，过剂则走气也。〔震亨曰〕胡椒属火而性燥，食之快膈，喜之者众，积久则脾胃肺气大伤。凡病气疾人，益大其祸也。牙齿痛必用胡椒、荜茇者，散其中浮热也。〔时珍曰〕胡椒大辛热，纯阳之物，肠胃寒湿者宜之。热病人食之，动火伤气，阴受其害。时珍自少嗜之，岁岁病目，而不疑及也。后渐知其弊，遂痛绝之，目病亦止。才食一二粒，即便昏涩。此乃昔人所未试者。盖辛走气，热助火，此物气味俱厚故也。病咽喉口齿者，亦宜忌之。近医每以绿豆同用，治病有效。盖豆寒椒热，阴阳配合得宜，且以豆制椒毒也。按张从正《儒门事亲》云：噎膈之病，或因酒得，或因气得，或因胃火。医氏不察，火里烧姜，汤中煮桂；丁香未已，豆蔻继之；荜茇未已，胡椒继之。虽曰和胃，胃本不寒；虽曰补胃，胃本不虚。况三阳既结，食必上潮，止宜汤丸小小润之可也。时珍窃谓此说虽是，然亦有食入反出、无火之证，又有痰气郁结、得辛热暂开之证，不可执一也。

毕澄茄（宋开宝）

【校正】自草部移入此。

【释名】毗陵茄子〔时珍曰〕皆番语也。

【集解】〔藏器曰〕毕澄茄生佛誓国。状似梧桐子及蔓荆子而微大。〔珣曰〕胡椒生南海诸国。向阴者为澄茄，向阳者为胡椒。按顾微《广州志》云：澄茄生诸海国，乃嫩胡椒也。青时就树采摘，柄粗而蒂圆。〔颂曰〕今广州亦有之。春夏生叶，青滑可爱。结实似梧桐子，微大，八月、九月采之。〔时珍曰〕海南诸番皆有之，蔓生，春开白花，夏结黑实，与胡椒一类二种，正如大腹之与槟榔相近耳。

【修治】〔敩曰〕凡采得，去柄及皱皮了，用酒浸蒸之，从巳至酉，杵细晒干，入药用。

实

毕澄茄

【气味】辛，温，无毒。〔珣曰〕辛、苦，微温。

【主治】**下气消食，去皮肤风，心腹间气胀，令人能食，疗鬼气。能染发乃香身**。藏器。**治一切冷气痰癖，并霍乱吐泻，肚腹痛，肾气膀胱冷**。大明。**暖脾胃，止呕吐哕逆**。时珍。

【附录】**山胡椒**唐本草。〔恭曰〕所在有之。似胡椒，色黑，颗粒大如黑豆。味辛，大热，无毒。主心腹冷痛，破滞气，俗用有效。

吴茱萸（本经中品）

【校正】自木部移入此。

【释名】〔藏器曰〕茱萸南北总有，入药以吴地者为好，所以有吴之名也。〔时珍曰〕茱萸二字义未详。萸有俞、由二音。

【集解】〔别录曰〕吴茱萸生上谷及冤句。九月九日采，阴干。陈久者良。〔颂曰〕今处处有之，江淮蜀汉尤多。木高丈余，皮青绿色，叶似椿而阔厚，紫色。三月开红紫细花，七月、八月结实似椒子，嫩时微黄，至熟则深紫。或云：颗粒紧小，经久色青绿者，是吴茱萸；颗粒大，经久色黄黑者，是食茱萸。恐亦不然。按周处《风土记》云：俗尚九月九日谓之上九，茱萸到此日气烈熟色赤，可折其房以插头，云辟恶气御冬。又续《齐谐记》云：汝南桓景随费长房学道。长房谓曰：九月九日汝家有灾厄，宜令急去，各作绛囊盛茱萸以系臂上，登高饮菊花酒，此祸可消。景如其言，举家登高山，夕还见鸡、犬、牛、羊一时暴死。长房闻之曰：此代之矣。故人至此日登高饮酒，戴茱萸囊，由此尔。〔时珍曰〕茱萸枝柔而肥，叶长而皱，其实结于梢头，累累成簇而无核，与椒不同。一种粒大，一种粒小，小者入药为胜。淮南《万毕术》云：井上宜种茱萸，叶落井中，人饮其水，无瘟疫。悬其子于屋，辟鬼魅。《五行志》云：舍东种白杨、茱萸，增年除害。

【修治】〔敩曰〕凡使去叶梗，每十两以盐二两投东流水四斗中，分作一百度洗之，自然无涎，日干入丸散用之。若用醋煮者，每十两用醋一镒，煮三十沸后，入茱萸熬干用。〔宗奭曰〕凡用吴茱萸，须深汤中浸去苦烈汁七次，始可焙用。

【气味】辛，温，有小毒。〔权曰〕辛、苦，大热，有毒。〔好古曰〕辛、苦，热。气味俱厚，阳中阴也。半浮半沉，入足太阴经血分，少阴、厥阴经气分。〔思邈曰〕陈久者良，闭口者有毒。多食伤神，令人起伏气，咽喉不通。〔时珍曰〕辛热，走气动火，昏目发疮。〔之才曰〕蓼实为之使。恶丹参、消石、白垩，畏紫石英。

【主治】温中下气，止痛，除湿血痹，逐风邪，开腠理，咳逆寒热。本经。利五脏，去痰冷逆气，饮食不消，心腹诸冷绞痛，中恶心腹痛。别录。霍乱转筋，胃冷吐泻腹痛，产后心痛，治遍身痛痹刺痛，腰脚软弱，利大肠壅气，肠风痔疾，杀三虫。甄权。杀恶虫毒，牙齿虫𧏾，鬼魅疰气。藏器。下产后余血，治肾气、脚气水肿，通关节，起阳健脾。大明。主痢，止泻，厚肠胃，肥健人。孟诜。治痞满塞胸，咽膈不通，润肝燥脾。好古。开郁化滞，治吞酸，厥阴痰涎头痛，阴毒腹痛，疝气血痢，喉舌口疮。时珍。

【发明】〔颂曰〕段成式言椒气好下，茱萸气好上。言其冲膈，

吴 茱 萸

不可为服食之药，故多食冲眼又脱发也。〔宗奭曰〕此物下气最速，肠虚人服之愈甚。〔元素曰〕气味俱厚，浮而降，阳中阴也。其用有三：去胸中逆气满塞，止心腹感寒疗痛，消宿酒，为白豆蔻之使也。〔杲曰〕浊阴不降，厥气上逆，咽膈不通，食则令人口开目瞪，阴寒隔塞，气不得上下。此病不已，令人寒中，腹满膨胀下利。宜以吴茱萸之苦热，泄其逆气，用之如神，诸药不可代也。不宜多用，恐损元气。〔好古曰〕冲脉为病，逆气里急，宜此主之。震、坤合见，其色绿。故仲景吴茱萸汤、当归四逆汤方，治厥阴病及温脾胃，皆用此也。〔时珍曰〕茱萸辛热，能散能温；苦热，能燥能坚。故其所治之症，皆取其散寒温中、燥湿解郁之功而已。按朱氏《集验方》云：中丞常子正苦痰饮，每食饱或阴晴节变率同，十日一发，头疼背寒，呕吐酸汁，即数日伏枕不食，服药罔效。宣和初为顺昌司禄，于太守蔡达道席上，得吴仙丹方服之，遂不再作。每遇饮食过多腹满，服五七十丸便已。少顷小便作茱萸气，酒饮皆随小水而去。前后痰药甚众，无及此者。用吴茱萸（汤泡七次）、茯苓等分，为末，炼蜜丸梧子大。每熟水下五十丸。梅杨卿方：只用茱萸酒浸三宿，以茯苓末拌之，日干。每吞百粒，温酒下。又咽喉口舌生疮者，以茱萸末醋调贴两足心，移夜便愈。其性虽热，而能引热下行，盖亦从治之义；而谓茱萸之性上行不下者，似不然也。有人治小儿痘疮口噤者，啮茱萸一二粒，抹之即开，亦取其辛散耳。

叶

【气味】辛、苦，热，无毒。

【主治】霍乱下气，止心腹痛冷气。内外肾钓痛，盐碾罨之，神验，干即易。转筋者同艾捣，以醋和罨之。大明。治大寒犯脑，头痛，以酒拌叶，袋盛蒸熟，更互枕熨之，痛止为度。时珍。

枝

【主治】大小便卒关格不通，取南行枝，如手第二指中节，含之立下。苏颂出姚僧坦集验方。

根及白皮

【气味】同叶。

【主治】杀三虫。本经。烧虫。治喉痹咳逆，止泄注，食不消，女子经产余血，疗白癣。别录。杀牙齿虫，止痛。藏器。治中恶腹中刺痛，下痢不禁，疗漆疮。甄权。

食茱萸（唐本草）

【校正】自木部移入此，并入拾遗榄子。

【释名】榝音杀。藙音毅。艾子图经、越椒博雅、榄子拾遗、辣子。〔弘景曰〕

食茱萸

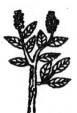

《礼记》名藙，而俗中呼为榝子，当是不识藙字也。〔恭曰〕《尔雅》云：椒榝丑梂。陆玑《诗疏》云：椒，榝属也。并有榝名，陶说误矣。〔时珍曰〕此即榝子也。蜀人呼为艾子，楚人呼为辣子，古人谓之藙及榝子。因其辛辣，蜇口惨腹，使人有杀藙党然之状，故有诸名。苏恭谓茱萸之开口者为食茱萸。孟诜谓茱萸之闭口者为榝子。马志谓粒大、色黄黑者为食茱萸，粒紧小、色青绿者为吴茱萸。陈藏器谓吴、食二茱萸是一物，入药以吴地者为良，不当重出此条，只可言汉与吴，不可言食与不食。

时珍窃谓数说皆因茱萸二字相混致误耳。不知吴茱、食茱乃一类二种。茱萸取吴地者入药，故名吴茱萸。榝子则形味似茱萸，惟可食用，故名食茱萸也。陈藏器不知食茱萸即榝子，重出榝子一条，正自误矣。按曹宪《博雅》云：榝子、越椒，茱萸也。郑樵《通志》云：子一名食茱萸，以别吴茱萸。礼记三牲用藙，是食茱萸也。二说足正诸人之谬。

【集解】〔藏器曰〕榝子出闽中、江东。其木高大似樗，茎间有刺。其子辛辣如椒，南人淹藏作果品，或以寄远。《吴越春秋》云：越以甘蜜丸榝报吴增封之礼。〔颂曰〕食茱萸南北皆有之。其木亦甚高大，有长及百尺者。枝茎青黄，上有小白点。叶类油麻，其花黄色，蜀人呼为艾子，《礼记》所谓藙者是也。藙、艾，声相近也。直入食羹中，能发辛香。〔时珍曰〕食茱萸、榝子、辣子，一物也。高木长叶，黄花绿子，丛簇枝上。味辛而苦，土人八月采，捣滤取汁，入石灰搅成，名曰艾油，亦曰辣米油，始辛辣蜇口，入食物中用。周处《风土记》以椒、榝、姜为三香，则自古尚之矣，而今贵人罕用之。

实

【气味】辛、苦，大热，无毒。〔时珍曰〕有小毒，动脾火，病目者忌之。〔颖曰〕发疮痔、浮肿、虚恚。〔之才曰〕畏紫石英。

【主治】功同吴茱萸，力少劣尔。疗水气用之佳。苏恭。**心腹冷气痛，中恶，除咳逆，去脏腑冷，温中，甚良。**孟诜。**疗蛊毒飞尸着喉口者，刺破，以子揩之，令血出，当下涎沫。煮汁服之，去暴冷腹痛，食不消，杀腥物。**藏器。**治冷痢带下，暖胃燥湿。**时珍。

盐麸子（开宝）

【校正】自木部移入此。

【释名】五棓音倍。**盐肤子**纲目、**盐梅子**同、**盐梂子**同、**木盐**通志、**天盐**灵草篇、**叛奴盐**拾遗、**酸桶**拾遗。〔藏器曰〕蜀人谓之酸桶，亦曰酢桶。吴人谓之盐麸。戎人谓之木盐。〔时珍曰〕其味酸、咸，故有诸名。《山海经》云：橐山多椔木，郭璞注云：椔木出蜀中，七八月吐穗，成时如有盐粉、可以酢羹。即此也。后人讹为五倍矣。

盐麸子

五倍子

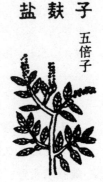

【集解】〔藏器曰〕盐麸子生吴、蜀山谷。树状如椿。七月子成穗，粒如小豆。上有盐似雪，可为羹用。岭南人取子为末食之，酸咸止渴，将以防瘴。〔时珍曰〕肤木即楷木，东南山原甚多。木状如椿。其叶两两对生，长而有齿，面青背白，有细毛，味酸。正叶之下，节节两边，有直叶贴茎，如箭羽状。五六月开花，青黄色成穗，一枝累累。七月结子，大如细豆而扁，生青，熟微紫色。其核淡绿，状如肾形。核外薄皮上有薄盐，小儿食之，滇、蜀人采为木盐。叶上有虫，结成五倍子，八月取之。详见虫部。后魏书云：勿吉国，水气咸凝，盐生树上。即此物也。别有咸平树、咸草、酸角，皆其类也。附见于下：

【附录】**咸平树**真腊国人，不能为酸，但用咸平树叶及荚与子为之。**酸角**云南·临安诸处有之。状如猪牙皂荚，浸水和羹，酸美如醋。**咸草**扶桑东有女国，产咸草。叶似邪蒿，而气香味咸，彼人食之。

子

【气味】酸、咸、微寒，无毒。盐霜制汞、硫。

【主治】除痰饮瘴疟，喉中热结喉痹，止渴，解酒毒黄疸，飞尸蛊毒，天行寒热，咳嗽，变白，生毛发，去头上白屑，捣末服之。藏器。生津降火化痰，润肺滋肾，消毒止痢收汗，治风湿眼病。时珍。

【发明】〔时珍曰〕盐麸子气寒味酸而咸，阴中之阴也。咸能软而润，故降火化痰消毒，酸能收而涩，故生津润肺止痢。肾主五液：入肺为痰，入脾为涎，入心为汗，入肝为泪，自人为唾，其本皆水也。盐豉。五倍先走肾、肝，有救水之功。所以痰涎、盗汗、风湿、下泪、涕唾之证，皆宜用之。

树白皮

【主治】破血止血，蛊毒血痢，杀蛔虫，并煎服之。开宝。

根白皮

【主治】酒疸，捣碎，米泔浸一宿，平旦空腹温服一二升。开宝诸骨鲠，以醋煎浓汁，时呷之。时珍。

【发明】〔时珍曰〕按《本草集议》云：盐麸子根能软鸡骨。岑公云：有人被鸡骨哽，项肿可畏。用此根煎醋，啜至三碗，便吐出也。又彭医官治骨哽，以此根捣烂，入盐少许，绵裹，以线系定吞之，牵引上下，亦钩出骨也。

醋林子（图经）

【校正】自外类移入此。

【释名】〔时珍曰〕以味得名。

醋林子

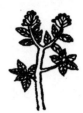

【集解】〔颂曰〕醋林子，生四川邛州山野林箐中。木高丈余，枝叶繁茂。三月开白花，四出。九月、十月子熟，累累数十枚成朵，生青熟赤，略类樱桃而蒂短。熟时采之阴干，连核用。土人以盐、醋收藏充果食。其叶味酸，夷獠人采得，入盐和鱼胜①食，云胜用醋也。

实

【气味】酸，温，无毒。

【主治】久痢不瘥，及痔漏下血，蛔咬心痛，小儿疳蛔，心痛胀满黄瘦，下寸白虫，单捣为末，酒服一钱匕甚效。盐、醋藏者，食之生津液，醒酒止渴。多食，令人口舌粗拆也。苏颂。

茗（唐本草）

【校正】自木部移入此。

【释名】苦搽搽、途二音。唐本槚尔雅、蔎音设。荈音舜。〔颂曰〕郭璞云：早采为茶，晚采为茗，一名荈，蜀人谓之苦茶。陆羽云：其名有五：一槚，二槚，三蔎，四茗，五荈。〔时珍曰〕杨慎《丹铅录》云：茶即古荼字（音途），《诗》云"谁谓荼苦，其甘如荠"是也。颜师古云：汉时荼陵，始转途音为宅加切，或言六经无茶字，未深考耳。

【集解】〔《神农食经》曰〕荼茗生益州及山陵道旁。凌冬不死，三月三日采干。〔恭曰〕茗生山南·泽中山谷。《尔雅》云：槚，苦茶。郭璞注云：树小似卮子。冬生叶，可煮作羹饮。〔颂曰〕今闽浙、蜀、江湖、淮南山中皆有之，通谓之茶。春中始生嫩叶，蒸焙去苦水，末之乃可饮。与古所食，殊不同也。陆羽《茶经》云：茶者，南方嘉木。自一尺二尺至数十尺，其巴川峡山有两人合抱者，伐而掇之。木如瓜芦，叶如栀子，花如白蔷薇，实如栟榈，蒂如丁香，根如胡桃。其上者生烂石，中者生砾壤，下者生黄生。艺法如种瓜，三岁可采。《阳崖阴林》：紫者上，绿者次；笋者上，芽者次；叶卷者上，舒者次。在二月、三月、四月之间，茶之笋者，生于烂石之间，长四五寸，若蕨之始抽，凌露采之。茶之芽者，发于丛薄之上，有三枝、四枝、五枝，于枝颠来之。采得蒸焙封干，有千类万状也。略而言之：如胡人靴者蹙缩然，如犎牛臆者廉襜然，浮云②出山者轮囷然，飙风③拂水者涵澹然，皆茶之精好者也。如竹箨，如霜荷，皆茶之瘠老者也。其别者，有石楠芽、枸杞芽、枇杷芽，皆治风疾。又有皂荚荚、槐芽、柳芽，乃上春摘其芽和茶作之。故今南人输官茶，往往杂以众叶。惟茅芦竹箬之类不可入，自余山中草木芽叶，皆可和合，椿、

---

① 胜：原作"鲙"，今据大观本草卷三十一及政和本草卷三十醋林子条改。

② 浮云：原脱，今据茶经卷上三之造补。

③ 飙风：同上。

茗　茶

柿尤奇。真茶性冷，惟雅州蒙山出者温而主疾。毛文锡《茶谱》云：蒙山有五顶，上有茶园，其中顶曰上清峰。昔有僧人病冷且久，遇一老父谓曰：蒙之中顶茶，当以春分之先后，多构人力，俟雷发声，并手采择，三日而止。若获一两，以本处水煎服，即能祛宿疾，二两当眼前无疾，三两能固肌骨，四两即为地仙矣。其僧如说，获一两余服之，未尽而疾瘳。其四顶茶园，采摘不废。惟中峰草木繁密，云雾蔽亏，鸷兽时出，故人迹不到矣。近岁稍贵此品，制作亦精于他处。〔陈承曰〕近世蔡襄述闽茶极备。惟建州北苑数处产者，性味与诸方略不同。今亦独名蜡茶，上供御用。碾治作饼，日晒得火愈良。其他者或为芽，或为末收贮，若微见火便硬，不可久收，色味俱败。惟鼎州一种芽茶，性味略类建茶，今汴中及河北、京西等处磨为末，亦冒腊茶者，是也。〔宗奭曰〕苦茶即今茶也。陆羽有茶经，丁谓有北苑茶录，毛文锡有《茶谱》，蔡宗颜有茶对，皆甚详。然古人谓茶为雀舌、麦颗，言其至嫩也。又有新芽一发，便长寸余，其粗如针，最为上品，其根干、水土力皆有余故也。雀舌、麦颗又在下品，前人未知尔。〔时珍曰〕茶有野生、种生，种者用子。其子大如指顶，正圆黑色。其仁入口，初甘后苦，最戟人喉，而闽人以榨油食用。二月下种，一坎须百颗乃生一株，盖空壳者多故也。畏水与日，最宜坡地荫处。清明前采者上，谷雨前者次之，此后皆老茗尔。采、蒸、揉、焙、修造皆有法，详见《茶谱》。茶之税始于唐德宗，盛于宋、元，及于我朝，乃与西番互市易马。夫茶一木尔，下为民生日用之资，上为朝廷赋税之助，其利博哉！昔贤所称，大约谓唐人尚茶，茶品益众。有雅州之蒙顶、石花、露芽、谷芽为第一，建宁之北苑龙凤团为上供。蜀之茶，则有东川之神泉兽目，硖州之碧涧明月，夔州之真香，邛州之火井，思安黔阳之都濡，嘉定之峨眉，泸洲之纳溪，玉垒之沙坪。楚之茶，则有荆州之仙人掌，湖南之白露，长沙之铁色，蕲州蕲门之团面，寿州霍山之黄芽，庐州之六安英山，武昌之樊山，岳州之巴陵，辰州之溆浦，湖南之宝庆、茶陵。吴越之茶，则有湖州顾渚之紫笋，福州方山之生芽，洪州之白露，双井之白毛，庐山之云雾，常州之阳羡，池州之九华，丫山之阳坡，袁州之界桥，睦州之鸠坑，宣州之阳坑，金华之举岩，会稽之日铸。皆产茶有名者。其他犹多，而猥杂更甚。按陶隐居注《苦茶》云：酉阳、武昌、庐江、晋陵皆有好茗，饮之宜人。凡所饮物，有茗及木叶、天门冬苗、菝葜叶，皆益人。余物并冷利。又巴东县有真茶，火焆作卷结为饮，亦令人不眠。俗中多煮檀叶及大皂李叶作茶饮，并冷利。南方有瓜芦木，亦似茗也。今人采楮、栎、山矾、南烛、乌药诸叶，皆可为饮，以乱茶云。

叶

【气味】苦、甘，微寒，无毒。〔藏器曰〕苦寒，久食，令人瘦，去人脂，使人不睡。饮之宜热，冷则聚痰。〔胡洽曰〕与榧同食，令人身重。〔李廷飞曰〕大渴及酒后饮茶，水入肾经，令人腰、脚、膀胱冷痛，兼患水肿、挛痹诸疾。大抵饮茶宜热宜少，不饮尤佳，空腹最忌之。〔时珍曰〕服威灵仙、土茯苓者，忌饮茶。

【主治】瘘疮，利小便，去痰热，止渴，令人少睡，有力悦志。神农食经。下气消食。作饮，加茱萸、葱、姜良。苏恭。破热气，除瘴气，利大小肠。藏器。清头目，治中风昏愦，多睡不醒。好古。治伤暑。合醋，治泄痢，甚效。陈承。炒煎饮，治热毒赤白痢。同芎䓖、葱白煎饮，止头痛。吴瑞。浓煎，吐风热痰涎。时珍。

【发明】〔好古曰〕茗茶气寒味苦，入手足厥阴经。治阴证汤药内入此，去格拒之寒，及治伏阳，大意相似。经云：苦以泄之。其体下行，何以能清头目？〔机曰〕头目不清，热熏上也。以苦泄其热，则上清矣。且茶体轻浮，采摘之时，芽蘖初萌，正得春升之气，味虽苦而气则薄，乃阴中之阳，可升可降。利头目，盖本诸此。〔汪颖曰〕一人好烧鹅炙煿，日常不缺。人咸防其生痈疽，后卒不病。访知其人每夜必啜凉茶一碗，乃知茶能解炙煿之毒也。〔杨士瀛曰〕姜茶治痢。姜助阳，茶助阴，并能消暑、解酒食毒。且一寒一热，调平阴阳，不问赤、白、冷、热，用之皆良。生姜细切，与真茶等分，新水浓煎服之。苏东坡以此治文潞公有效。〔时珍曰〕茶苦而寒，阴中之阴，沉也降也，最能降火。火为百病，火降则上清矣。然火有五火，有虚实。若少壮胃健之人，心肺脾胃之火多盛，故与茶相宜。温饮则火因寒气而下降，热饮则茶借火气而升散，又兼解酒食之毒，使人神思闿爽，不昏不睡，此茶之功也。若虚寒及血弱之人，饮之既久，则脾胃恶寒，元气暗损，土不制水，精血潜虚；成痰饮，成痞胀，成痿痹，成黄瘦，成呕逆，成洞泻，成腹痛，成疝瘕，种种内伤，此茶之害也。民生日用，蹈其弊者，往往皆是，而妇妪受害更多，习俗移人，自不觉尔。况真茶既少，杂茶更多，其为患也，又可胜言哉？人有嗜茶成癖者，时时咀嚼不止，久而伤营伤精，血不华色，黄瘁痿弱，抱病不悔，尤可叹惋。晋干宝《搜神记》载：武官周时病后，啜茗一斛二升乃止。才减升合，便为不足。有客令更进五升，忽吐一物，状如牛脾而有口。浇之以茗，尽一斛二升。再浇五升，即溢出矣。人遂谓之斛茗瘕。嗜茶者观此可以戒矣。陶隐民《杂录》言丹丘子、黄山君服茶轻身换骨，壶公食忌言苦茶久食羽化者，皆方士谬言误世者也。按唐补阙母炅茶序云：释滞消拥，一日之利暂佳；瘠气侵精，终身之累斯大。获益则功归茶力，贻患则不谓茶灾。岂非福近易知，祸远难见乎？又宋学士苏轼《茶说》云：除烦去腻，世故不可无茶，然暗中损人不少。空心饮茶入盐，直入肾经，且冷脾胃，乃引贼入室也。惟饮食后浓茶漱口，既去烦腻，而脾胃不知，且苦能坚齿消蠹，深得饮茶之妙。古人呼茗为酪奴，亦贱之也。时珍早年气盛，每饮新茗必至数碗，轻汗发而肌骨清，颇觉痛快。中年胃气稍损，饮之即觉为害，不痞闷呕恶，即腹冷洞泄。故备述诸说，以警同好焉。又浓茶能令人吐，乃酸苦涌泄为阴之义，非其性能升也。

茶子

【气味】苦，寒，有毒。

【主治】喘急咳嗽，去痰垢。捣仁洗衣，除油腻。时珍。

皋芦（拾遗）

【校正】自木部移入此。

【释名】瓜芦弘景、苦蓉〔藏器曰〕《南越志》云：龙川县有皋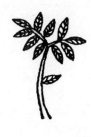芦，一名瓜芦，叶似茗。土人谓之过罗，或曰物罗，皆夷语也。

皋　　芦

【集解】〔弘景苦菜注曰〕南方有瓜芦，亦似茗。若摘取其叶，作屑煮饮，即通夜不睡。煮盐人惟资此饮，而交、广最所重，客来先设，乃加以香茝之物。〔李珣曰〕按此木即皋芦也。生南海诸山中，叶似茗而大，味苦涩，出新平县。南人取作茗饮，极重之，如蜀人饮茶也。〔时珍曰〕皋芦叶状如茗，而大如手掌。按碎泡饮，最苦而色浊，风味比茶不及远矣。今广人用之，名曰苦蓉。

叶

【气味】苦，平，无毒。〔时珍曰〕寒。胃冷者不可用。

【主治】煮饮；止渴明目除烦，令人不睡，消痰利水。藏器。通小肠，治淋，止头痛烦热。李珣。噙咽，清上膈，利咽喉。时珍。

第三十三卷　果部五、六目录

芡实本经　（即鸡头）

乌芋别录　（即荸荠）

慈姑日华

附录诸果（纲目二十一种拾遗一种）

津符子

必思答

甘剑子

杨摇子

海梧子

木竹子

橹罟子

罗晃子

栌子

夫编子

白缘子

系弥子

人面子

黄皮果

四味果

千岁子

侯骚子

酒杯藤子

蔺子

山枣

隈支

灵床上果子

诸果有毒拾遗

上附方旧十五，新六十三。

互考

楮实　梧桐子　枸杞子　金樱子　山茱萸　桑椹　木半夏　胡颓子　松
花　桂花　栎实　以上果部

黄精　葳蕤　蒲黄　菰首　蒟酱　豆蔻　益智子　使君子　燕覆子　蓬
藟　覆盆子　以上草部

第三十三卷　果部五、六

果之五（蓏类九种）

甜瓜（宋嘉祐）

【校正】自菜部移入此。并入本经瓜蒂。

【释名】甘瓜唐本、果瓜〔时珍曰〕瓜字篆文，象瓜在须蔓间之形。甜瓜之味甜于诸瓜，故独得甘、甜之称。旧列菜部，误矣。按王祯云：瓜类不同，其用有二：供果者为果瓜，甜瓜、西瓜是也；供菜者为菜瓜，胡瓜、越瓜是也。在木曰果，在地曰蓏。大曰瓜，小曰瓞。其子㼋，其肉曰瓤。其附曰环，谓脱花处也；其蒂曰寉，谓系蔓处也。礼记为天子削瓜及瓜祭，皆指果瓜也。本草瓜蒂，亦此瓜之蒂也。

【集解】〔别录曰〕瓜蒂生嵩高平泽，七月七日采，阴干。〔颂曰〕瓜蒂即甜瓜蒂也，处处有之。园圃所莳，有青、白二种，子色皆黄。入药当用早青瓜蒂为良。〔时珍曰〕甜瓜，北土、中州种莳甚多。二三月下种，延蔓而生，叶大数寸，五六月花开黄色，六七月瓜熟。其类甚繁：有团有长，有尖有扁。大或径尺，小或一捻。其棱或有或无，其色或青或绿，或黄斑、糁斑，或白路、黄路。其瓤或白或红，其子或黄或赤，或白或黑。按王祯农书云：瓜品甚多，不可枚举。以状得名，则有龙肝、虎掌、兔头、狸首、羊髓、蜜筒之称；以色得名，则有乌瓜、白团、黄瓝、白瓝、小青、大斑之别。然其味，不出乎甘香而已。广志惟以辽东、敦煌、庐江之瓜为胜。然瓜州之大瓜，

甜　瓜

阳城之御瓜，西蜀之温瓜，永嘉之寒瓜，未可以优劣论也。甘肃甜瓜，皮、瓤皆甘胜糖蜜，其皮暴甘①犹美。浙中一种阴瓜，种于阴处，熟则色黄如金，肤皮稍厚，藏之至春，食之如新。此皆种艺之功，不必拘于土地也。甜瓜子曝裂取仁，可充果食。凡瓜最畏麝气，触之甚至一蒂不收。

瓜瓤

【气味】甘，寒，滑，有小毒。〔大明曰〕无毒。〔思邈曰〕多食，发黄疸，令人虚羸多忘，解药力。病后食多，或反胃。脚气人食之，患永不除也。〔诜曰〕多食，令人阴下湿痒生疮动宿冷症癖病，破腹，发虚热，令人惙惙气弱，脚手无力。少食则可。龙鱼河图云：凡瓜有两鼻、两蒂者，杀人。五月瓜沉水者，食之得冷病，终身不瘥。九月被霜者，食之冬病寒热。与油饼同食，发病。多食瓜作胀者，食盐花即化。〔弘景曰〕食瓜多，即入水自渍，便消。〔时珍曰〕张华《博物志》言：人以冷水渍至膝，可顿啖瓜至数十枚；渍至项，其啖转多，水皆作瓜气也。则水浸消瓜，亦物性也。瓜最忌麝与酒，凡食瓜过多，但饮酒及水服麝香，尤胜于食盐、渍水也。

【主治】止渴，除烦热，利小便，通三焦间壅塞气，治口鼻疮。嘉祐。暑月食之，永不中暑。宗奭。

【发明】〔宗奭曰〕甜瓜虽解暑气，而性冷，消损阳气，多食未有不下利者。贫下多食，深秋作痢，最为难治。惟以皮蜜浸收之良，皮亦可作羹食。〔弘景曰〕凡瓜皆冷利，早青者尤甚。熟瓜除瓤食之，不害人。〔时珍曰〕瓜性最寒，曝而食之尤冷。故稽圣赋云：瓜寒干曝，油冷于煎，此物性之异也。王冀《洛都赋》云：瓜则消暑荡愇，解渴疗饥。又奇效良方云：昔有男子病脓血恶痢，痛不可忍。以水浸甜瓜食数枚，即愈。此亦消暑之验也。

瓜子仁

【修治】〔敩曰〕凡收得曝干杵细，马尾筛筛过成粉，以纸三重裹压去油用。不去油，其力短也。西瓜子仁同。

【气味】甘，寒，无毒。

【主治】腹内结聚，破溃脓血，最为肠胃脾内壅要药。别录。止月经不过，研末去油，水调服。藏器。炮炙论序曰：血泛经过，饮调瓜子。炒食，补中宜人。孟诜。清肺润肠，和中止渴。时珍。

瓜蒂本经上品

【释名】瓜丁千金、苦丁香象形。

【修治】〔敩曰〕凡使勿用白瓜蒂，要取青绿色，瓜气足时，其蒂自然落在蔓上。采得，系屋东有风处，吹干用。〔宗奭曰〕此甜瓜蒂也。去瓜皮用蒂，约半寸许，曝极干，临时研用。〔时珍曰〕按唐瑶云：甜瓜蒂以团而短瓜、团瓜者良。若香甜瓜及长如瓠子者，皆供菜之瓜，其蒂不可用也。

---

① 甘：《农书、谷谱》集之三甜瓜条作"干"。

【气味】苦，寒，有毒。〔大明曰〕无毒。

【主治】大水，身面四肢浮肿，下水杀蛊毒，咳逆上气，及食诸果，病在胸腹中，皆吐下之。本经。去鼻中息肉，疗黄疸。别录。脑塞热齆，眼昏吐痰。大明。吐风热痰涎，治风眩头痛，癫痫喉痹，头目有湿气。时珍。得麝香、细辛，治鼻不闻香臭。好古。

【发明】〔张机曰〕病如桂枝证，头不痛，项不强，寸脉微浮，胸中痞哽①气上冲咽喉，不得息者，此为胸中有寒也，当吐之；太阳中暍，身②热疼重而脉微弱，此夏月伤冷水，水行皮中也，宜吐之；少阳病，头痛发寒热，脉紧不大，是膈上有痰也，宜吐之；病胸上诸实，郁郁而痛，不能食，欲人按之，而反有浊唾，下利日十余行，寸口脉微弦者，当吐之；懊恢烦躁不得眠，未经汗下者，谓之实烦，当吐之；宿食在上管者，当吐之，并宜以瓜蒂散主之。惟诸亡血虚家，不可与瓜蒂散也。〔成无己曰〕高者越之，在上者涌之。故越以瓜蒂、香豉之苦，涌入赤小豆之酸，酸苦涌泄为阴也。〔杲曰〕《难经》云：上部有脉，下部无脉，其人当吐不吐者，死。此饮食内伤，填塞胸中，食伤太阴，风木生发之气伏于下，宜瓜蒂散吐之，《素问》所谓木郁则达之也。吐去上焦有形之物，则木得舒畅，天地交而万物通矣。若尺脉绝者，不宜用此，恐损真元，令人胃气不复也。〔宗奭曰〕此物吐涎，甚不损人，全胜石绿、硇砂辈也。〔震亨曰〕瓜蒂性急，能损胃气，胃弱者宜以他药代之。病后、产后，尤宜深戒。〔时珍曰〕瓜蒂乃阳明经除湿热之药，故能引去胸脘痰涎，头目湿气，皮肤水气，黄疸湿热诸证，凡胃弱人及病后、产后用吐药，皆宜加慎，何独瓜蒂为然哉。

蔓阴干

【主治】女人月经断绝，同使君子各半两，甘草六钱，为末，每酒服二钱。

花

【主治】心痛咳逆。别录。

叶

【主治】人无发，捣汁涂之即生。嘉祐。补中，治小儿疳，及打伤损折，为末酒服，去瘀血。孟诜。

西瓜（日用）

【释名】寒瓜见下。

【集解】〔瑞曰〕契丹破回纥，始得此种，以牛粪覆而种之。结实如斗大，而圆如匏，色如青玉，子如金色，或黑麻色。北地多有之。〔时珍曰〕按胡峤《陷虏记》言：峤

---

① 哽：《伤寒论》太阳篇作"硬"。
② 身：原作"神"，《伤寒论》痓湿暍篇及《金匮要略》卷上第二均作"身"，据改。

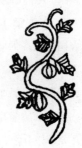

征回纥，得此种归，名曰西瓜。则西瓜自五代时始入中国，今则南北皆有，而南方者味稍不及，亦甜瓜之类也。二月下种，蔓生，花、叶皆如甜瓜。七八月实熟，有围及径尺者，长至二尺者。其棱或有或无，其色或青或绿，其瓤或白或红，红者味尤胜。其子或黄或红，或黑或白，白者味更劣。其味有甘、有淡、有酸，酸者为下。陶弘景注瓜蒂言，永嘉有寒瓜甚大，可藏至春者，即此也。盖五代之先，瓜种已入浙东，但无西瓜之名，未遍中国尔。其瓜子曝裂取仁，生食、炒熟俱佳。皮不堪啖，亦可蜜煎、酱藏。〔颖曰〕一种杨溪瓜，秋生冬熟，形略长扁而大，瓤色如胭脂，味胜。可留至次年，云是异人所遗之种也。

瓜瓤

【气味】甘、淡，寒，无毒。〔瑞曰〕有小毒。多食作吐利，胃弱者不可食。同油饼食，损脾。〔时珍曰〕按延寿书云：北人禀厚，食之犹惯；南人禀薄，多食易至霍乱，冷病终身也。又按相感志云：食西瓜后食其子，即不噫瓜气。以瓜划破，曝日中，少顷食，即冷如水也。得酒气，近糯米，即易烂。猫踏之，即易沙。

【主治】消烦止渴，解暑热。吴瑞。疗喉痹。汪颖。宽中下气，利小水，治血痢，解酒毒。宁原。含汁，治口疮。震亨。

【发明】〔颖曰〕西瓜性寒解热，有天生白虎汤之号。然亦不宜多食。〔时珍曰〕西瓜、甜瓜皆属生冷。世俗以为醍醐灌顶，甘露洒心，取其一时之快，不知其伤脾助湿之害也。《真西山卫生歌》云："瓜桃生冷宜少飡，免致秋来成疟痢。"是矣。又李廷飞《延寿书》云：防州太守陈逢原，避暑食瓜过多，至秋忽腰腿痛，不能举动。遇商助教疗之，乃愈。此皆食瓜之患也，故集书于此，以为鉴戒云。又洪忠宣《松漠纪闻》言：有人苦目病。或令以西瓜切片暴干，日日服之，遂愈。由其性冷降火故也。

皮

【气味】甘，凉，无毒。

【主治】曰、舌、唇内生疮，烧研噙之。震亨。

瓜子仁

【气味】甘，寒，无毒。

【主治】与甜瓜仁同。时珍。

葡萄（本经上品）

【释名】蒲桃古字、草龙珠〔时珍曰〕葡萄《汉书》作蒲桃，可以造酒，人酿饮之，则醄然而醉，故有是名。其圆者名草龙珠，长者名马乳葡萄，白者名水晶葡萄，黑者名紫葡萄。《汉书》言：张骞使西域还，始得此种，而《神农本草》已有葡萄，则汉前陇西旧有，但未入关耳。

葡萄

【集解】〔别录曰〕葡萄生陇西、五原、敦煌山谷。〔弘景曰〕魏国使人多赍来南方。状如五味子而甘美，可作酒，云用藤汁殊美。北人多肥健耐寒，盖食斯乎？不植淮南，亦如橘之变于河北也。人说即是此间蘡薁，恐亦如枳之与橘耶？〔恭曰〕蘡薁即山葡萄，苗、叶相似，亦堪作酒。葡萄取子汁酿酒，陶云用藤汁，谬矣。〔颂曰〕今河东及近汴州郡皆有之。苗作藤蔓而极长，太盛者一二本绵被山谷间。花极细而黄白色。其实有紫、白二色，有圆如珠者，有长似马乳者，有无核者，皆七月、八月熟，取汁可酿酒。按《史记》云：大宛以葡萄酿酒，富人藏酒万余石，久者十数年不败。张骞使西域，得其种还，中国始有。盖北果之最珍者，今太原尚作此酒寄远也。其根、茎中空相通，暮溉其根，而晨朝水浸子中矣。故俗呼其苗为木通，以利小肠。江东出一种，实细而酸者，名蘡薁子。〔宗奭曰〕段成式言：葡萄有黄、白、黑三种。《唐书》言：波斯所出者，大如鸡卵。此物最难干，不干不可收。不问土地，但收皆可酿酒。〔时珍曰〕葡萄，折藤压之最易生。春月萌苞生叶，颇似栝楼叶而有五尖。生须延蔓，引数十丈。三月开小花成穗，黄白色。仍连着实，星编珠聚，七八月熟，有紫、白二色。西人及太原、平阳皆作葡萄干，货之四方。蜀中有绿葡萄，熟时色绿。云南所出者，大如枣，味尤长。西边有琐琐葡萄，大如五味子而无核。按《物类相感志》云：《甘草》作钉，针葡萄，立死。以麝香入葡萄皮内，则葡萄尽作香气。其爱憎异于他草如此。又言：其藤穿过枣树，则实味更美也。三元《延寿书》言：葡萄架下不可饮酒，恐虫屎伤人。

实

【气味】甘，平，涩，无毒。〔诜曰〕甘、酸，温。多食，令人卒烦闷，眼暗。

【主治】筋骨湿痹，益气倍力强志，令人肥健，耐饥忍风寒。久食，轻身不老延年。可作酒。本经。**逐水，利小便**。别录。**除肠间水，调中治淋**。甄权。**时气痘疮不出，食之，或研酒饮，甚效**。苏颂。

【发明】〔颂曰〕按魏文帝诏群臣曰：蒲桃当夏末涉秋，尚有余暑，醉酒宿醒，掩露而食。甘而不饴，酸而不酢，冷而不寒，味长汁多，除烦解渴。又酿为酒，甘于曲糵，善醉而易醒。他方之果，宁有匹之者乎？〔震亨曰〕葡萄属土，有水与木火。东南人食之多病热，西北人食之无恙。盖能下走渗道，西北人禀气厚故耳。

根及藤、叶

【气味】同实。

【主治】煮浓汁细饮，止呕哕及霍乱后恶心，孕妇子上冲心，饮之即下，胎安。孟诜。**治腰脚肢腿痛，煎汤淋洗之良。又饮其汁，利小便，通小肠，消肿满**。时珍。

蘡薁（音婴郁 纲目）

【校正】原附葡萄下，今分出。

【释名】燕薁毛诗、婴舌广雅、山葡萄唐注、野葡萄俗名、藤名木龙〔时珍曰〕名义未详。

蘡薁

【集解】〔恭曰〕蘡薁蔓生。苗、叶与葡萄相似而小，亦有茎大如碗者。冬月惟叶调而藤不死。藤汁味甘，子味甘酸，即千岁藟也。〔颂曰〕蘡薁子生江东，实似葡萄，细而味酸，亦堪为酒。〔时珍曰〕蘡薁野生林墅间，亦可插植。蔓、叶、花、实，与葡萄无异。其实小而圆，色不甚紫也。诗云"六月食薁"即此。其茎吹之，气出有汁，如通草也。

【正误】〔藏器曰〕苏恭注千岁即是蘡薁，妄言也。千岁藟藤如葛，而叶背白，子赤可食。蘡薁藤所断通气，更无甘汁。详见草部千岁藟下。〔时珍曰〕苏恭所说蘡薁形状甚是，但以为千岁藟则非矣。

实

【气味】甘、酸，平，无毒。

【主治】止渴，悦色益气。苏恭。

藤

【气味】甘，平，无毒。

【主治】哕逆，伤寒后呕哕，捣汁饮之良。苏恭。止渴，利小便。时珍。

根

【气味】同藤。

【主治】下焦热痛淋秘，消肿毒。时珍。

猕猴桃（宋开宝）

【释名】猕猴梨开宝藤梨同上阳桃日用木子〔时珍曰〕其形如梨，其色如桃，而猕猴喜食，故有诸名。闽人呼为阳桃。

【集解】〔志曰〕生山谷中。藤着树生，叶圆有毛。其实形似鸡卵大，其皮褐色，经霜始甘美可食。皮堪作纸。〔宗奭曰〕今陕西永兴军南山甚多。枝条柔弱，高二三丈，多附木而生，其子十月烂熟，色淡绿，生则极酸。子繁细，其色如芥子。浅山傍道则有子者，深山则多为猴所食矣。

猕猴桃

实

【气味】酸、甘，寒，无毒。〔藏器曰〕咸、酸，无毒。多食冷脾胃，动泄僻。〔宗奭曰〕有实热者宜食之，太过，则令人脏寒作泄。

【主治】止暴渴，解烦热，压丹石，下淋石热雍。开宝。〔诜曰〕并宜取瓤和蜜作煎食。调中下气，主骨节风，瘫缓不随，长年白发，野鸡内痔病。藏器。

藤中汁

【气味】甘，滑，寒，无毒。

【主治】热壅反胃，和生姜汁服之。又下石淋。藏器。

枝、叶

【主治】杀虫。煮汁饲狗，疗病疥。开宝。

甘蔗（音拓　别录中品）

【释名】竿蔗草木状薯、音遮。〔时珍曰〕按《野史》云：吕惠卿言：凡草皆正生嫡出，惟蔗侧种，根上庶出，故字从庶也。穗含作竿蔗，谓其茎如竹竿也。《离骚》《汉书》皆作柘，字通用也。薯字出许慎说文，盖蔗音之转也。

【集解】〔弘景曰〕蔗出江东为胜，庐陵亦有好者。广州一种，数年生皆大如竹，长丈余，取汁为沙糖，甚益人。又有荻蔗，节疏而细，亦可咬也。〔颂曰〕今江浙、闽广、湖南、蜀川所生，大者亦高丈许，其叶似荻。有二种：荻蔗，茎细短而节疏，但堪生咬，亦可煎稀糖；竹蔗，茎粗而长，可榨汁为沙糖，泉、吉、广诸州多作之。炼沙糖和牛乳为乳糖，惟蜀川作之。南人贩至北地者，荻蔗多而竹蔗少也。〔诜曰〕蔗有赤色者名昆仑蔗，白色者名荻蔗。竹蔗以蜀及岭南者为胜，江东虽有而劣于蜀产。会稽所作乳糖，殆胜于蜀。〔时珍曰〕蔗皆畦种，丛生，最困地力。茎似竹而内实，大者围数寸，长六七尺，根下节密，以渐而疏。抽叶如芦叶而大，长三四尺，扶疏四垂。八九月收茎，可留过春充果食。按王的《糖霜谱》云：蔗有四色：曰杜蔗，即竹蔗也，绿嫩薄皮，味极醇厚，专用作霜；曰西蔗，作霜色浅；曰芳蔗，亦名蜡蔗，即荻蔗也，亦可作沙糖；曰红蔗，亦名紫蔗；即昆仑蔗也，止可生咬，不堪作糖。凡蔗榨浆饮固佳，又不若咀嚼之，味隽永也。

甘　蔗

蔗

【气味】甘，平，涩，无毒。〔大明曰〕冷。〔诜曰〕共酒食，发痰。〔瑞曰〕多食，发虚热，动衄血。《相感志》云：同榧子食，则渣软。

【主治】下气和中，助脾气，利大肠。别录。利大小肠，消痰止渴，除心胸烦热，解酒事。大明。止呕哕反胃，宽胸膈。时珍。

【发明】〔时珍曰〕蔗，脾之果也。其浆甘寒，能泻火热，《素问》所谓甘温除大热之意。煎炼成糖，则甘温而助湿热，所谓积温成热也。蔗浆消渴解酒，自古称之。故《汉书·郊祀歌》云：百味旨酒布兰生，泰尊拓浆拆朝酲。唐王维《樱桃诗》云：饱食不须愁内热，大官还有蔗浆寒。是矣。而孟诜乃谓共酒食发痰者，岂不知其有解酒除热之功耶？《日华子》《大明》又谓沙糖能解酒毒，则不知既经煎炼，便能助酒为热，与生浆之性异矣。按晁氏客话云：甘草遇火则热，麻油遇火则冷，甘蔗煎治则热，水成汤则冷。此物性之异，医者可不知乎？又《野史》云：卢绛中病痁疾疲瘵，忽梦白衣妇人云：食蔗可愈。及旦买蔗数挺食之，翌日疾愈。此亦助脾和中之验欤？

滓

【主治】烧存性，研末，乌桕油调，涂小儿头疮白秃，频涂取瘥。烧烟勿令入人目，能使暗明。时珍。

沙糖（唐本草）

【集解】〔恭曰〕沙糖出蜀地，西戎、江东并有之。窄甘蔗汁煎成，紫色。〔瑞曰〕稀者为蔗糖，干者为沙糖，球者为球糖，饼者为糖饼。沙糖中凝结如石，破之如沙，透明白者，为糖霜。〔时珍曰〕此紫沙糖也。法出西域，唐太宗始遣人传其法入中国。以蔗汁过樟木槽，取而煎成。清者为蔗饧，凝结有沙者为沙糖。漆瓮造成，如石、如霜、如冰者，为石蜜、为糖霜、为冰糖也。紫糖亦可煎化，印成鸟兽果物之状，以充席献。今之货者，又多杂以米饧诸物，不可不知。

【气味】甘，寒，无毒。〔恭曰〕冷利过于石蜜。〔诜曰〕性温不冷。多食令人心痛，生长虫，消肌肉，损齿，发疳䘌。与鲫鱼同食，成疳虫；与葵同食，生流澼；与笋同食，不消成症，身重不能行。

【主治】心腹热胀，口干渴。唐本。润心肺大小肠热，解酒毒。腊月瓶封窖粪坑中，患天行热狂者，绞汁服，甚良。大明。和中助脾，缓肝气。时珍。

【发明】〔宗奭曰〕蔗汁清，故费煎炼致紫黑色。今医家治暴热，多用为先导；兼啖驼、马，解热。小儿多食则损齿生虫者，土制水，俘虫属土，得甘即生也。〔震亨曰〕糖生胃火，乃湿土生热，故能损齿生虫，与食枣病龋同意，非土制水也。〔时珍曰〕沙糖性温，殊于蔗浆，故不宜多食。与鱼、笋之类同食，皆不益人。今人每用为调和，徒取其适口，而不知阴受其害也。但其性能和脾缓肝，故治脾胃及泻肝药用为先导。《本草》言其性寒，苏恭谓其冷利，皆昧此理。

石蜜（唐本草）

【释名】白沙糖〔恭曰〕石蜜即乳糖也，与虫部石蜜同名。〔时珍曰〕按万震《凉州异物志》云：石蜜非石类，假石之名也。实乃甘蔗汁煎而曝之，则凝如石而体甚轻，故谓之石蜜也。

【集解】〔志约曰〕石蜜出益州及西戎，煎炼沙糖为之，可作饼块，黄白色。〔恭曰〕石蜜用水、牛乳、米粉和煎成块，作饼坚重。西戎来者佳，江左亦有，殆胜于蜀。〔诜曰〕自蜀中、波斯来者良。东吴亦有，不及两处者，皆煎蔗汁、牛乳，则易细白耳。〔宗奭曰〕石蜜，川、浙者最佳，其味厚，他处皆次之，煎炼以铜象物，达京师。至夏月及久阴雨，多自消化。土人先以竹叶及纸裹包，外用石灰埋之，不得见风，遂可免。今人谓之乳糖。其作饼黄白色者，谓之捻糖，易消化，入药至少。〔时珍曰〕石蜜，即白沙糖也。凝结作饼块如石者为石蜜，轻白如霜者为糖霜，坚白如冰者为冰糖，皆一物有精粗之异也。以白糖煎化，模印成人物狮象之形者为飨糖，《后汉书》注所谓猊糖是也。以石蜜和诸果仁，及橙橘皮、缩砂、薄荷之类，作成饼块者，为糖缠。以石蜜和牛乳、酥酪作成饼块者，为乳糖。皆一物数变也。《唐本草》明言石蜜煎沙糖为之，而诸注皆以乳糖即为石蜜，殊欠分明。按王灼《糖霜谱》云：古者惟饮蔗浆，其后煎为蔗饧，又曝为石蜜，唐初以蔗为酒。而糖霜则自大历间有邹和尚者，来住蜀之遂宁伞山，始传造法。故甘蔗所在植之，独有福唐、四明、番禹、广汉、遂宁有冰糖，他处皆颗碎、色浅、味薄。惟竹蔗绿嫩味厚，作霜最佳，西蔗次之。凡霜一瓮，其中品色亦自不同。惟叠如假山者为上，团枝次之，瓮鉴次之，小颗块又次之，沙脚为下；紫色及如水晶色者为上，深琥珀又次之，浅黄色次之，浅白为下。

【气味】甘，寒，冷利，无毒。

【主治】心腹热胀，口干渴。唐本。治目中热膜，明目。和枣肉、巨胜末为丸噙之，润肺气，助五脏，生津。孟诜。润心肺燥热，治嗽消痰，解酒和中，助脾气，缓肝气。时珍。

【发明】〔震亨曰〕石蜜甘喜入脾，食多则害必生于脾。西北地高多燥，得之有益；东北地下多湿，得之未有不病者，亦兼气之厚薄不同耳。〔时珍曰〕石蜜、糖霜、冰糖，比之紫沙糖性稍平，功用相同，入药胜之。然不冷利，若久食则助热，损齿、生虫之害同也。

刺蜜（拾遗）

【校正】自草部移入此。

【释名】草蜜拾遗、给敦罗。

【集解】〔藏器曰〕交河沙中有草，头上有毛，毛中生蜜。胡人名为给教罗。〔时珍曰〕按李延寿《北史》云：高昌有草名羊刺，其上生蜜，味甚甘美。又梁四公子记云：高昌贡刺蜜。杰公云：南平城羊刺无叶，其蜜色白而味甘；盐城羊刺叶大，其蜜色青而味薄也。高昌即交河，在西番，今为火州。又段成式《酉阳杂俎》云：北天竺国有蜜草，蔓生大叶，秋冬不死，因受霜露，遂成蜜也。又《大明一统志》云：西番撒马儿罕地，有小草丛生，叶细如蓝，秋露凝其上，味甘如蜜，可熬为饧，土人呼为达即古宾，盖甘露也。按此二说，皆草蜜也，但不知其草即羊刺否也？又有瓍齐树，亦出蜜，云可入药而不得其详，今附于下：

【附录】瓍齐音别。按段成式云：瓍齐出波斯国，拂林国亦有之，名顿勃梨佗（顿音夺）。树长丈余，皮色青薄光净。叶似阿魏，生于枝端，一枝三叶。八月伐之，蜡月更抽新条。七月断其枝，有黄汁如蜜，微香，可以入药疗病也。

【气味】甘，平，无毒。

【主治】骨蒸发热痰嗽，暴痢下血，开胃止渴除烦。藏器。

果之六（水果类六种）

莲藕（本经上品）

【释名】其根藕尔雅、其实莲同上、其茎叶荷〔韩保升曰〕藕生水中，其叶名荷。按《尔雅》云：荷，芙蕖。其茎茄，其叶蕸，其本蔤，其华菡萏，其实莲，其根藕，其中菂，药中薏。邢昺注云：芙蕖，总名也，别名芙蓉，江东人呼为荷。菡萏，莲花也。菂，莲实也。薏，菂中青心也。郭璞注云：蔤乃茎下白蒻在泥中者。莲乃房也。菂乃子也。薏乃中心苦薏也。江东人呼荷花为芙蓉，北人以藕为荷，亦以莲为荷，蜀人以藕为茄，此皆习俗传误也。陆玑诗疏云：其茎为荷。其花未发为菡萏，已发为芙蕖。其实莲，莲之皮青里白。其子菂，菂之壳青肉白。菂内青心二三分，为苦薏也。〔时珍曰〕《尔雅》以荷为根名，韩氏以荷为叶名，陆玑以荷为茎名。按茎乃负叶者也，有负荷之义，当从陆说。蔤乃嫩蒻，如竹之行鞭者。节生二茎，一为叶，一为花，尽处乃生藕，为花、叶、根、实之本。显仁藏用，功成不居，可谓退藏于蔤矣，故谓之蔤。花叶常偶生，不偶不生，故根曰藕。或云藕善耕泥，故字从耦，耦者耕也。茄音加，加于蔤上也。蕸音遐，远于蔤也。菡萏，函合未发之意。芙蓉，敷布容艳之意。莲者连也，花实相连而出也。菂者的也，子在房中点点如的也。的乃凡物点注之名。薏犹意也，含苦在内也。古诗云：食子心无弃 苦心生意存。是矣。

莲藕荷

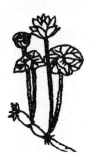

【集解】〔别录曰〕藕实茎生汝南池泽。八月采。〔当之曰〕所在池泽皆有，豫音、汝南者良。苗高五六尺，叶团青大如扇，其花赤，子黑如羊矢。〔时珍曰〕莲藕，荆、扬、豫、益诸处湖泽陂池皆有之。以莲子种者生迟，藕芽种者最易发。其芽穿泥成白蒻，即蒻也。长者至丈余，五六月嫩时，没水取之，可作蔬茹，俗呼藕丝菜。节生二茎：一为芰荷，其叶出水，其旁茎生花。其叶清明后生。六七月开花，花有红、白、粉红三色。花心有黄须，蕊长寸余，须内即莲也。花褪莲房成菂，药在房如蜂子在窠之状。六七月采嫩者，生食脆美。至秋房枯子黑，其坚如石，谓之石莲子。八九月收之，研去黑壳，货之四方，谓之莲肉。冬月至春掘藕食之，藕白有孔有丝，大者如肱臂，长六七尺，凡五六节。大抵野生及红花者，莲多藕劣；种植及白花者，莲少藕佳也。其花白者香，红者艳千叶者。不结实。别有合欢（并头者），有夜舒荷（夜布昼卷）、睡莲（花夜入水）、金莲（花黄）、碧莲（花碧）、绣莲（花如绣），皆是异种，故不述。《相感志》云：荷梗塞穴鼠自去，煎汤洗镴垢自新。物性然也。

莲实

【释名】**藕实**本经、**茄**尔雅、**菂**音吸。同上、**石莲子**别录、**水芝**本经、**泽芝**古今注。

【修治】〔弘景曰〕藕实即莲子，八九月采黑坚如石者，干捣破之。〔颂曰〕其药至秋黑而沉水，为石莲子，可磨为饭食。〔时珍曰〕石莲剁去黑壳，谓之莲肉。以水浸去赤皮、青心，生食甚佳。入药须蒸熟去心，或晒或焙干用。亦有每一斤，用獖猪肚一个盛贮，煮熟捣焙用者。今药肆一种石莲子，状如土石而味苦，不知何物也？

【气味】**甘，平，涩，无毒。**〔别录曰〕寒。〔大明曰〕莲子、石莲性俱温。〔时珍曰〕嫩药性平，石莲性温。得茯苓、山药、白术、枸杞子良。〔诜曰〕生食过多，微动冷气胀人。蒸食甚良。大便燥涩者，不可食。

【主治】**补中养神，益气力，除百疾。久服，轻身耐老，不饥延年。**本经。**主五脏不足，伤中，益十二经脉血气。**孟诜。**止渴去热，安心止痢，治腰痛及泄精。多食令人欢喜。**大明。**交心肾，厚肠胃，固精气，强筋骨，补虚损，利耳目，除寒湿，止脾泄久痢，赤白浊，女人带下崩中诸血病。**时珍。**捣碎和米作粥饭食，轻身益气，令人强健。**苏颂。出诗疏。**安靖上下君相火邪。**嘉谟。

【发明】〔时珍曰〕莲产于淤泥，而不为泥染；居于水中，而不为水没。根茎花头，凡品难同；清净济用，群美兼得。自蒻蒻而节节生茎，生叶，生花，生藕；由菡萏而生蕊，生莲，生菂，生薏。其莲药则始而黄，黄而青，青而绿，绿而黑，中含白肉，内隐青心。石莲坚刚，可历永久。慧藏生意，藕伏萌芽，展转生生，造化不息。故释氏用为引譬，妙理具存；医家取为服食，百病可却。盖莲之味甘气温而性啬，禀清芳之气，得稼穑之味，乃脾之果也。脾者黄宫，所以交媾水、火，会合木、金者也。土为元气之母，母气既和，津液相成，神乃自生，久视耐老，此其权舆也。昔人治心肾不交，劳伤白浊，有清心莲子饮；补心肾，益精血，有瑞莲丸，皆得此理。〔藏器曰〕经秋正黑，石莲子入水必沉，惟煎盐卤能浮之。此物居山海间，经百年不坏，人得食之，令发黑不老。〔诜曰〕诸鸟、猿猴取得不食，藏之石室内，人得三百年者，食之永不老也。又雁食之，粪于田野山岩之中，不逢阴雨，经久不坏。人得之，每旦空腹食十枚，身轻能登高涉远也。

藕

【气味】甘，平，无毒。〔大明曰〕温。〔时珍曰〕相感志云：藕以盐水共食、则不损口；同油炒面米果食，则无渣。煮忌铁器。

【主治】热渴，散留血、生肌。久服令人心欢。别录。止怒止泄，消食解酒毒，及病后干渴。藏器。捣汁服，止闷除烦开胃，治霍乱，破产后血闷。捣膏，罯金疮并伤折，止暴痛。蒸煮食之，大能开胃。大明。生食，治霍乱后虚渴。蒸食，甚补五脏，实下焦。同蜜食，令人腹脏肥，不生诸虫，亦可休粮。孟诜。汁：解射罔毒、蟹毒。徐之才。捣浸澄粉服食，轻身益年。瞿仙。

【发明】〔弘景曰〕根入神仙家。宋时太官作血𦞦（音勘），疱人削藕皮误落血中，遂散涣不凝。故医家用以破血多效也。𦞦者，血羹也。〔诜曰〕产后忌生冷物，独藕不同生冷者，为能破血也。〔时珍曰〕白花藕大而孔扁者，生食味甘，煮食不美；红花及野藕，生食味涩，煮蒸则佳。夫藕生于卑污，而洁白自若。质柔而穿坚，居下而有节。孔窍玲珑，丝纶内隐。生于嫩蒻，而发为茎、叶、花、实，又复生芽，以续生生之脉。四时可食，令人心欢，可谓灵根矣。故其所主者，皆心脾血分之疾，与莲之功稍不同云。

藕蔤

【释名】藕丝菜五六月嫩时，采为蔬茹，老则为藕稍，味不堪矣。

【气味】甘，平，无毒。

【主治】生食，主霍乱后虚渴烦闷不能食，解酒食毒。苏颂。功与藕同。时珍。解烦毒，下瘀血。汪颖。

藕节

【气味】涩，平，无毒。〔大明曰〕冷。伏硫黄。

【主治】捣汁饮，主吐血不止，及口鼻出血。甄权。消瘀血，解热毒。产后血闷，和地黄研汁，入热酒、小便饮。大明。能止咳血唾血，血淋溺血，下血血痢血崩。时珍。

【发明】〔时珍曰〕一男子病血淋，痛胀祈死，予以藕汁调发灰，每服二钱，服三日而血止痛除。按赵溍《养疴漫笔》云：宋孝宗患痢，众医不效。高宗偶见一小药肆，召而问之。其人问得病之由，乃食湖蟹所致。遂诊脉，曰：此冷痢也。乃用新采藕节捣烂，热酒调下，数服即愈。高宗大喜，就以捣药金杵臼赐之，人遂称为金杵臼严防御家，司谓不世之遇也。大抵藕能消瘀血，解热开胃，而又解蟹毒故也。

莲薏 即莲子中青心也。

【释名】苦薏

【气味】苦，寒，无毒。〔藏器曰〕食莲子不去心，令人作吐。

【主治】血渴，产后渴，生研末，米饮服二钱，立愈。士良。止霍乱。大明。清心去热。时珍。出统旨。

莲蕊须

【释名】佛座须花开时采取，阴干。亦可充果食。

【气味】甘，涩，温，无毒。〔大明曰〕忌地黄、葱、蒜。

【主治】清心通肾，固精气，乌须发，悦颜色，益血，止血崩、吐血。时珍。

【发明】〔时珍曰〕莲须本草不收，而三因诸方固真丸、巨胜子丸各补益方中，往往用之。其功大抵与莲子同也。

莲花

【释名】芙蓉古今注、芙蕖同上、水华。

【气味】苦、甘，温，无毒。忌地黄、葱、蒜。

【主治】镇心益色。驻颜身轻。大明。〔弘景曰〕花入神仙家用，入香尤妙。

莲房

【释名】莲蓬壳陈久者良。

【气味】苦，涩，温，无毒。

【主治】破血。孟诜。治血胀腹痛，及产后胎衣不下，酒煮服之。水煮服之，解野菌毒。藏器。止血崩、下血、溺血。时珍。

【发明】〔时珍曰〕莲房入厥阴血分，消瘀散血，与荷叶同功，亦急则治标之意也。

荷叶

【释名】嫩者荷钱象形。贴水者藕荷生藕者。出水者芰荷生花者。蒂名荷鼻。

【修治】〔大明曰〕入药并多用。

【气味】苦，平，无毒。〔时珍曰〕畏桐油。伏白银，伏硫黄。

【主治】止渴，落胞破血，治产后口干，心肺躁烦。大明。治血胀腹痛，产后胎衣不下，酒煮服之。荷鼻：安胎，去恶血，留好血，止血痢，杀菌蕈毒，并煮水服。藏器。生发元气，裨助脾胃，涩精滑，散瘀血，消水肿痈肿，发痘疮，治吐血咯血衄血，下血溺血血淋，崩中，产后恶血，损伤败血。时珍。

【发明】〔杲曰〕洁古张先生口授枳术丸方，用荷叶烧饭为丸。当时未悟其理，老年味之始得。夫震者动也，人感之生足少阳甲胆，是属风木，为生化万物之根蒂。人之饮食入胃，营气上行，即少阳甲胆之气，与手少阳三焦元气，同为生发之气。《素问》云：履端于始，序则不愆。荷叶生于水土之下，污秽之中，挺然独立。其色青，其形仰，其中空，象震卦之体。食药感此气之化，胃气何由不升乎？用此为引，可谓远识合道矣。更以烧饭和药，与白术协力滋养，补令胃厚，不致内伤，其利广矣大矣。世之用巴豆、牵牛者，岂足语此？〔时珍曰〕烧饭见谷部饭下。按东垣试效。方云：雷头风证，头面疙瘩肿痛，憎寒发热，状如伤寒，病在三阳，不可过用寒药重剂，诛伐无过。一人病此，诸药不效，余处清震汤治之而愈。用荷叶一枚，升麻五钱，苍术五钱，水煎温服。盖震为雷，而荷叶之形象震体，其色又青，乃涉类象形之义也。又攘闻人规痘疹八十一论云：痘疮已出，复为风寒外袭，则窍闭血凝，其点不长，或变黑色，此为倒靥，必身痛，四肢微厥。但温肌散邪，则热气复行，而斑自出也。宜紫背荷叶散治之。盖荷叶能升发阳气，散瘀血，留好血，僵蚕能解结滞之气故也。此药易得，而活人甚多，胜于人牙、龙脑也。又戴原礼《证治要诀》云：荷叶服之，令人瘦劣，故单服可以消阳水浮肿之气。

红白莲花（拾遗）

【校正】自草部移入此。

【集解】〔藏器曰〕红莲花、白莲花，生西国，胡人将来也。〔时珍曰〕此不知即莲花否？而功与莲同，以类相从，姑移入此。

【气味】甘，平，无毒。

【主治】久服，令人好颜色，变白却老。藏器。

芰实（音妓　别录上品）

【释名】菱别录、水栗风俗通、沙角。〔时珍曰〕其叶支散，故字从支。其角棱峭，故谓之芰，而俗呼为菱角也。昔人多不分别，惟王安贫《武陵记》以三角、四角者为芰，两角者为菱。《左传》屈到嗜芰，即此物也。尔雅谓之厥攗（音眉）。又许慎《说文》云：菱，楚谓之芰，秦谓之薢茩。杨氏《丹铅录》以芰为鸡头，引《离骚》缉芰以为衣，言菱叶不可缉衣，皆误矣。攘《尔雅》薢茩乃决明之名，非厥攗也。又《埤雅》芰荷乃藕上出水花之茎，非鸡头也。与菱同名异物。许、杨二氏失于详考，故正之。

【集解】〔弘景曰〕芰实，庐、江间最多，皆取火爁以为米充粮，今多蒸暴食之。〔颂曰〕菱，处处有之。叶浮水上，花黄白色，花落而实生，渐向水中乃熟。实有二种：一种四角，一种两角。两角中又有嫩皮而紫色者，谓之浮菱，食之尤美。江淮及山东人暴其实以为米，代粮。〔时珍曰〕芰菱有湖泺处则有之。菱落泥中，最易生发。有野菱、家菱，皆三月生蔓延引。叶浮水上，扁而有尖，光面如镜。叶下之茎有股如虾股，一茎一叶，两两相差，如蝶翅状。五六月开小白花，背日而生，昼合宵炕，随月转移。其实有数种：或三角、四角，或两角、无角。野菱自生湖中，叶、实俱小。其角硬直刺人，其色嫩青老黑。嫩时剥食甘美，老则蒸煮食之。野人暴干，剁米为饭为粥，为糕为果，皆可代粮。其茎亦可暴收，和米作饭，

芰

菱

以度荒歉，盖泽农有利之物也。家菱种于陂塘，叶、实俱大，角软而脆，亦有两角弯卷如弓形者，其色有青、有红、有紫，嫩时剥食，皮脆肉美，盖佳果也。老则壳黑而硬，坠入江中，谓之乌菱。冬月取之，风干为果，生、熟皆佳。夏月以粪水浇其叶，则实更肥美。按段成式《酉阳杂俎》云：苏州折腰菱，多两角。荆州郢城菱，三角无刺。可以按莎。汉武帝昆明池有浮根菱，亦曰青水菱，叶没水下，菱出水上。或云：玄都有鸡翔菱，碧色，状如鸡飞，仙人凫伯子常食之。

【气味】甘，平，无毒〔诜曰〕生食，性冷利。多食，伤人脏腑，损阳气，痿茎，生蛕虫。水族中此物最不治病。若过食腹胀者，可暖姜酒服之即消，亦可含吴茱萸咽津。

〔时珍曰〕仇池《笔记》言：菱花开背日，芡花开向日，故菱寒而芡暖。别录言芰实性平，岂生者性冷，而干者则性平欤？

【主治】安中补五脏，不饥轻身。别录。蒸暴，和蜜饵之，断谷长生。弘景。解丹石毒。苏颂。鲜者，解伤寒积热，止消渴，解酒毒、射罔毒。时珍。捣烂澄粉食，补中延年。瞿仙。

菱花

【气味】涩。

【主治】入染须发方。时珍。

乌菱壳

【主治】入染须发方，亦止泄痢。时珍。

芡实（音俭 本经上品）

【释名】鸡头本经、雁喙同、雁头古今注、鸿头韩退之、鸡雍庄子、卵菱管子、芡子音唯、水流黄〔弘景曰〕此即今芡子也。茎上花似鸡冠，故名鸡头。〔颂曰〕其苞形类鸡、雁头，故有诸名。〔时珍曰〕芡可济俭歉，故谓之芡。鸡雍见庄子无鬼篇。卵菱见管子五行篇。扬雄《方言》云：南楚谓之鸡头，幽燕谓之雁头，徐、青、淮、泗谓之芡子。其茎谓之芡，亦曰菠。郑樵《通志》以钩芡为芡，误矣。钩芡，陆生草也，其茎可食。水流黄见下。

【集解】〔别录曰〕鸡头实生雷池池泽。八月采之。〔保升曰〕苗生水中，叶大如荷，皱而有刺。花子若拳大，形作鸡头。实若石榴，其皮青黑，肉白如菱米也。〔颂曰〕处处有之，生水泽中。其叶俗名鸡头盘，花下结实。其茎嫩者名芡蔌。亦名蒻菜，人采为蔬茹。〔宗奭曰〕天下皆有之。临水居人，采子去皮，捣仁为粉，蒸炸作饼，可以代粮。〔时珍曰〕芡茎三月生叶贴水，大于荷叶，皱文如縠，蹙衄如沸，面青背紫，茎、叶皆有刺。其茎长至丈余，中亦有孔有丝，嫩者剥皮可食。五六月生紫花，花开向日结苞，外有青刺，如猬刺及栗球之形。花在苞顶，亦如鸡喙及猬喙。剥开内有斑驳软肉裹子，累累如珠玑。壳内白米，状如鱼目。深秋老时，泽农广收，烂取芡子，藏至困石，以备歉荒。其根状如三棱，煮食如芋。

【修治】〔诜曰〕凡用蒸熟，烈日晒裂取仁，亦可舂取粉用。〔时珍曰〕新者煮食良。入涩精药，连壳用亦可。擦陈彦和暇日记云：芡实一斗，以防风四两煎汤浸过用，且经久不坏。

【气味】甘，平，涩，无毒。〔弘景曰〕小儿多食，令不长。〔诜曰〕生食多，动风冷气。〔宗奭曰〕食多，不益脾胃，兼难消化。

【主治】湿痹，腰脊膝痛，补中，除暴疾，益精气，强志，令耳目聪明。久服，轻身不饥，耐老神仙。本经。**开胃助气。**日华。**止渴益肾，治小便不禁，遗精白浊带下。**时珍。

【发明】〔弘景曰〕《仙方》取此合莲实饵之，甚益人。〔恭曰〕作粉食，益人胜于菱也。〔颂曰〕取其实及中子，捣烂暴干，再捣筛末，熬金樱子煎和丸服之，云补下益人，谓之水陆丹。〔时珍曰〕按孙升《谈圃》云：芡本不益人，而俗谓之水流黄。何也？盖人之食芡，必咀嚼之，终日嗫嗫。而芡味甘平，腴而不腻。食之者能使华液流通，转相灌溉，其功胜于乳石也。《淮南子》云：狸头愈瘕，鸡头已瘘。注者云，即芡实也。

鸡头菜即蔇菜芡茎也。

【气味】咸、甘、平，无毒。

【主治】止烦渴，除虚热，生熟皆宜。时珍。

根

【气味】同茎。

【主治】小腹结气痛，煮食之。士良。

芡
鸡头

乌芋（别录中品）

【释名】凫茈（音疵）、**凫茨**（音瓷）、**荸荠**衍义、**黑三棱**博济方、**芍**（音晓）、**地栗**郑樵通志。〔时珍曰〕乌芋，其根如芋而色乌也。凫喜食之，故《尔雅》名凫苑，后遂讹为凫茨，又讹为荸荠。盖切韵凫、荸同一字母，音相近也。三棱、地栗，皆形似也。〔瑞曰〕小者名凫茈，大者名地栗。

【集解】〔颂曰〕乌芋，今凫茨也。苗似龙须而细，色正青。根如指头大，黑色，皮厚有毛。又有一种皮薄无毛者亦同。田中人并食之。〔宗奭曰〕皮厚色黑，肉硬而白者，谓之猪勃脐。皮薄泽，色淡紫，肉软而脆者，谓之羊勃脐。正二月，人采食之。此二等药中罕用，荒岁人多采以充粮。〔时珍曰〕凫花生浅水田中。其苗三四月出土，一茎直上，无枝叶，状如龙须。肥田栽者，粗近葱、蒲，高二三尺。其根白蒻，秋后结颗，大如山楂、栗子，而脐有聚毛，累累下生入泥底。野生者，黑而小，食之多滓。种出者，紫而大，食之多毛。吴人以沃田种之，兰月下种，霜后苗枯，冬春掘收为果，生食、煮食皆良。

乌芋

芧荸荠

【正误】〔别录曰〕乌芋，一名藉姑。二月生叶如芋。三月三日采根，暴干。〔弘景曰〕藉姑生水田中。叶有桠，状如泽泻，不正似芋。其根黄，似芋子而小，疑有乌者，根极相似，细而美。叶状如苋草，呼为凫茨，恐即此也。〔恭曰〕乌芋，一名槎丫，一名茨菇。〔时珍曰〕乌芋、慈姑原是二物。慈姑有叶，其根散生。乌芋有茎无叶，其根下生。气味不同，主治亦异。而《别录》误以藉姑为乌芋，谓其叶如芋。陶、苏二氏因凫茨、慈姑字音相近，遂致混注，而诸家说者因之不明。今正其误。

根

【气味】甘，微寒，滑，无毒。〔诜曰〕性冷。先有冷气人不可食，令人腹胀气满。小儿秋月食多，脐下结痛也。

【主治】消渴痹热，温中益气。别录。下丹石，消风毒，除胸中实热气。可作粉食，明耳目，消黄疸。孟诜。开胃下食。大明。作粉食，厚入肠胃，不饥，能解毒，服金石人宜之。苏颂。疗五种膈气，消宿食，饭后宜食之。治误吞铜物。汪机。主血痢下血血崩，辟蛊毒。时珍。

【发明】〔机曰〕乌芋善毁铜，合铜钱嚼之，则钱化，可见其为消坚削积之物。故能化五种膈疾，而消宿食，治误吞铜也。〔时珍曰〕按《王氏博济方》，治五积、冷气攻心、变为五隔诸病，金锁丸中用黑三棱。注云：即凫茈干者。则汪氏所谓消坚之说，盖本于此。又董炳《集验方》云：地栗晒干为末，白汤每服二钱，能辟蛊毒。传闻下蛊之家，知有此物，便不敢下。此亦前人所未知者。

慈姑（日华）

【校正】原混乌芋下，今分出。仍并入《图经》外类剪刀草。

【释名】藉姑别录、水萍别录、河凫茈图经、白地栗同上、苗名剪刀草图经、箭搭草救荒、槎丫草苏恭、燕尾草大明。〔时珍曰〕慈姑，一根岁生十二子，如慈姑之乳诸子，故以名之。作茨菇者非矣。河凫花、白地栗，所以别乌芋之凫花、地栗也。剪刀、箭搭、槎丫、燕尾，并象叶形也。

【集解】〔别录曰〕藉姑，三月三日采根，暴干。〔弘景曰〕藉姑生水田中。叶有丫，状如泽泻。其根黄，似芋子而小，煮之可啖。〔恭曰〕慈姑生水中。叶似鉀箭之镞，泽泻之类也。〔颂曰〕剪刀草，生江湖及汴洛近水河沟沙碛中。叶如剪刀形。茎干似嫩蒲，又似三棱。苗甚软，其色深青绿。每丛十余茎，内抽出一两茎，上分枝，开小白花，四瓣，蕊深黄色。根大者如杏，小者如栗，色白而莹滑。五六七月采叶，正二月采根，即慈姑也。

煮熟味甘甜，时人以作果子。福州别有一种，小异，三月开花，四时采根，功亦相似。〔时珍曰〕慈姑生浅水中，人亦种之。三月生苗，青茎中空，其外有棱。叶如燕尾，前尖后歧。霜后叶枯，根乃练结，冬及春初，掘以为果。须灰汤煮熟，去皮食，乃不麻涩戟人咽也。嫩茎亦可炸食。又取汁，可制粉霜、雌黄。又有山慈姑，名同实异，见草部。

根

【气味】苦、甘，微寒，无毒。〔大明曰〕冷，有毒。多食，发虚热，及肠风痔漏，崩中带下，疮疖。以生姜同煮佳。怀孕人不可食。〔诜曰〕吴人常食之，令人发脚气瘫缓风，损齿失颜色，皮肉干燥。卒食之，使人干呕也。

【主治】百毒，产后血闷，攻心欲死，产难胞衣不出，捣汁服一升。又下石淋。大明。

叶

【主治】诸恶疮肿，小儿游瘤丹毒，捣烂涂之，即便消退，甚佳。苏颂。治蛇、虫咬，捣烂封之。大明。调蚌粉，涂瘑痱。时珍。

附录诸果（纲目二十一种，拾遗一种）

〔时珍曰〕方册所记诸果，名品甚多，不能详其性、味、状。既列于果，则养生者不可不知，因略采附以俟。

津符子〔时珍曰〕孙真人《千金方》云：味苦，平，滑。多食令人口爽，不知五味。

必思荅〔又曰〕忽必烈[①]饮膳正要云：味甘，无毒。调中顺气。出回回田地。

甘剑子〔又曰〕范成大《桂海志》云：状似巴榄子，仁附肉，有白膚，不可食，发人病。北人呼为海胡桃是也。

杨摇子〔又曰〕沈莹《临海异物志》云：生闽越。其于生树皮中，其体有脊，形甚异而味甘无奇，色青黄，长四五寸。

海梧子〔又曰〕穗含《南方草木状》云：出林邑。树似梧桐，色白。叶似青桐。其子如。大栗，肥甘可食。

木竹子〔又曰〕《桂海志》云：皮色形状全似大枇杷，肉味甘美，秋冬实熟。出广西。

櫔罟子〔又曰〕《桂海志》云：大如半升碗，数十房攒聚成球，每房有缝。冬生青，至夏红。破其瓣食之，微甘。出广西。

罗晃子〔又曰〕《桂海志》云：状如橄榄，其皮七重。出广西。顾玠《海槎录》云：横州出九层皮果，至九层方见肉也。夏熟，味如栗。

柈子〔又曰〕徐表《南州记》云：出九真、交趾。树生子如桃实，长寸余。二月开花，

---

① 忽必烈：《饮膳正要》卷首虞集序及进书表明言作者为忽思慧。

连着子，五月熟，色黄。盐藏食之，味酸似梅。

夫编子〔又曰〕《南州记》云：树生交趾山谷。三月开花，仍连着子，五六月熟。入鸡、鱼、猪、鸭羹中，味美，亦可盐藏。

白缘子〔又曰〕刘欣期《交州记》云：出交趾。树高丈余，实味甘美如胡桃。

系弥子〔又曰〕郭义恭《广志》云：状圆而细，赤如软枣。其味初苦后甘，可食。

人面子〔又曰〕《草木状》云：出南海。树似含桃。子如桃实，无味，以蜜渍之可食。其核正如人面，可玩。祝穆方舆胜览云：出广中。大如梅李。春花、夏实、秋熟，蜜煎甘酸可食。其核两边似人面，口、目、鼻皆具。

黄皮果〔又曰〕《海槎录》云：出广西横州。状如楝子及小枣而味酸。

四味果〔又曰〕段成式酉阳杂俎云：出祁连山。木生如枣。剖以竹刀则甘，铁刀则苦，木刀则酸，芦刀则辛。行旅得之，能止饥渴。

千岁子〔又曰〕《草木状》云：出交趾。蔓生。子在根下，须绿色，交加如织。一苞恒二百余颗，皮壳青黄色。壳中有肉如栗，味亦如之。干则壳肉相离，撼之有声。《桂海志》云：状似青黄李，味甘。

侯骚子〔又曰〕《酉阳杂俎》云：蔓生。子大如鸡卵，既甘且冷，消酒轻身。王太仆曾献之。

酒杯藤子〔又曰〕崔豹《古今注》云：出西域。藤大如臂。花坚硬，可以酌酒，文章映澈。实大如指，味如豆蔻，食之消酒。张骞得其种于大宛。

控（音间）**子**〔又曰〕贾思勰《齐民要术》云：藤，生交趾、合浦。缘树木，正二月花，四五月熟，如梨，赤如鸡冠，核如鱼鳞。生食，味淡泊。

山枣〔又曰〕《寰宇志》云：出广西肇庆府。叶似梅，果似荔枝，九月熟，可食。

隈支〔又曰〕宋祁《益州方物图》云：生邓州山谷中。树高丈余，枝修而弱。开白花。实大若雀卵，状似荔枝，肉黄肤甘。

灵床上果子《拾遗》　《藏器》云：人夜谵语，食之即止。

诸果有毒（拾遗）

凡果未成核者，食之令人发痈疖及寒热。

凡果落地有恶虫喙过者。食之令人患九漏。

凡果双仁者，有毒杀人。

凡瓜双蒂者，有毒杀人。沉水者，杀人。

凡果忽有异常者，根下必有毒蛇，食之杀人。

第三十四卷　木部一目录

李时珍曰：木乃植物，五行之一。性有土宜，山谷原隰。肇由气化，爰受形质，乔条苞灌，根叶华实。坚脆美恶，各具太极。色香气味，区辨品类。食备果蔬，材充药器。寒温毒良，直有考汇。多识其名，奚止读诗。坤以本草，益启其知。乃肆搜猎，萃而类之。是为木部，凡一百八十种，分为六类：曰香，曰乔，曰灌，曰寓，曰苞，曰杂。旧本木部三品，共二百六十三种。今并入二十五种，移一十四种入草部，二十九种入蔓草，三十一种入果部，三种入菜部，一十六种入器用部，二种入虫部。自草部移入二种，外类有名未用移入十一种。

【附注】魏·李当之《药录》

吴普《本草》

宋·雷敩《炮炙》

齐·徐之才《药对》

唐·甄权《药性》

木之一（香木类三十五种）

柏本经

松别录

杉别录　丹桎木附

桂本经

箘桂本经

天竺桂海药

月桂拾遗

木兰本经

辛夷本经

沉香别录

---

① 谟：原脱。据本书卷一历代诸家本草补。

上附方旧五十七，新一百九十八。

---

① 魏：原作"魂"，据正文及总目录改。

第三十四卷　木部一

木之一（香水类三十五种）

柏（本经上品）

【释名】椈（音菊）、侧柏〔李时珍曰〕按魏子才《六书精蕴》云：万木皆向阳，而柏独西指，盖阴木而有贞德者，故字从白。白者，西方也，陆佃《埤雅》云：柏之指西，犹针之指南也。柏有数种，入药惟取叶扁而侧生者，故曰侧柏。〔寇宗奭曰〕予官陕西，登高望柏，千万株皆一一西指。盖此木至坚，不畏霜雪，得木之正气，他木不及。所以受金之正气所制，一一西指也。

【集解】〔别录曰〕柏实生太山山谷，柏叶尤良。四时各依方面采，阴干。〔陶弘景曰〕处处有柏，当以太山为佳尔。并忌取冢墓上者。其叶以秋夏采者良。〔苏恭曰〕令太山元复采子，惟出陕州、宜州为胜。八月采之。〔苏颂曰〕柏实以乾州者为最。三月开花，九月结子成熟，取采蒸曝，春簸取仁用。其叶名侧柏，密州出者尤佳。虽与他柏相类，而其叶皆侧向而生，功效殊别。古柏叶尤奇，益州诸葛孔明庙中有大柏木，相传是蜀世所植，故人多采以作药，其味甘香于常柏也。〔雷敩曰〕柏叶有花柏叶、丛柏叶及有子圆叶。其有子圆叶成片，如大片云母，叶皆侧，叶上有微赤毛者，宜入药用。花柏叶，其树浓叶成朵，无子；丛柏叶，其树绿色，并不入药。〔陈承曰〕陶隐居说柏忌冢墓上者，而今乾州者皆是乾陵所出，他

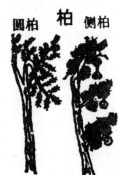

圆柏　柏　侧柏

处皆无大者，但取其州土所宜。子实气味丰美可也。其柏异于他处，木之文理，大者多为菩萨云气、人物鸟兽，状极分明可观。有盗得一株径尺者，值万钱，宜其子实为贵也。〔时珍曰〕 《史记》言：松柏为百木之长。其树耸直，其皮薄，其肌腻，其花细琐，其实成梂，状如小铃，霜后四裂，中有数子，大如麦粒，芬香可爱。柏叶松身者，桧也。其叶尖硬，亦谓之栝。今人名圆柏，以别侧柏。松叶柏身者，枞也。松桧相半者，桧柏也。峨眉山中一种竹叶柏身者，谓之竹柏。

柏实

【修治】〔敩曰〕凡使先以酒浸一宿，至明漉出，晒干，用黄精自然汁于日中煎之，缓火煮成煎为度。每煎柏子仁三两，用酒五两浸。〔时珍曰〕此法是服食家用者。寻常用，只蒸熟曝烈，舂簸取仁，炒研入药。

【气味】甘，平，无毒。〔甄权曰〕甘、辛。畏菊花、羊蹄草。〔徐之才曰 见叶下。

【主治】惊悸益气，除风湿痹，安五脏。久服，令人润泽美色，耳目聪明，不饥不老，轻身延年。本经。疗恍惚，虚损吸吸，历节腰中重痛，益血止汗。别录。治头风，腰肾中冷，膀胱冷脓宿水，兴阳道，益寿，去百邪鬼魅，小儿惊痫。甄权。润肝。好古。养心气，润肾燥，安魂定魄，益智宁神。烧沥，泽头发，治疥癣。时珍。

【发明】〔王好古曰〕柏子仁，肝经气分药也。又润肾，古方十精丸用之。〔时珍曰〕柏子仁性平而不寒不燥，味甘而补，辛而能润，其气清香，能透心肾，益脾胃，盖仙家上品药也，宜乎滋养之剂用之。《列仙传》云：赤松子食柏实，齿落更生，行及奔马。谅非虚语也。

柏叶

【修治】〔敩曰〕凡用揉去两畔并心枝了，用糯泔浸七日，以酒拌蒸一伏时。每一斤用黄精自然汁十二两浸焙，又浸又焙，待汁干用之。〔时珍曰〕此服食治法也。常甩或生或炒，各从本方。

【气味】苦，微温，无毒。〔权曰〕苦、辛，性涩。与酒相宜。〔颂曰〕性寒。〔之才曰〕瓜子、牡蛎、桂为之使。畏菊花、羊蹄、诸石及面麹。伏砒、硝。〔弘景曰〕柏之叶、实，服饵所重。此云恶麹，而人以酿酒无妨。恐酒米相和，异单用也。

【主治】吐血衄血，痢血崩中赤白，轻身益气，令人耐寒暑，去湿痹，止饥。别录。治冷风历节疼痛，止尿血。甄权。炙，罯冻疮。烧取汁涂头，黑润鬓发。大明。傅汤火伤，止痛灭瘢。服之。疗蛊痢。作汤常服，杀五脏虫，益人。苏颂。

【发明】〔震亨曰〕柏属阴与金，善守。故采其叶，随月建方，取其多得月令之气。此补阴之要药，其性多燥，久得之大益脾土，以滋其肺。〔时珍曰〕柏性后凋而耐久，禀坚凝之质，乃多寿之木，所以可入服食。道家以之点汤常饮，元旦以之浸酒辟邪，皆有取于此。麝食之而体香，毛女食之而体轻，亦其证验矣。毛女者，秦王宫人。关东贼至，惊走入山，饥无所食。有一老公教吃松柏叶，初时苦涩，久乃相宜，遂不复饥，冬不寒，夏不热。至汉成帝时，猎者于终南山见一人，无衣服，身生黑毛，跳坑越涧如飞，乃密围获之，去秦时二百余载矣。事出葛洪《抱朴子》书中。

枝节

【主治】煮汁酿酒，去风痹、历节风。烧取淄油，疗疬疥及虫癞良。苏恭。

脂

【主治】身面疣目，同松脂研匀涂之，数夕自失。圣惠。

根白皮

【气味】苦，平，无毒。

【主治】火灼烂疮，长毛发。别录。

松（别录上品）

【释名】〔时珍曰〕按王安石《字说》云：松柏为百木之长。松犹公也，柏犹伯也。故松从公，柏从白。

【集解】〔别录曰〕松脂生太山山谷。六月采。〔颂曰〕松处处有之。其叶有两鬣、五鬣、七鬣。岁久则实繁。中原虽有，不及塞上者佳好也。松脂以通明如熏陆香颗者为胜。〔宗奭曰〕松黄一如蒲黄，但味差淡。松子多海东来，今关右亦有，但细小味薄也。〔时珍曰〕松树磈砢修耸多节，其皮粗厚有鳞形，其叶后凋。二、三月抽蕤生花，长四五寸，采其花蕊为松黄。结实状如猪心，叠成鳞砌，秋老则子长鳞裂。然叶有二针、三针、五针之别。三针者为栝子松，五针者为松子松。其子大如柏子，惟辽海及云南者，子大如巴豆可食，谓之海松子，详见果部。孙思邈云：松脂以衡山者为良。衡山东五百里，满谷所出者，与天下不同。苏轼云：镇定松脂亦良。《抱朴子》云：凡老松皮内自然聚脂为第一，胜于凿取及煮成者。其根下有伤处，不见日月者为阴脂，尤佳。老松余气结为茯苓。千年松脂化为琥珀。《玉策记》云：千年松树四边枝起，上秒不长如偃盖。其精化为青牛、青羊、青犬、青人、伏龟，其寿皆千岁。

松脂

〔别名〕松膏本经松肪同松胶纲目松香同沥青。

【修治】〔景曰〕采炼松脂法，并在服食方中。以桑灰汁或酒煮软，挼纳寒水中数十过，白滑则可用。〔颂曰〕凡用松脂，先须炼治。用大釜加水置甑，用白茅藉甑底，又加黄砂于茅上，厚寸许。然后布松脂于上，炊以桑薪，汤减频添热水。候松脂尽入釜中，乃出之，投于冷水，既凝又蒸，如此二过，其白如玉，然后入用。

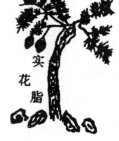

松 实 花 脂

【气味】苦、甘，温，无毒。〔权曰〕甘，平。〔震亨曰〕松脂属阳金。伏汞。

【主治】痈疽恶疮，头疡白秃，疥瘙风气，安五脏，除热。久服，轻身不老延年。本经。除胃中伏热，咽干消渴，风痹死肌。炼之令白。其赤者，主恶痹。别录。煎膏，生肌止痛，排脓抽风。贴诸疮脓血瘘烂。塞牙孔，杀虫。甄权。除邪下气，润心肺，治耳聋。古方多用辟谷。大明。强筋骨，利耳目，治崩带。时珍。

【发明】〔弘景曰〕松、柏皆有脂润，凌冬不调，理为佳物，服食多用，但人多轻忽之尔。〔颂曰〕道人服饵，或合茯苓、松柏实、菊花作丸，亦可单服。〔时珍曰〕松叶、松实，服饵所须；松节、松心，耐久不朽。松脂则又树之津液精华也。在土不朽，流脂日久，变为琥珀，宜其可以辟谷延龄。葛洪《抱朴子》云：上党赵瞿病癞历年，垂死其家弃之，送置山穴中。瞿怨泣经月，有仙人见而哀之，以一囊药与之。瞿服百余日，其疮都愈，颜色丰悦，肌肤玉泽。仙人再过之，瞿谢活命之恩，乞求其方。仙人曰：此是松脂，山中便多。此物汝炼服之，可以长生不死。瞿乃归家长服，身体转轻，气力百倍，登危涉险，终日不困。年百余岁，齿不坠，发不白。夜卧忽见屋间有光，大如镜，久而一室尽明如昼。又见面上有采女一人，戏于口鼻之间。后入抱犊山成地仙。于时人闻瞿服此脂，皆竞服之，车运驴负，积之盈室。不过一月，未觉大益，皆辄止焉。志之不坚如此。张杲《医说》有服松丹之法。

松节

【气味】苦，温，无毒。

【主治】百邪久风，风虚脚痹疼痛。别录。酿酒，主脚弱，骨节风。弘景。炒焦，治筋骨间病，能燥血中之湿。震亨。治风蛀牙痛，煎水含漱，或烧灰日揩，有效。时珍。

【发明】〔时珍曰〕松节，松之骨也。质坚气劲，久亦不朽，故筋骨间风湿诸病宜之。

松湉音诣。火烧松枝取液也。

【主治】疮疥及马牛疮。苏恭。

松叶

〔别名〕松毛

【气味】苦，温，无毒。

【主治】风湿疮，生毛发，安五脏，守中，不饥延年。别录。细切，以水及面饮服之，或捣屑丸服，可断谷及治恶疾。弘景。炙罯冻疮风疮，佳。大明。去风痛脚痹，杀米虫。时珍。

松花

【别名】松黄

【气味】甘，温，无毒。〔震亨曰〕多食，发上焦热病。

【主治】润心肺，益气，除风止血。亦可酿酒。时珍。

【发明】〔恭曰〕松花即松黄，拂取正以蒲黄，酒服令轻身，疗病胜似皮、叶及脂也。〔颂曰〕花上黄粉，山人及时拂取，作汤点之甚佳。但不堪停久，故鲜用寄远。〔时珍曰〕今人收黄和白沙糖印为饼膏，充果饼食之，且难久收，恐轻身疗病之功，未必胜脂、叶也。

根白皮

【气味】苦，温，无毒。

【主治】辟谷不饥。别录。补五劳，益气。大明。

木皮

〔别名〕赤龙皮

【主治】痈疽疮口不合，生肌止血，治白秃、杖疮、汤火疮。时珍。

松实见果部。

艾纳见草部苔类桑花下。

松蕈见菜部香蕈下。

杉（别录中品）

【释名】煔音杉。沙木纲目、櫹木（音敬）。

【集解】〔颂曰〕杉材旧不著所出州土，今南中深山多有之。木类松而径直，叶附枝生，若刺针。郭璞注尔雅云：煔[①]似松，生江南。可以为船及棺材，作柱埋之不腐。又人家常用作桶板，甚耐水。〔宗奭曰〕杉干端直，大抵如松，冬不凋，但叶阔成枝也。今处处有之，入药须用油杉及臭者良。〔时珍曰〕杉木叶硬，微扁如刺，结实如枫实。江南人以惊蛰前后取枝插种，出倭国者谓之倭木，并不及蜀、黔诸峒所产者尤良。其木有赤、白二种：赤杉实而多油，白杉虚而干燥。有斑纹如雉者，谓之野鸡斑，作棺尤贵。其木不生白蚁，烧灰最发火药。

杉材

【气味】辛，微温，无毒。

【主治】疮[②]，煮汤洗之，无不瘥。别录。煮水浸捋脚气肿满。服之，治心腹胀痛，去恶气。苏恭。治风毒奔豚，霍乱上气，并煎汤服。大明。

【发明】〔震亨曰〕杉屑属金有火。其节煮汁浸捋脚气肿满，尤效。〔颂曰〕唐柳柳州纂救三死方云：元和十二年二月得脚气，夜半痞绝，胁有块，大如石，且死，困不知人，

---

① 煔：原脱，据江西本及张本补。

② 疮：江西此前有"漆"字，张本此前有"朦"字。

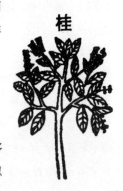

搐搦上视，三日。家人号哭。荥阳郑洵美传杉木汤，服半食顷大下，三行气通块散。方用杉木节一大升，橘叶（切）一大升（无叶则以皮代之），大腹槟榔七枚（连子碎之）。童子小便三大升，共煮一大升半，分为两服。若一服得快，即停后服。此乃死病，会有教者，乃得不死。恐人不幸病此，故传之云。

皮

【主治】金疮血出，及汤火伤的，取老树皮烧存性，研傅之。或入鸡子清调傅。一二日愈。时珍。

叶

【主治】风、虫牙痛，同芎䓖、细辛煎酒含漱。时珍。

子

【主治】疝气痛，一岁一粒，烧研酒服。时珍。

杉菌见菜部。

【附录】丹桎木皮桎音直。〔藏器曰〕生江南深山。似杉木。皮，主治伤风。取一握，去土，打碎，煎如糖，伏日日涂之。

桂（别录上品）牡桂（本经上品）

【释名】梫（音寝）。〔时珍曰〕按范成大《桂海志》云：凡木叶心皆一纵理，独桂有两道如圭形，故字从圭。陆佃《埤雅》云：桂犹圭也。宣导百药，为之先聘通使，如执圭之使也。《尔雅》谓之梫者，能侵害他木也。故《吕氏春秋》云：桂枝之下无杂木。雷公《炮炙论》云：桂钉木根，其木即死。是也。桂即牡桂之厚而辛烈者，牡桂即桂之薄而味淡者，《别录》不当重出。今并为一，而分目于下。

【集解】〔别录曰〕桂生桂阳，牡桂生南海山谷。二月、八月、十月采皮；阴干。〔弘景曰〕南海即是广州。《神农本经》惟有牡桂、菌桂。俗用牡桂，扁广殊薄，皮黄，脂肉甚少，气如木兰，味亦类桂。不是知别树，是桂之老宿者？菌桂正圆如竹，三重者良，俗中不见，惟以嫩枝破卷成圆者用之，非真菌桂也，并宜研访，今俗又以半卷多脂者，单名为桂，入药最多，是桂有三种矣。此桂广州出者好；交州、桂州者，形段小而多脂肉，亦好；湘州、始兴、桂阳县者，即是小桂，不如广州者。《经》云：桂，叶如柏叶泽黑，皮黄心赤。齐武帝时，湘州送树，植芳林苑中。今东山有桂皮，气粗相类，而叶乖异，亦能凌冬，恐是牡桂。人多呼为丹桂，正谓皮赤尔。北方重此，每食辄须之，盖礼所云姜桂以为芬芳也。〔恭曰〕桂惟有二种。陶氏引经云似柏叶，不知此言从何所出？又于《别录》剩出桂条，为深误也。单名桂者，即是牡桂，乃尔雅所谓"梫，木桂"也。叶长尺许，花、子皆与菌桂同。大小枝皮俱名牡桂。但大枝皮，肉理粗虚如木而肉少味薄，名曰木桂，亦云大桂；不及小嫩枝皮，肉多而半卷，中必皱起，其味辛美，一名肉桂，亦名桂枝，一名桂心，出融州、桂州、交州甚良。其菌桂，叶似柿叶，中有纵文三道，表里无毛而光泽。肌理紧薄如竹，大枝、小枝皮俱是筒。其大枝无肉，老皮坚板，不能重卷，味极淡薄，不入药用；小枝薄而卷及二三重者良。或名筒桂，陶云小桂是也。今惟出韶州。〔保昇曰〕桂有三种：菌桂，叶似柿叶而尖狭光净。花白蕊黄，四月开。五月结实。树皮青黄，薄卷若筒，亦名筒桂。其厚硬味薄者，名板桂，不入药用。牡桂，叶似枇杷叶，狭长于菌桂叶一二倍。其嫩枝皮半卷多紫，而肉中皱起，肌理虚软，谓之桂枝，又名肉桂。削去上皮，名曰桂心。其厚者名曰木挂。药中以此为善，陶氏言半卷多脂者为桂。又引《仙经》云：叶似柏叶。此则桂有三种明矣。陶虽是梁武帝时人，实生于宋孝武建元三年，历齐为诸王侍读，曾见芳林苑所植之树。苏恭只知有二种，指陶为误，何臆断之甚也。〔藏器曰〕菌桂、牡桂、桂心三色，同是一物。桂林桂岭，因桂得名，今之所生，不离此郡。从岭以南际海尽有桂树，惟柳、象州最多。味既多烈，皮又厚坚。厚者必嫩，薄者必老。采者以老薄为一色，嫩厚为一色。嫩既辛烈，兼又筒卷。老必味淡，自然板薄。薄者即牡桂，卷者即菌桂也。桂心即是削除皮上甲错，取其近理而有味者。〔承曰〕诸家所说，几不可考。今广、交商人所贩，及医家见用，惟陈藏器一说最近之。〔颂曰〕《尔雅》但言"梫，木桂"一种，本草载桂及牡桂、菌桂三种。今岭表所出，则有筒桂、肉桂、桂心、官挂、板桂之名，而医家用之罕有分别。旧说菌桂正圆如竹，有二三重者，则今之筒桂也。牡桂皮薄色黄少脂肉者，则今之官桂也。桂是半卷多脂者，则今之板桂也。而今观宾、宜、韶、钦诸州所图上者，种类亦各不同，然总谓之桂，无复别名。参考日注，谓菌桂，叶似柿，中有三道文，肌理紧薄如竹，大小皆成筒，与今宾州所出者相类。牡桂，叶狭于菌桂而长数倍，其嫩枝皮半卷多紫，与今宜州、韶州所出者相类。彼土人谓其皮为木兰皮，肉为桂心。此又有黄、紫两色，益可验也。桂，叶如柏叶而泽，皮黄心赤与今钦州所出者，叶密而细，恐是其类，但不作柏叶形为异尔。苏恭以单桂、牡桂为一物，亦未可据。其木俱高三四丈，多生深山蛮洞中，人家园圃亦有种者。移植于岭北，则气味殊少辛辣，不堪入药也。三月、四月生花，全类茱萸。九月结实，今人多以装缀花果作筵具。其叶甚香，可用作饮尤佳。二月、八月采皮，九月采花，并阴干，不可近火。〔时珍曰〕桂有数种，以今参访：牡桂，叶长如枇杷叶，坚硬有毛及锯齿，其花白色，其皮多脂。菌桂，叶如柿叶，而尖狭光净，有三纵文而无锯齿，其花有黄有白，其皮薄而卷。今商人所货，皆此二桂。但以卷者为菌桂，半卷及板者为牡桂，即自明白。苏恭所说，正合医家见今用者。陈藏器、陈承断菌、牡为一物者，非矣。陶弘景复以单字桂为叶似柏者，亦非也。柏叶之桂，乃服食家所云，非此治病之桂也。苏颂所说稍明，亦不当以钦州者为单字之桂也。按尸子云：

牡桂
无子

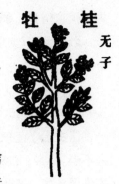

春花秋英曰桂。稽含《南方草木状》云：桂生合浦、交趾，生必高山之巅，冬夏常青。其类自为林，更无杂树。有三种：皮赤者为丹[1]桂，叶似柿者为菌桂，叶似枇杷叶者为牡桂。其说甚明，足破诸家之辩矣。又有岩桂，乃菌桂之类，详菌桂下。韩众《采药诗》云：暗河之桂，实大如枣。得而食之，后天而老。此又一种也。暗河不知在何处？

【正误】〔好古曰〕寇氏《衍义》言：官桂不知缘何立名？予考《图经》，今观、宾、宜诸州出者佳。世人以观字画多，故写作官也。〔时珍曰〕此误矣。《图经》今观，乃今视之意。岭南无观州。曰官桂者，乃上等供官之桂也。

桂别录〔时珍曰〕此即肉桂也。厚而辛烈，去粗皮用。其去内外皮者，即为桂心。

【气味】甘、辛，大热，有小毒。〔权曰〕桂心：苦、辛，无毒。〔元素曰〕肉桂：气热，味大辛，纯阳也。〔杲曰〕桂：辛，热，有毒。阳中之阳，浮也。气之薄者，桂枝也；气之厚者，桂肉也。气薄则发泄，桂枝上行而发表；气厚则发热，桂肉下行而补肾。此天地亲上亲下之道也。〔好古曰〕桂枝、入足太阳经，桂心入手少阴经血分，桂肉入足少阴、太阴经血分。细薄者为枝为嫩，厚脂者为肉为老。去其皮与里，当其中者为桂心。别录言有小毒，又云久服神仙不老。虽有小毒，亦从类化。与黄芩、黄连为使；小毒何施？与乌头、附子为使，全取其热性而已。与巴豆、硇砂、干漆、穿山甲、水蛭等同用，则小毒化为大毒。与人参、麦门冬、甘草同用，则调中益气，便可久服也。〔之才曰〕桂得人参、甘草、麦门冬、大黄、黄芩，调中益气。得柴胡、紫石英、干地黄，疗吐逆。忌生葱、石脂。

【主治】利肝肺气，心腹寒热冷痰，霍乱转筋，头痛腰痛出汗，止烦止唾，咳嗽鼻齆，堕胎，温中，坚筋骨，通血脉，理疏不足，宣导百药，无所畏。久服，神仙不老。别录。补下焦不足，治沉寒痼冷之病，渗泄止渴，去营卫中风寒，表虚自汗。春夏为禁药，秋冬下部腹痛，非此不能止。元素。补命门不足，益火消阴。好古。治寒痹风喑，阴盛失血，泻痢惊痫。时珍。

桂心药性论〔敩曰〕用紫色厚者，去上粗皮并内薄皮，取心中味辛者用。中土只有桂草，以煮丹阳木皮，伪充桂心也。〔时珍曰〕按酉阳杂俎云：丹阳山中有山桂，叶如麻，开细黄花。此即雷氏所谓丹阳木皮也。

【气味】苦、辛，无毒。详前桂下。

【主治】九种心痛，腹内冷气痛不可忍，咳逆结气壅痹，脚痹不仁，止下痢，杀三虫，治鼻中息肉，破血，通利月闭。胞衣不下。甄权。节治一切风气，补五劳七伤，通九窍，利关节，益精明目，暖腰膝，治风痹骨节挛缩，续筋骨，生肌肉，消瘀血，破痃癖症瘕，杀草木毒。大明。治风僻失音喉痹，阳虚失血，

_____

[1] 丹：原作"用"，据张本改。

内托痈疽痘疮，能引血化汗化脓，解蛇蝮毒。时珍。

牡桂本经〔时珍曰〕此即木桂也。薄而味淡，去粗皮用。其最薄者为桂枝，枝之嫩小者为柳桂。

【气味】辛，温，无毒。〔权曰〕甘、辛。〔元素曰〕桂枝味辛、甘，气微热，气味俱薄，体轻而上行，浮而升，阳也。余见前单桂下。

【主治】上气咳逆结气，喉痹吐吸，利关节，补中益气。久服通神，轻身不老。本经。心痛胁痛胁风，温筋通脉，止烦出汗。别录。去冷风疼痛。甄权。去伤风头痛，开腠理，解表发汗，去皮肤风湿。元素。泄奔豚，散下焦畜血，利肺气。成无己。横行手臂，治痛风。震亨。

【发明】〔宗奭曰〕桂甘、辛，大热。素问云：辛甘发散为阳。故汉张仲景桂枝汤治伤寒表虚，皆须此药，正合辛甘发散之意。本草三种之桂，不用牡挂、菌桂者，此二种性止于温，不可以治风寒之病也。然本经止言桂，仲景又言桂枝者，取枝上皮也。〔好古曰〕或问：本草言桂能止烦出汗，而张仲景治伤寒有"当发汗"凡数处，皆用桂枝汤。又云无汗不得服桂枝。汗家不得重发汗，若用桂枝是重发其汗。汗多者用桂枝甘草汤，此又用桂枝闭汗也。一药二用，与本草之义相通否乎？曰：《本草》言挂辛甘大热，能宣导百药，通血脉，止烦出汗，是调其血而汗自出也。仲景云：太阳中风，阴弱者，汗自出。卫实营虚，故发热汗出。又云太阳病发热汗出者，此为营弱卫强，阴虚阳必凑之，故皆用桂枝发其汗。此乃调其营气，则卫气自和，风邪无所容，遂自汗而解。非桂枝能开腠理，发出其汗也。汗多用桂枝者，以之调和营卫，则邪从汗出而汗自止，非桂枝能闭汗孔也。味者不知出汗、闭汗之意，遇伤寒无汗者亦用桂枝，误之甚矣。桂枝汤下发汗字，当认作出字，汗自然发出。非若麻黄能开腠理，发出其汗也。其治虚汗，亦当逆察其意可也。〔成元己曰〕桂枝本为解肌。若太阳中风，腠理致密，营卫邪实，津液禁固，其脉浮紧，发热汗不出者，不可与此必也。皮肤疏泄，自汗，脉浮缓，风邪干于卫气煮，乃可投之。发散以辛甘为主，桂枝辛热，故以为君。而以芍药为臣、甘草为佐者，风淫所胜，平以辛苦，以甘缓之，以酸收之也。以姜、枣为使者，辛甘能发散，而又用其行脾胃之津液而和营卫，不专于发散也。故麻黄汤不用姜、枣，专于发汗，不待行其津液也。〔承曰〕凡桂之厚实气味重者，宜人治水脏及下焦药；轻薄气味淡者，宜人治头目发散药。故本经以菌桂养精神，牡桂利关节。仲景发汗用桂枝，乃枝条，非身干也，取其轻薄能发散。又有一种柳桂，乃桂之嫩小枝条，尤宜入上焦药用。〔时珍曰〕麻黄遍彻皮毛，故专于发汗而寒邪散，肺主皮毛，辛走肺也。桂枝透达营卫，故能解肌而风邪去，脾主营，肺主卫，甘走脾，辛走肺也。肉桂下行，益火之原，此东垣所谓肾苦燥，急食辛以润之，开腠理，致津液，通其气者也。圣惠方言桂心入心，引血化汗化脓。盖手少阴君火、厥阴相火，与命门同气者也。《别录》云"桂通血脉"是矣。曾世荣言：小儿惊风及泄泻，并宜用五苓散以泻丙火，渗土湿。内有桂，能抑肝风而扶脾土。又医余录云：有人患赤眼肿痛，脾虚不能饮食，肝脉盛，脾脉弱。用凉药治肝则脾愈虚，用暖药治脾则肝愈盛。但于温平药中倍加肉桂，杀肝而益脾，故一治两得之。传云"木得桂而枯"是也。此皆与《别录》桂利肝肺气，牡桂治胁痛胁风之义相符。人所不知者，今为拈出。又桂性辛散，能通子宫而破血，故《别录》言其堕胎，庞安时乃云炒过则不损胎也。又丁香、官桂治痘疮灰塌，能温托化脓，详见丁香下。

叶

【主治】捣碎浸水，洗发，去垢除风。时珍。

菌桂（音窘本经上品）

【释名】筒桂唐本、小桂〔恭曰〕者竹名。此桂嫩而易卷如筒，即古所用筒桂也。筒似茵字，后人误书为菌，习而成俗，亦复因循也。〔时珍曰〕今《本草》又作从草之菌，愈误矣。牡桂为大桂，故此称小桂。

【集解】〔别录曰〕菌桂生交趾、桂林山谷岩崖间。无骨，正圆如竹。立秋采之。〔弘景曰〕交趾属交州，桂林属广州。蜀都赋云"桂临岩"是矣。俗中不见正圆如竹者，惟嫩枝破卷成圆，犹依桂用，非真菌桂也。《仙经》用菌桂，云三重者良，则明非今桂矣。别是一物，应更研访。〔时珍曰〕菌桂，叶似柿叶者是。详前桂下。《别录》所谓正圆如竹者，谓皮卷如竹筒。陶氏误疑是木形如竹，反谓卷成圆者非真也。今人所栽岩桂，亦是菌桂之类而稍异。其叶不似柿叶，亦有锯齿如枇杷叶而粗涩者，有无锯齿如厄子叶而光洁者。丛生岩岭间，谓之岩桂，俗呼为木犀。其花有白者名银桂，黄者名金桂，红者名丹桂。有秋花者，春花者，四季花者，逐月花者。其皮薄而不辣，不堪入药。惟花可收茗、浸酒、盐渍，及作香搽、发泽之类耳。

皮 三月、七月采。

【气味】辛，温，无毒。

【主治】百病，养精神，和颜色，为诸药先聘通使。久服轻身不老，面生光华，媚好常如童子。本经。

【发明】见前桂下。〔时珍曰〕菌桂主治，与桂心、牡桂迥然不同。昔人所服食者，盖此类耳。

【正误】〔弘景曰〕仙经服食桂，以葱涕合和云母蒸化为水服之。〔慎微曰〕《抱朴子》云：桂可合竹沥饵之，亦可以龟脑和之。七年能步行水上，长生不死。赵佗子服桂二十年，足下生毛，日行五百里，力举千斤。《列仙传》云：范蠡好食桂，饮水卖药，世人见之。又桂父，象林人，常服挂皮叶，以龟脑和之。〔时珍曰〕方士谬言，类多如此，唐氏收入《本草》，恐误后人，故详记。

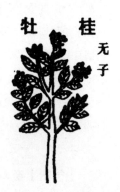

牡桂 无子

木犀花

【气味】辛，温，无毒。

【主治】同百药煎、孩儿茶作膏饼噙，生津辟臭化痰，治风虫牙痛。同麻油蒸熟，润发，及作面脂。时珍。

天竺桂（海药）

【集解】〔珣曰〕天竺桂生南海山谷，功用似桂。其皮薄，不甚辛烈。〔宗奭曰〕皮与牡桂相同，但薄耳。〔时珍曰〕此即今闽、粤、浙中山桂也，而台州天竺最多，故名。大树繁花，结实如莲子状。天竺僧人称为月桂是矣。详月桂下。

皮

【气味】辛，温。无毒。

【主治】腹内诸冷，血气胀痛。藏器。破产后恶血，治血痢肠风，补暖腰脚，功与桂心同，方家少用。珣。

月桂（拾遗）

【集解】〔藏器曰〕今江东诸处，每至四五月后晦，多于衢路间得月桂子，大于狸豆，破之辛香，古老相传是月中下也。余杭灵隐寺僧种得一株，近代诗人多所论述。《洞冥记》云：有远飞鸡，朝往夕还，常衔桂实归于南土。南土月路也，故北方无之。山桂犹堪为药，况月桂乎？〔时珍曰〕吴刚伐月桂之说，起于隋唐小说。月桂落子之说，起于武后之时。相传有梵僧自天竺鹫岭飞来，故八月常有桂子落于天竺。《唐书》亦云：垂拱四年三月，有月桂子降于台州，十余日乃止。宋仁宗天圣丁卯八月十五日夜，月明天净。杭州灵隐寺月桂子降，其繁如雨，其大如豆，其圆如珠，其色有白者、黄者、黑者，壳如芡实，味辛。拾以进呈。寺僧种之，得二十五株。慈云式公有序记之。张君房宿钱塘月轮寺，亦见桂子纷如烟雾，回旋成穗，坠如牵牛子，黄白相间，咀之无味。据此，则月中真若有树矣。窃谓月乃阴魄，其中婆娑者，山河之影尔。月既无桂，则空中所坠者何物耶？泛观群史，有雨尘沙土石，雨金铅钱汞，雨絮帛谷粟，雨草木花药，雨毛血鱼肉之类甚众。则桂子之雨，亦妖怪所致，非月中有桂也。桂生南方，故惟南方有之。《宋史》云：元丰三年六月，饶州雨木子数亩，状类山芋子，味辛而香，即此类也。道经月桂谓之不时花，不可供献。

子

【气味】辛，温，无毒。

【主治】小儿耳后月蚀疮，研碎傅之。藏器。

木兰（本经上品）

木　兰

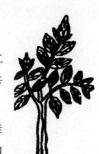

【释名】**杜兰**别录、**林兰**本经、**木莲**纲目、**黄心**〔时珍曰〕其香如兰，其花如莲，故名。其木心黄，故曰黄心。

【集解】〔别录曰〕木兰生零陵山谷及太山。皮似桂而香。十二月采皮，阴干。〔弘景曰〕零陵诸处皆有之。状如楠树，皮甚薄而味辛香。今益州者皮厚，状如厚朴，而气味为胜。今东人皆以山桂皮当之，亦相类。道家用合香亦好。〔保升曰〕所在皆有。树高数仞。叶似菌桂叶，有三道纵文，其叶辛香不及桂也。皮如板桂，有纵横文。三月、四月采皮，阴干。〔颂曰〕今湖、岭、蜀川诸州皆有之。此与桂全别，而韶州所上，乃云与桂同是一种。取外皮为木兰，中肉为桂心。盖是桂中之一种尔。十一月、十二月采，阴干。任昉《述异记》云：木兰洲，在浔阳江中，多木兰。又七里洲中有鲁班刻木兰舟，至今在洲中。今诗家云木兰舟，出于此。〔时珍曰〕木兰枝叶俱疏。其花内白外紫，亦有四季开者。深山生者尤大，可以为舟。按《白乐天集》云：木莲生巴峡山谷间，民呼为黄心树。大者高五六丈，涉冬不凋。身如青杨，有白纹。叶如桂而厚大，无脊。花如莲花，香色艳腻皆同，独房蕊有异。四月初始开，二十日即谢。不结实。此说乃真木兰也。其花有红、黄、白数色。其木肌细而心黄，梓人所重。苏颂所言韶州者，是牡桂，非木兰也。或云木兰树虽去皮，亦不死。罗愿言其冬花、实如小柿甘美者，恐不然也。

皮

【气味】苦，寒，无毒。

【主治】身大热在皮肤中，去面热赤疱酒齇，恶风癫疾，阴下痒湿，明耳目。本经。疗中风伤寒，及痈疽水肿，去臭气。别录。治酒疸，利小便，疗重舌。时珍。

花

【主治】鱼哽骨哽，化铁丹用之。时珍。

辛夷（本经上品）

【释名】**辛雉**本经、**侯桃**同、**房木**同、**木笔**拾遗、**迎春**〔时珍曰〕夷者荑也。其苞初生如荑而味辛也。扬雄《甘泉赋》云：列辛雉于林薄。服虔注云：即辛夷。雉、夷声相近也。今《本草》作辛矧，传写之误矣。〔藏器曰〕辛夷花未发时，苞如小桃子，有毛，故名侯桃。初发如笔头，北人呼为木笔。其花最早，南人呼为迎春。

辛　夷
木笔

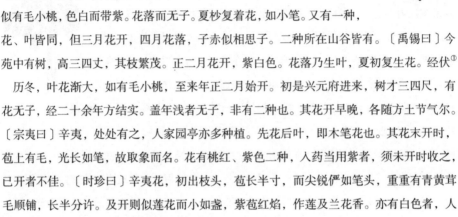

【集解】〔别录曰〕辛夷生汉中、魏兴、梁州川谷。其树似杜仲，高丈余。子似冬桃而小。九月采实，暴干，去心及外毛。毛射人肺，令人咳。〔弘景曰〕今出丹阳近道。形如桃子，小时气味辛香。〔恭曰〕此是树花未开时收之。正月、二月好采。云九月采实者，恐误也。〔保升曰〕其树大连合抱，高数切。叶似柿叶而狭长，正月、二月花，似有毛小桃，色白而带紫。花落而无子。夏杪复着花，如小笔。又有一种，花、叶皆同，但三月花开，四月花落，子赤似相思子。二种所在山谷皆有。〔禹锡曰〕今苑中有树，高三四丈，其枝繁茂。正二月花开，紫白色。花落乃生叶，夏初复生花。经伏[①]历冬，叶花渐大，如有毛小桃，至来年正二月始开。初是兴元府进来，树才三四尺，有花无子，经二十余年方结实。盖年浅者无子，非有二种也。其花开早晚，各随方土节气尔。〔宗奭曰〕辛夷，处处有之，人家园亭亦多种植。先花后叶，即木笔花也。其花未开时，苞上有毛，光长如笔，故取象而名。花有桃红、紫色二种，入药当用紫者，须未开时收之，已开者不佳。〔时珍曰〕辛夷花，初出枝头，苞长半寸，而尖锐俨如笔头，重重有青黄茸毛顺铺，长半分许。及开则似莲花而小如盏，紫苞红焰，作莲及兰花香。亦有白色者，人呼为玉兰。又有千叶者。诸家言苞似小桃者，比类欠当。

苞

【修治】〔敩曰〕凡用辛夷，拭去赤肉毛了，以芭蕉水浸一宿，用浆水煮之，从巳至末，取出焙干用。若治眼目中患，即一时去皮，用向里实者。〔大明曰〕入药微炙。

【气味】辛，温，无毒。〔时珍曰〕气味俱薄，浮而散，阳也。入手太阴、足阳明经。〔之才曰〕芎藭为之使。恶五石脂，畏菖蒲、蒲黄、黄连、石膏、黄环。

【主治】五脏身体寒热，风头脑痛面䵟。久服下气，轻身明目，增年耐老。本经。温中解肌，利九窍，通鼻塞涕出，治面肿引齿痛，眩冒身兀兀如在车船之上者，生须发，去白虫。别录。通关脉，治头痛憎寒，体噤瘙痒。入面脂，生光泽。大明。鼻渊鼻鼽，鼻窒鼻疮，及痘后鼻疮，并用研末，入麝香少许，葱白蘸入数次，甚良。时珍。

【发明】〔时珍曰〕鼻气通于天。天者头也，肺也。肺开窍于鼻，而阳明而胃脉环鼻而上行。脑为元神之府，而鼻为命门之窍。人之中气不足，清阳不升，则头为之倾，九窍为之不利。辛夷之辛温走气而入肺，其体轻浮，能助胃中清阳上行通于天。所以能温中，治头面目鼻九窍之病。轩歧之后，能达此理者，东垣李杲一人而已。

① 伏：《大观本草》和《正和本草》卷十二辛夷条作"秋"。

沉香（别录上品）

【释名】沉水香纲目、**蜜香**〔时珍曰〕木之心节置水则沉，故名沉水，亦曰水沉。半沉者为栈香，不沉者为黄熟香。《南越志》言：交州人称为蜜香，胃其气如蜜脾也。梵书名阿迦炉香。

【集解】〔恭曰〕沉香、青桂、鸡骨、马蹄、煎香，同是一树，出天竺诸国。木似榉柳，树皮青色。叶似橘叶，经冬不凋。夏生花，白而圆。秋结实似槟榔，大如桑椹，紫而味辛。〔藏器曰〕沉香枝、叶并似椿。云似橘者，恐未是也。其枝节不朽，沉水者为沉香；其肌理有黑脉，浮者为煎香。鸡骨、马蹄皆是煎香，并无别功，止可熏衣去臭。〔颂曰〕沉香、青桂等香，出海南诸国及交、广、崖州。沈怀远南越志云：交趾蜜香树，彼人取之，先断其积年老木根，经年其外皮干俱朽烂，木心与枝节不坏，坚黑沉水者，即沉香也。半浮半沉与水面平者，为鸡骨香。细枝紧实未烂者，为青桂香。其干为栈香。其根为黄熟香。其根节轻而大者，为马蹄香。此六物同出一树，有精粗之异尔，并采无时。刘恂岭表录异云：广管罗州多栈香树，身似柜柳，其花白而繁，其叶如橘。其皮堪作纸，名香皮纸，灰白色，有纹如鱼子，沾水即烂，不及楮纸，亦无香气。沉香、鸡骨、黄熟、栈香虽是一树，而根、干、枝、节，各有分别也。又丁谓天香传云：此香奇品最多。四香凡四名十二状，出于一本。木体如白杨，叶如冬青而小。海北窦、化、高、雷皆出香之地，比海南者优劣不侔。既所禀不同，复售者多而取者速，其香不待稍成，乃趋利伐，贼之深也。非同琼管黎人，非时不妄剪伐，故木无夭札之患，得必异香焉。〔宗奭曰〕岭南诸郡悉有，傍海处尤多，交干连枝。冈岭相接，千里不绝。叶如冬青，大者数抱，木性虚柔。山民以构茅芦，或为桥梁，为饭甑，为狗槽，有香者百无一二。盖木得水方结、多在折枝枯干中，或为沉，或为煎，或为黄熟。自枯死者，谓之水盘香。南息、高、窦等州，惟产生结香。盖山民入山，以刀斫曲干斜枝成坎，经年得雨水浸渍，遂结成香。乃锯取之，刮去白木，其香结为斑点，名鹧鸪斑，燔之极清烈。香之良者，惟在琼、崖等州，俗谓之角沉、黄沉，乃枯木得者，宜入药用。依木皮而结者，谓之青桂，气尤清。在土中岁久，不待创剔而成薄片者，谓之龙鳞。削之自卷，咀之柔韧者，谓之黄蜡沉，尤难得也。〔承曰〕诸品之外，又有龙鳞、麻叶、竹叶之类，不止一二十品。要之入药惟取中实沉水者。或沉水而有中心空者，则是鸡骨。谓中有朽路，如鸡骨中血眼也。〔时珍曰〕沉香品类，诸说颇详。今考杨亿谈苑、蔡绦丛话、范成大桂海志、张师正倦游录、洪驹父香谱、叶廷珪香录诸书，撮其未尽者补之云。香之等凡三：曰沉，曰栈，曰黄，熟是也。沉香入水即沉，其品凡四：曰熟结，乃膏脉凝结自朽出者；曰

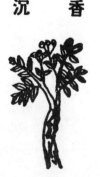

沉　香

生结，乃刀斧伐仆，膏脉结聚者；曰脱落，乃因水朽而结者；曰虫漏，乃因蠹隙而结者。生结为上，熟脱次之。坚黑为上，黄色次之。角沉黑润，黄沉黄润，蜡沉柔韧，革沉纹横，皆上品也。海岛所出，有如石杵，如肘如拳，如凤雀龟蛇，云气人物。及海南马蹄、牛头、燕口、茧栗、竹叶、芝菌、梭子、附子等香，皆因形命名尔。其栈香入水半浮半沉，即沉香之半结连木者，或作煎香，番名婆木香，亦曰弄水香。其类有谓刺香、鸡骨香、叶子香，皆因形而名。有大如竺者，为蓬莱香。有如山石枯搓者，为光香。入药皆次于沉香。其黄熟香，即香之轻虚者，俗讹为速香是矣。有生速，斫伐而取者。有熟速，腐朽而取者。其大而可雕刻者，谓之水盘头。并不堪入药，但可焚。叶廷珪云：出渤泥、占城、真蜡者，谓之番沉，亦曰舶沉，曰药沉，医家多用之，以真腊为上。蔡绦云：占城不若真腊，真腊不若海南黎峒。黎峒又以万安黎母山东峒者，冠绝天下，谓之海南沉，一片万钱。海北高、化诸州者，皆栈香尔。范成大云：黎峒出者名土沉香，或曰崖香。虽薄如纸者，入水亦沉。万安在岛东，钟朝阳之气，故香尤酝藉，土人亦自难得。舶沉香多腥烈，尾烟必焦。交趾海北之香，聚于钦州，谓之钦香，气尤焦烈。南人不甚重之，惟以入药。

【正误】〔时珍曰〕按李珣海药本草谓沉者为沉香，浮者为檀香。梁元帝金楼子谓一木五香：根为檀，节为沉，花为鸡舌，胶为熏陆，叶为藿香。并误也。五香各是一种。所谓五香一本者，即前苏恭所言，沉、栈、青桂、马蹄、鸡骨者是矣。

【修治】〔敩曰〕凡使沉香，须要不枯，如觜角硬重沉于水下者为上，半沉者次之。不可见火。〔时珍曰〕欲入丸散，以纸裹置怀中，待燥研之。或入乳钵以水磨粉，晒干亦可。若入煎剂，惟磨汁临时入之。

【气味】辛，微温，无毒。〔珣曰〕苦，温。〔大明曰〕辛，热。〔元素曰〕阳也。有升有降。〔时珍曰〕咀嚼香甜者性平，辛辣者性热。

【主治】风水毒肿，去恶气。别录。主心腹痛，霍乱中恶，邪鬼疰气，清人神，并宜酒煮服之。诸疮肿，宜入膏中。李珣。调中，补五脏，益精壮阳，暖腰膝，止转筋吐泻冷气，破症癖，冷风麻痹，骨节不任，风湿皮肤瘙痒，气痢。大明。补右[①]肾命门。元素。补脾胃，及痰涎、血出于脾。李杲。益气和神。刘完素。治上热下寒，气逆喘急，大肠虚闭，小便气淋，男子精冷。时珍。

蜜香（拾遗）

【释名】木蜜内典、没香纲目、多香木同阿鏕（音矬）。

【集解】〔藏器曰〕蜜香生交州。大树，节如沉香。《法华经》注云：木蜜，香蜜也。树形似槐而香，伐之五六年，乃取其香。《异物志》云：其叶如椿。树生千岁，斫仆

之，四五岁乃往看，已腐败，惟中节坚贞者是香。〔珣曰〕生南海诸山中。种之五六年便有香。《交州记》云：树似沉香无异也。〔时珍曰〕按魏王《花木志》云：木蜜号千岁树，根本甚大，伐之四五岁，取不腐者为香。观此，则陈藏器所谓生千岁乃研者，盖误讹也。段成式《酉阳杂俎》云：没树出波斯国，拂林国人呼为阿縒。树长丈余，皮青白色，叶似槐而长，花似橘花而大。子黑色，大如山茱萸，酸甜可食。《广州志》云：肇庆新兴县出多香木，俗名蜜香。辟恶气，杀鬼精。《晋书》云：太康五年，大秦国献蜜香树皮纸，微褐色，有纹如鱼子，极香而坚韧。观此数说，则蜜香亦沉香之类，故形状功用两相仿佛。《南越志》谓交人称沉香为蜜香。《交州志》谓蜜香似沉香。《岭表录》言栈香皮纸似鱼子。尤可互证。杨慎《丹铅录》言：蜜树是蜜蒙花树者，谬也。又枳椇木亦名木蜜，不知亦同类否？详见果部。

【气味】辛，温，无毒。

【主治】去臭，除鬼气。藏器 辟恶，去邪鬼尸注心气。李珣。

丁香（宋开宝）

【校正】并入别录鸡舌香。

【释名】丁子香嘉祐、鸡舌香〔藏器曰〕鸡舌香与丁香同种，花实丛生，其中心最大者为鸡舌（击破有顺理而解为两向，如鸡舌，故名），乃是母丁香也。〔禹锡曰〕按《齐民要术》云：鸡舌香俗人以其似丁字，故呼为丁子香。〔时珍曰〕《宋嘉祐本草》重出鸡舌，今并为一。

【集解】〔恭曰〕鸡舌香树叶及皮并似栗，花如梅花，子似枣核，此雌树也，不入香用。其雄树虽花不实，采花酿之以成香。出昆仑及交州、爱州以南。〔珣曰〕丁香生东海及昆仑国。二月、三月花开，紫白色。至七月方始成实，小者为丁香，大者（如巴豆）为母丁香。〔志曰〕丁香生交、广、南番。按广州图上丁香，树高丈余，木类桂，叶似栎叶。花圆细，黄色，凌冬不凋。其子出枝蕊上如钉，长三四分，紫色。其中有粗大如山茱萸者，俗呼为母丁香。二月、八月采子及根。一云：盛冬生花、子，至次年春采之。〔颂曰〕鸡舌香《唐本草》言其木似栗。《南越志》言是沉香花。广志言是草花蔓生，实熟贯之，可以香口。其说不定。今人皆以乳香中拣出木实似枣核者为之，坚顽枯燥，绝无气味，烧亦元香，用疗气与口臭则甚乖疏，不知缘何以为鸡舌也？《京下老医》言：鸡舌与丁香同种，其中最大者为鸡舌，即母丁香，疗口臭最良，治气亦效。葛稚川百一方：治暴气刺心痛，用鸡舌香酒服。又《抱朴子》书：以鸡舌、黄连，乳汁煎之，注目，治百疹之在目者皆愈，更加精明。

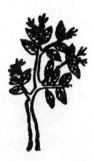

丁 香

古方治疮痈五香连翘汤用鸡舌香，而孙真人《千金方》无鸡舌，用丁香，似为一物也。其采花酿成香之说，绝无知音。〔慎微曰〕沈存中《笔谈》云：予集灵苑方，据陈藏器《拾遗》，以鸡舌为丁香母。今考之尚不然，鸡舌即丁香也。《齐民要术》言鸡舌俗名丁子香。《日华子》言丁香治口气，与三省故事载汉时郎官日含鸡舌香，欲其奏事芬芳之说相合。及《千金方》五香汤用丁香无鸡舌，最为明验。开宝本草重出丁香，谬矣。今世以乳香中大如山茱萸者为鸡舌，略无气味，治疾殊乖。〔承曰〕嘉祐补注及苏颂《图经》引诸书，以鸡舌为丁香。《抱朴子》言可注眼。但丁香恐不宜人眼，含之口中热臭不可近。乳香中所拣者，虽无气味，却无臭气，有淡利九窍之理。诸方用治小儿惊痫，亦欲其达九窍也。〔敩曰〕丁香有雌、雄。雄者颗小；雌者大如山茱，更名母丁香，入药最胜。〔时珍曰〕雄为丁香，雌为鸡舌，诸说甚明，独陈承所言甚为谬妄。不知乳香中所拣者，乃番枣核也，即无漏子之核，见果部。前人不知丁香即鸡舌，误以此物充之尔。干姜、焰硝尚可点眼，草果、阿魏番人以作食料，则丁香之点眼、噙口，又何害哉？

鸡舌香别录

【气味】辛，微温，无毒。〔时珍曰〕辛，温。

【主治】风水毒肿，霍乱心痛，去恶热。别录。吹鼻，杀脑疳。入诸香中，令人身香。甄权。同姜汁，涂拔去白须孔中，即生黑者异常。藏器。

丁香开宝

【气味】辛，温，无毒。〔时珍曰〕辛，热。〔好古曰〕纯阳。人手太阴、足少阴、阳明经。〔敩曰〕方中多用雌者，力大。膏煎中若用雄，须去丁，盖乳子发人背痈也。不可见火。畏郁金。

【主治】温脾胃，止霍乱拥胀，风毒诸肿，齿疳䘌。能发诸香。开宝。风䘌骨槽劳臭，杀虫辟恶去邪，治奶头花，止五色毒痢，五痔。李珣。治口气冷气，冷劳反胃，鬼疰蛊毒，杀酒毒，消痃癖，疗肾气奔豚气，阴痛腹痛，壮阳，暖腰膝。大明。疗呕逆，甚验。保升。去胃寒，理元气。气血盛者勿服。元素。治虚哕，小儿吐泻，痘疮胃虚，灰白不发。时珍。

【发明】〔好古曰〕丁香与五味子、广茂同用，治奔豚之气。亦能泄肺，能补胃，大能疗肾。〔宗奭曰〕《日华子》言丁香治口气，此正是御史所含之香也。治脾胃冷气不和甚良。母丁香气味尤佳。〔震亨曰〕口居上，地气出焉。脾有郁火，溢入肺中，失其清和之意，而浊气上行，发为口气。若以丁香治之，是扬汤止沸尔。惟香薷治之甚捷。〔时珍曰〕宋末太医陈文中，治小儿痘疮不光泽，不起发，或胀或泻，或渴或气促，表里俱虚之证。并用木香散、异攻散，倍加丁香、官桂。甚者丁香三五十枚，官桂一二钱。亦有服之而愈者。此丹溪朱氏所谓立方之时，必运气在寒水司天之际，又值严冬郁遏阳气，故用大辛热之剂发之者也。若不分气血虚实寒热经络，一概骤用，其杀人也必矣。葛洪《抱朴子》云：凡百病在目者，以鸡舌香、黄连、乳汁煎注之，皆愈。此得辛散苦降养阴之妙。

陈承言不可点眼者，盖不知此理也。

丁皮〔时珍曰〕即树皮也。似桂皮而厚。

【气味】同香。

【主治】齿痛。李珣。**心腹冷气诸病。方家用代丁香。**时珍。

枝

【主治】**一切冷气，心腹胀满，恶心，泄泻虚滑，水谷不消。**用枝杖七斤，肉豆蔻（面煨）八斤，白面（炒）六斤，甘草（炒）十一斤，炒盐中三斤，为末。日日点服。出御药院方。

根

【气味】辛，热，有毒。

【主治】**风热毒肿。不入心腹之用。**开宝。

檀香（别录下品）

【释名】**旃檀**纲目、**真檀**〔时珍曰〕檀，善木也，故字从亶。亶，善也。释氏呼为旃檀，以为汤沐，犹言离垢也。番人讹为真檀。云南人呼紫檀为胜沉香，即赤檀也。

【集解】〔藏器曰〕白檀出海南。树如檀。〔恭曰〕紫真檀出昆仑盘盘国。虽不生中华，人间遍有之。〔颂曰〕檀香有数种，黄、白、紫之异，今人盛用之。江淮、河朔所生檀木，即其类，但不香尔。〔时珍曰〕按《大明一统志》云：檀香出广东、云南，及占城、真腊、爪哇、渤泥、暹罗、三佛齐、回回等国，今岭南诸地亦皆有之。树、叶皆似荔枝，皮青色而滑泽。叶廷珪《香谱》云：皮实而色黄者为黄檀，皮洁而色白者为白檀，皮腐而色紫者为紫檀。其木并坚重清香，而白檀尤良。宜以纸封收，则不泄气。王佐《格古论》云：紫檀诸溪峒出之。性坚。新者色红，旧者色紫，有蟹爪文。新者以水浸之，可染物。真者揩壁上色紫，故有紫檀色。黄檀最香。俱可作带胯、扇骨等物。

白旃檀

【气味】辛，温，无毒。〔大明曰〕热。〔元素曰〕阳中微阴。入手太阴、足少阴，通行阳明经。

【主治】**消风热肿毒。**弘景。**治中恶鬼气，杀虫。**藏器。**煎服，止心腹痛，霍乱肾气痛。水磨，涂外肾并腰肾痛处。**大明。**散冷气，引胃气上升，进饮食。**元素。**噎膈吐食。又面生黑子，每夜以浆水洗拭令赤，磨汁涂之，甚良。**时珍。

【发明】〔杲曰〕白檀调气，引芳香之物，上至极高之分。最宜橙、橘之属，佐以姜、枣，辅以葛根、缩砂、益智、豆蔻，通行阳明之

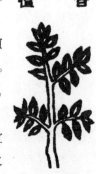

檀　香

经，在胸膈之上，处咽嗌之间，为理气要药。〔时珍曰〕《楞严经》云：白旃檀涂身，能除一切热恼。今西南诸番酋，皆用诸香涂身，取此义也。杜宝《大业录》云：隋有寿禅师妙医术，作五香饮济人。沉香饮、檀香饮、丁香饮、泽兰饮、甘松饮，皆以香为主，更加别药，有味而止渴，兼补益人也。道书檀香谓之浴香，不可烧供上真。

紫檀

【气味】咸，微寒，无毒。

【主治】摩涂恶毒风毒。别录。**刮末傅金疮，止血止痛**。疗淋。弘景。**醋磨，傅一切卒肿**。大明。

【发明】〔时珍曰〕白檀辛温，气分之药也。故能理卫气而调脾肺，利胸膈。紫檀咸寒，血分之药也。故能和营气而消肿毒，治金疮。

降真香（证类）

【释名】紫藤香纲目、鸣骨香〔珣曰〕《仙传》：拌和诸香，烧烟直上，感引鹤降。醮星辰，烧此香为第一，度箓功力极验。降真之名以此。〔时珍曰〕俗呼舶上来者为番降，亦名鸡骨，与沉香同名。

【集解】〔慎微曰〕降真香出黔南。〔珣曰〕生南海山中及大秦国。其香似苏方木，烧之初不甚香，得诸香和之则特美。入药以番降紫而润者为良。〔时珍曰〕今广东、广西、云南、安南、汉中、施州、永顺、保靖，及占城、暹罗、渤泥、琉球诸番皆有之。朱辅山《溪蛮丛话》云：鸡骨香即降香，本出海南。今溪峒僻处所出者，似是而非，劲瘦不甚香。周达观《真腊记》云：降香生丛林中，番人颇费砍斫之功，乃树心也。其外白皮，厚八九寸。或五六寸。焚之气劲而远。又嵇含《草木状》云：紫藤香，长茎细叶，根极坚实，重重有皮，花白子黑。其茎截置烟炱中，经久成紫香，可降神。按嵇氏所说，与前说稍异，岂即朱氏所谓似是而非者乎？抑中国者与番降不同乎？

【气味】辛，温，无毒。

【主治】烧之，辟天行时气，宅舍怪异。小儿带之，辟邪恶气。李珣。**疗折伤金疮，止血定痛，消肿生肌**。时珍。

【发明】〔时珍曰〕降香，唐、宋本草收。唐慎微始增之，而不著其功用。今折伤金疮家多用其节，云可代没药、血竭。按《名医录》云：周密被海寇刃伤，血出不止，筋如断，骨如折，用花蕊石散不效。军士李高用紫金散掩之，血止痛定。明日结痂如铁，遂愈，且无瘢痕。叩其方，则用紫藤香瓷瓦刮下研末尔。云即降之最佳者，曾救万人。罗天益卫生主鉴亦取此方，云甚效也。

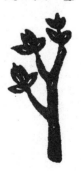

降 真 香

楠（别录下品）

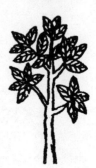

楠

【校正】并入海药柟木皮，拾遗柟木枝叶。

【释名】柟与楠字同。〔时珍曰〕南方之木，故字从南。《海药本草》栅木皮，即柟字之误，今正之。

【集解】〔藏器曰〕柟木高大，叶如桑，出南方山中。〔宗奭曰〕楠材，今江南造船皆用之，其木性坚而善居水。久则当中空，为白蚁所穴。〔时珍曰〕楠木生南方，而黔、蜀诸山尤多。其树直上，童童若幢盖之状，枝叶不相碍。茂似豫章，而大如牛耳，一头尖，经岁不凋，新陈相换。其花赤黄色。实似丁香，色青，不可食。干甚端伟，高者十余丈，巨者数十围，气甚芬芳，为梁栋器物皆佳，盖良材也。色赤者坚，白者脆。其近根年深向阳者，结成草木山水之状，俗呼为骰柏楠，宜作器。

楠材

【气味】辛，微温，无毒。〔藏器曰〕苦，温，无毒。〔大明曰〕热，微毒。

【主治】霍乱吐下不止，煮汁服。别录。煎汤洗转筋及足肿。枝叶同功。大明。

皮

【气味】苦，温，无毒。

【主治】霍乱吐泻，小儿吐乳，暖胃正气，并宜煎服。李珣。

樟（拾遗）

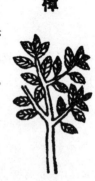

樟

【释名】〔时珍曰〕其木理多文章，故谓之樟。

【集解】〔藏器曰〕江东舸船多用樟木。县名豫章，因木得名。〔时珍曰〕西南处处山谷有之。木高丈余。小叶似楠而尖长，背有黄赤茸毛，四时不调。夏开细花，结小子。木大者数抱，肌理细而错纵有文，宜于雕刻，气甚芬烈。豫、章乃二木名，一类二种也。豫即钓①樟，见下条。

樟材

【气味】辛，温，无毒。

【主治】恶气中恶，心腹痛鬼疰，霍乱腹胀，宿食不消，常吐酸臭水，酒煮服，无药处用之。煎汤，浴脚气疥癣风痒。

---

① 钓：原作"均"，按下条"钓樟"改。

作履，除脚气。藏器。

【发明】〔时珍曰〕霍乱及干霍乱须吐者。以樟木屑煎浓汁吐之，甚良。又中恶、鬼气卒死者，以樟木烧烟熏之，待苏乃用药。此物辛烈香窜，能去湿气、辟邪恶故也。

瘿节

【主治】风痖鬼邪。时珍。

钓樟（别录下品）

【校正】并入拾遗枕材。

【释名】乌樟弘景、枔（音纶）、枕（音沈）、豫纲目。〔时珍曰〕樟有大川、二种，紫、淡二色。此即樟之小者。按郑樵《通志》云：钓樟亦樟之类，即《尔雅》所谓"枔，无疵"是也。又相如赋云：梗、楠、豫、章。颜师古注云：豫即枕木，章即樟木。二木生至七年，乃可分别。观此，则豫即别录所谓钓樟吉也。根似乌药香，故又名乌樟。

【集解】〔弘景曰〕钓樟出睢①阳、邵陵诸处，亦呼作乌樟，方家少用，而俗人多识。〔恭曰〕生郴州山谷。树高丈余。叶似楠叶而尖长，背有赤毛，若枇杷叶上毛。八月、九月采根皮，日干。〔炳曰〕根似乌药香。〔藏器曰〕枕生南海山谷。作炯船，次于樟木。

根皮

【气味】辛，温，无毒。

【主治】金疮止血，刮屑傅之，甚验。别录。磨服，治霍乱。萧炳。治奔豚脚气水肿，煎汤服。亦可浴疮痍疥癣风瘙，并研末傅之。大明。

茎叶

【主治】置门上，辟天行时气。萧炳。

乌药（宋开宝）

【释名】旁其拾遗、鳑魮纲目、矮樟〔时珍曰〕乌以色名。其叶状似鳑鲫鱼，故俗呼为鳑魮树。拾遗作旁其，方音讹也。南人亦呼为矮樟，其气似樟也。

【集解】〔藏器曰〕乌药生岭南、邕州、容州及江南。树生似茶，高丈余。一叶三桠，叶青阴白。根状似山芍药及乌樟，根色黑褐，作车毂纹，横生。八月采根。其直根者不堪用。〔颂曰〕今台州、雷州、衡州皆有之，以天台者为胜。木似茶梗，高五七尺。叶微圆而尖，面青背白，有纹。四五月开细花，黄白色。六月结实。根有极大者，又似钓樟根。然根有

二种：岭南者黑褐色而坚硬，天台者白而虚软，并以八月采。根如车毂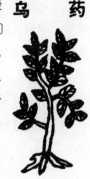纹、形如连珠者佳。或云：天台者香白可爱，而不及海南者力大。〔承曰〕世称天台者为胜。今比之洪州、衡州者，天台香味为劣，入药功效亦不及。但肉色颇赤，而差细小尔。〔时珍曰〕吴、楚山中极多，人以为薪。根、叶皆有香气，但根不甚大，才如芍药尔。嫩者肉白，老者肉褐色。其子如冬青子，生青熟紫，核壳极薄。其仁亦香而苦。

根

【气味】辛，温，无毒。〔好古曰〕气厚于味阳也。入足阳明、少阴经。

【主治】中恶心腹痛，蛊毒疰忤鬼气，宿食不消，天行疫瘴，膀胱肾间冷气攻冲背膂，妇人血气，小儿腹中诸虫。藏器。除一切冷，霍乱，反胃吐食泻痢，痈疖疥疬，并解冷热，其功不可悉载。猫、犬百病，并可磨服。大明。理元气。好古。中气脚气疝气，气厥头痛，肿胀喘急，止小便频数白浊。时珍。

【发明】〔宗奭曰〕乌药性和，来气少，走泄多，但不甚刚猛。与沉香同磨作汤点服，治胸腹冷气甚稳当。〔时珍曰〕乌药辛温香窜，能散诸气。故惠民和剂局方治中风中气诸证，用乌药顺气散者，先疏其气，气顺则风散也。严用和济生方治七情郁结，上气喘急，用四磨汤者，降中兼升，泻中带补也。其方以人参、乌药、沉香、槟榔各磨浓汁七分，合煎，细细咽之。《朱氏集验方》治虚寒小便频数，缩泉丸，用同益智子等分为丸服者，取其通阳明、少阴经也。方见草部益智子下。

嫩叶

【主治】炙碾煎饮代茗，补中益气，止小便滑数。藏器。

【发明】〔时珍曰〕乌药，下通少阴肾经，上理脾胃元气。故丹溪朱氏补阴丸药中，往往加乌药叶也。

子

【主治】阴毒伤寒，腹痛欲死。取一合炒起黑烟，投水中，煎三五沸，服一大盏，汗出阳回即瘥。斗门方。

【附录】研药〔珣曰〕生南海诸州小树，叶如椒，根如乌药而圆小。根味苦，温，无毒。主霍乱，下痢赤白，中恶蛊毒，腹内不调者。锉，水煎服。

檉香（音怀　纲目）

【释名】兜娄婆香。

【集解】〔时珍曰〕檉香，江淮、湖岭山中有之。

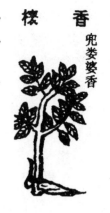

楼　香

兜娄婆香

木大者近丈许，小者多被樵采。叶青而长，有锯齿，状如小蓟叶而香，对节生。其根状如枸杞根而大，煨之甚香。《楞严经》云：坛前安一小炉，以兜娄婆香煎水沐浴，即此香也。

根

【气味】苦，涩，平，无毒。

【主治】头疖肿毒。碾末，麻脂调涂，七日腐落。时珍。

必栗香（拾遗）

【释名】花木香、詹香。

【集解】〔藏器曰〕必栗香生高山中。叶如老椿，捣置上流，鱼悉暴腮而死。木为书轴，白鱼不损书也。

【气味】辛，温，无毒

【主治】鬼疰心气，断一切恶气，煮汁服之。烧为香，杀虫、鱼。藏器。

枫香脂（唐本草）

【释名】白胶香〔时珍曰〕枫树枝弱善摇，故字从风。俗呼香枫。金《光明经》其香为须萨折罗婆香。〔颂曰〕《尔雅》谓枫为欀，言风至则欀欀而鸣也。梵书谓之萨阇罗婆香。

【集解】〔恭曰〕枫香脂，所在大山中皆有之。〔颂曰〕今南方及关陕甚多。树甚高大，似白杨。叶圆而作歧，有三角而香。二月有花，白色。乃连着实，大如鸭卵。八月、九月熟时，暴干可烧。《南方草木状》云：枫实惟九真有之。用之有神，乃难得之物。其脂为白胶香，五月斫为坎，十一月采之。《说文解字》云：枫木，厚叶弱枝善摇。汉宫殿

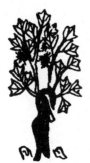

枫　香

中多植之，至霜后叶丹可爱，故称枫宸。任昉《述异记》云：南中有枫子鬼。木之老者为人形，亦呼为灵枫，盖瘤瘿也。至今越巫有得之者，以雕刻鬼神，可致灵异。〔保升曰〕王瓘《轩辕本纪》云：黄帝杀蚩尤于黎山之丘，掷其械于大荒之中，化为枫木之林。《尔雅》注云：其脂入地，千年为琥珀。〔时珍曰〕枫木枝干修耸，大者连数围。其木甚坚，有赤有白，白者细腻。其实成球，有柔刺。嵇含言枫实惟出九真者，不知即此枫否？孙炎《尔雅正义》云：枫子鬼乃欀木上寄生枝，高三四尺，天旱以泥涂之，即雨也。苟伯子临川记云：岭南枫木，岁久生瘤如人形，

遇暴雷骤雨则暗长三五尺，谓之枫人。宋齐丘化书云：老枫化为羽人。数说不同，大抵瘿瘤之说，犹有理也。

香脂

【修治】〔时珍曰〕凡用以茜水煮二十沸，入冷水中，揉扯数十次，晒干用。

【气味】辛、苦，平，无毒。

【主治】瘾疹风痒浮肿，煮水浴之。又主齿痛。唐本。一切痈疽疮疥，金疮吐衄咯血，活血生肌，止痛解毒。烧过揩牙，永无牙疾。时珍。

【发明】〔震亨曰〕枫香属金，有水与火。其性疏通，故木易有虫穴，为外科要药。近世不知，误以松脂之清莹者为之，甚谬。〔宗奭曰〕枫香、松脂皆可乱乳香。但枫香微白黄色，烧之可见真伪。〔时珍曰〕枫香、松脂皆可乱乳香，其功虽次于乳香，而亦仿佛不远。

木皮

【气味】辛，平，有小毒。苏恭。

【主治】水肿，下水气，煮汁用之。苏恭。煎饮，止水痢为最。藏器。止霍乱刺风冷风，煎汤浴之。大明。

【正误】〔藏器曰〕枫皮性涩，能止水痢。苏云：下水肿，水肿非涩药所疗，又云有毒，明见其谬。

根叶

【主治】痈疽已成，擂酒饮，以滓贴之。时珍。

菌

【气味】有毒，食之令人笑不止，地浆解之。弘景。

薰陆香（乳香）（别录上品）

【释名】马尾香海药、天泽香内典、摩勒香纲目、多伽罗香〔宗奭曰〕薰陆即乳香，为其垂滴如乳头也。熔塌在地者为塌香，皆一也。〔时珍曰〕佛书谓之天泽香，言其润泽也。又谓之多伽罗香，又曰杜噜香。李珣言薰陆是树皮，乳是树脂。陈藏器言乳是薰陆之类。寇宗奭言是一物。陈承言薰陆是总名，乳是薰陆之乳头也。今考香谱言乳有十余品，则乳乃薰陆中似乳头之一品尔。陈承之说为近理。二物原附沉香下，宋嘉祐本草分出二条，今据诸说，合并为一。

【集解】〔恭曰〕薰陆香形似白胶香，出天竺者色白，出单于者夹绿色，香亦不甚。〔珣曰〕按《广志》云：薰陆香是树皮鳞甲，采之

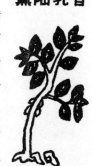

薰陆乳香

复生。乳头香生南海，是波斯松树脂也，紫赤如樱桃，透明者为上。〔藏器曰〕乳香即薰陆之类也。〔禹锡曰〕按《南方异物志》云：薰陆出大秦国。在海边有大树，枝叶正如古松，生于沙中。盛夏木胶流出沙上，状如桃胶。夷人采取卖与商贾，无贾则自食之。〔宗奭曰〕薰陆，木叶类棠梨，南印度界阿吒厘国出之，谓之西香，南番者更佳，即乳香也。〔承曰〕西出天竺，南出波斯等国。西者色黄白，南者色紫赤。日久重叠者，不成乳头，杂以沙石。其成乳者，乃新出未杂沙石者也。薰陆是总名，乳是薰陆之乳头也。今松脂、枫脂中，亦有此状者甚多。〔时珍曰〕乳香今人多以枫香杂之，惟烧之可辨。南番诸国皆有。《宋史》言乳香有一十三等。按叶廷珪香录云：乳香一名薰陆香，出大食国南，其树类松。以斤斫树，脂溢于外，结而成香，聚而成块。上品为拣香，圆大如乳头，透明，俗呼滴乳，又曰明乳。次为瓶香，以瓶收者。次为乳塌，杂沙石者。次为黑塌，色黑。次为水湿塌，水渍色败气变者。次为斫削，杂碎不堪。次为缠末，播扬为尘者。观此则乳有自流出者，有斫树溢出者。诸说皆言其树类松。寇氏言类棠梨，恐亦传闻，当从前说。道书乳香、檀香谓之浴香，不可烧祀上真。

【修治】〔颂曰〕乳性至粘难碾。用时以缯袋挂于窗隙间，良久取研，乃不粘也。〔大明曰〕入丸散，微炒杀毒，则不粘。〔时珍曰〕或言乳香入丸药，以少酒研如泥，以水飞过，晒于用。或言以灯心同研则易细。或言以糯米数粒同研，或言以人指甲二三片同研，或言以乳钵坐热水中乳之，皆易细。《外丹本草》云：乳香以韭实、葱、蒜锻伏成汁，最柔五金。《丹房镜源》云：乳香哑铜。

【气味】微温，无毒。〔大明曰〕乳香：辛，热，微毒。〔元素曰〕苦、辛，纯阳。〔震亨曰〕善窜，入手少阴经。

【主治】薰陆：主风水毒肿，去恶气伏尸，癜疹痒毒。乳香同功。别录。乳香：治耳聋，中风口噤不语，妇人血气，止大肠泄僻，疗诸疮，令内消，能发酒，理风冷。藏器。下气益精，补腰膝，治肾气，止霍乱，冲恶中邪气，心腹痛疰气。煎膏，止痛长肉。大明。治不眠。之才。补肾，定诸经之痛。元素。仙方用以辟谷。李询。消痈疽诸毒，托里护心，活血定痛伸筋，治妇人产难折伤。时珍。

【发明】〔时珍曰〕乳香香窜，能入心经，活血定痛，故为痈疽疮疡、心腹痛要药。《素问》云"诸痛痒疮疡皆属心火"是矣。产科诸方多用之，亦取其活血之功尔。陈自明《妇人良方》云：知蕲州施少卿，得神寝丸方于蕲州徐太丞，云妇人临产月服之，令胎滑易生，极有效验。用通明乳香半两、枳壳一两，为末、炼蜜丸梧子大，每空心酒服三十丸。李嗣立治痈疽初起，内托护心散，云：香彻疮孔中，能使毒气外出，不致内攻也。方见谷部绿豆下。按葛洪《抱朴子》云：浮炎洲在南海中，出薰陆香，乃树有伤穿，木胶流堕。夷人采之，恒患猏猢兽啖之。此兽所刻不死，以杖打之皮不伤，而骨碎乃死。观此，则乳香之治折伤，虽能活血止痛，亦其性然也。杨清叟云：凡人筋不伸者，敷药宜加乳香，其性能伸筋。